전정판

實用

의학 통계론

Manual for Medical Statistics

안윤옥 유근영 박병주

서울대학교출판문화원

전정판을 내면서

움직임의 문제를 다루는 일은 모든 과학분야에서 가장 핵심적인 과제이다. 의과학 과제의 거의 대부분이 인간의 건강과 질병의 움직임을 다루는 일이라고 해도 지나친 말이 아닐 것이다. 움직임의 문제를 푸는 가장 합당한 방법은 무엇일까? 마땅히 움직임의 본질이 무엇인가를 먼저 알아야 할 것이며, 만약 움직임에 본래의 자연법칙이 있다면 움직임 문제의 해결방법은 그 법칙에 의존될 수밖에 없을 것이다.

「의학통계론」은 인간의 건강-질병의 움직임의 문제를 푸는 접근방법의 하나이다. 움직임의 본질과 자연법칙은 확률론 내지는 무작위성(randomness)에 기반을 두고 있다. 관측된 현상(움직임)이 무작위성의 범주내에 있는가, 그 밖에 있는가를 판단하게 되며, 그 판단은 확률적인 근거를 바탕으로 한다. 이러한 접근방법은 전혀 새로운 방법이 아니다. 일상생활에서 매순간순간마다 행하여지고 있는 의사결정이 어떤 과정으로 이루어지는가를 곰곰이 생각해 보면 거의 대다수가 통계론에서와 같은 방법으로 이루어지고 있음을 알 수 있다.

『實用 의학통계론』이 첫 출간된 지도 벌써 6년이 넘었다. 그 동안 많은 독자들로부터 따뜻한 격려도 있었고, 따끔한 질책성 문의도 있었다. 특히 보다 구체적인 적용방법의 예가 필요하다는 지적도 적지 않았다. 또한 제3장 이후부터는 필요한 부분만을 독해하여 자료분석에 활용할 수 있도록 하였으나 실제로는 독해하기가 어려웠다는 지적이 있었다. 격려와 충고, 그리고 지적 모두가 고마울 따름이다.

이 책에서도 저자들이 통계적 이론을 다루고자 하지 않음은 초판에서와 같다. 마찬가지로 참고문헌은 수록하지 않았으며, 장의 구분도 초판에서와 같도록 하였다. 각 장의 내용에 있어서 앞서 지적된 사항들을 개선하여 보다 구체적이고 실용성 있게 엮고자 노력하였다. 초판에서와 마찬가지로 제1장과 제2장은 모든 독자가 필히 정독하기를 바라며, 제3장 이후부터는 필요할 때마다 해당 부분만을 선택적으로 이해할 수도 있음을 상기하고자 한다.

근년에 있어 컴퓨터의 활용도는 예측하지 못할 정도로 급격하게 확장되고 있는데, 그리하여 연구자료의 통계적 처리도 과거의 탁상계산기에서 이제는 연구자 책상마다 놓여 있는 개인 컴퓨터의 몫이 되고 있다. 이번 전정판에서는 컴퓨터의 통계 프로그램, 특히 SAS 프로그램의 활용예를 추가로 수록하였으며, 출력내용을 선택적으로 이해하는데 주안점을 두었다.

원고 작성에 도움을 준 구혜원 선생, 강종원 선생에게 감사한다. 특히 멀리 중국 장춘시 베이츈 의대에서 연수 오신 이충민 교수의 도움에 마음속 깊이 고마워한다. 교정에 힘써 준 이승은 씨, 이미형 씨, 김은지 양, 서울대학교 출판부 여러분께 감사 드린다.

1996년 5월

저자 씀

머 리 말

이 책은 의학연구에서 연구자료를 분석할 때 가장 빈번히 사용하게 되는 통계적 기법들을 소개한 것으로 서울대학교 대학원 의학과 공통 교과과목의 하나인 「의학통계론」의 강의록 내용을 가다듬은 것이다. 물론 이 책 이전에도 이미 의학(또는 보건학) 통계에 관련한 좋은 책들이 적지 않게 저술·발간되어 왔음은 사실이다. 그러나 십여 년 동안 의과대학 또는 대학원에서 「의학통계론」을 강의하면서, 혹은 자료분석에 관한 상담에 응하면서 의학도 내지는 의학자들이 연구자료의 형태나 특성에 따른 적절한 통계적 분석기법을 그때그때 쉽게 적용할 수 있도록 한 안내서가 없다는 것을 알게 되었다. 거의 대부분의 책들이 확률분포의 이론과 통계적 검정방법을 중심으로 한 이른바 전통적인 '통계학'의 내용으로 되어 있어 비전공자가 손쉽게 이용하기엔 너무 어렵고 무겁다는 생각이었다. 왜냐하면 연구자료의 분석을 위하여 통계책을 보게 되는 대부분의 연구자들은 통계적 기법에 대한 기본 이론이나 그 적용과정 자체보다는 자신들의 연구자료가 연구 주제에 대하여 어떠한 증거로 나타날 것인가 하는 데 더욱 중요한 관심을 두고 있기 때문이다. 이는 마치 병소 조직표본을 검색함에 있어 그 주요 관심사가 염색방법 자체에 있지 않고 검색 소견에 있는 것과 같다고 하겠다.

나는 이 책에서 통계 이론을 다루고자 하지는 않았다. 그렇기에 참고문헌의 목록도 수록하지 않았다. 의학연구에서 빈번하게 취급하고 있는 몇 가지 형태의 연구자료 유형을 중심으로 하여 그 유형에 따라 적절하게 적용할 수 있는 통계적 분석기법을 간편하게 수록하고자 한 것이다.

이 책이 통계학을 전공하지 않는 의학연구 종사자들에게 통계적 자료분석법에 관한 유용하고 편리한 안내서가 될 수 있었으면 하는 것이 필자의 바람이다. 물론 의학통계를 전공하려는 사람들에게도 기초적인 입문서 구실을 할 수 있다면 나의 노력은 더욱 보람된 것이 될 것이다. 이 책을 읽고자 하는 모든 독자에게는 제1장과 제2장을 필히 한 번쯤은 정독할 것을 권한다. 여기에서 독자는 자료분석의 통계적 기법에 대한 기본 이해는 물론 연구과정에서 생산되는 자료의 특성과 형태에 대한 이해에도 크게 도움이 될 것이다. 그러나 제3장 이후부터는 처음부터 읽지 않아도 필요시마다 해당 부분만을 선택적으로 독해하여 자료분석에 적용할 수 있도록 하였다.

많은 분들의 도움과 지원이 없이 이 책이 나올 수는 없었다. 필자가 의과대학 졸업 후 예방의학에 입문하여 현재에 이르기까지 질병역학의 학문과 사도의 길을 인도하여 주신 권이혁 스승님, 그리고 「의학통계론」에 지적인 관심을 가지도록 석사지도를 하여 주신 고응린 선생님께 감사 드린다. 연구자료 분석에 대한 나름대로의 이해와 개념을 정립함에는 Harvard 보건대학원에서 역학연구 연수중에 만난 Olli S. Miettinen 교수와의 직접 교류, 그의 글, 강의 등을 통하여 많은 도움을 받았다. 이 책의 출처인 「의학통계론」의 강의록은 실제 서울대학교 의과대학 예방의학교실의 유근영, 박병주 양교수와 함께 만든 것으로 이 두 분은 실질적인 공동 저자이다.

출간을 적극적으로 지원·격려해 주신 서울대학교 의과대학 병리학교실의 김용일 교수님께 진심으로 감사 드리며, 아울러 성심성의껏 원고 정리와 교정을 도와 준 대학원생 이형기 군과 서울대학교 출판부 여러분의 노고에도 감사 드린다.

1990년 1월
宇村書巢에서 저자 씀

차　　례

제4장 회귀 및 상관분석(*Regression and Correlation*)

제5장 분율 및 비율의 통계적 분석 (*Analysis of Proportions and Rates*)

제6장 생존자료의 통계적 분석(*Analysis of Survival Data*)

1

확 률 분 포
Probability Distribution

제 1 절 실체와 현상, 그리고 관측결과의 통계적 해석

일반적으로 의과학(medical science)에서 추구하는 내용은 연구대상(인간의 생명, 건강, 질병 등)의 본질(essence), 기원(foundation), 원인성(causes), 그리고 그 궁극성(finality)에 관하여 시간과 공간을 초월하는 이성적 이해(intellectual understanding)를 얻고자 하는 것이라고 할 수 있다. 이와 같은 과학적 추구의 가장 보편적인 과정은 인간의 지혜와 능력 범위내에서 대상 현상이나 사상(event)을 관측하고 그 관측된 결과로부터 실체의 본질이나 기원, 원인성, 또는 궁극성 등에 대하여 논리적인 추론을 수행하는 것이다. 그러나 현상에 대한 관측결과를 가지고 실체를 이해한다는 것이 결코 쉬운 일은 아니다. 실체와 현상 사이, 또 현상과 관측결과 사이에는 간과할 수 없는 간격이나 차이가 있을 수 있으며, 그러한 차이가 없다고 하더라도 동일한 현상에 대하여 여러 가지 다른 형태로의 관측결과도 가능하며, 또한 같은 실체에서 여러 형태의 현상이 나타날 수 있기 때문이다.

일상생활에서 우리들이 경험하고 관찰하는 사상이나 현상에 대해 그

의미를 해석하고 유추할 때 거의 대부분에서 확률적 개념이나 사고에 의존하고 있음을 쉽게 알 수 있다. 예를 들어 어느 날 아침 출근길에 집을 나서자마자 택시를 탈 수 있었고 더구나 직장에 오기까지 정지교통신호에 한 번도 걸리지 않았다고 했을 때, 그날은 여느 날과는 좀 다른, 속칭 '재수가 좋은 날'이라고 생각하였다면 그러한 해석에는 두 가지의 기본적 확률개념 요소를 바탕으로 하고 있는 것이 된다. 하나는 매일 택시를 잡아타는 데 걸리는 시간과 정지교통신호에 걸리는 횟수가 특별한 이유 없이도(예를 들어 거리의 행사나 기후조건 등) 많다가 적었다가 할 수 있다는, 즉 '우연에 의한 변이성'을 마음속으로 인정하고 있다는 것이고, 다른 하나는 택시를 잡는 데 특별한 이유 없이 걸리는 시간이 대충 몇 분에서 몇 분까지이고 정지교통신호에 걸리는 횟수는 얼마 정도라는 것에 관한 윤곽, 즉 그 '변이성의 정도'를 사전에 알고 있다는 것이다. 상기 예에서와 같이 그날을 '재수가 좋은 날'이라고 해석하는 것은 집에서 나오자마자 택시를 잡게 되고 또한 직장까지 오는 데 정지교통신호에 한 번도 걸리지 않은 경우가 평소에는 (우연히는) 매우 드문데, 그것을 오늘 경험하였으니 이를 평소와는 다른 어떤 의미가 있을 것이라고 풀이해 보는 것이다.

한편 우연의 변이성이 인정되지 않은 사상이나 현상을 해석하는 것은 그리 어렵지 않다. 예를 들면 수학문제의 정답과 같이 변이성이 있을 수 없는 경우는 명확하게 결과를 해석할 수 있다. 다른 예로서 암조직에서는 어김없이 암세포가 존재하기 때문에 어떤 이상조직에서 암세포가 관찰되지 않았다면 그 조직은 암조직이 아닌 것으로 해석하게 된다.

일상생활에서와 같이 의학연구에 있어서도 연구자가 관찰하였거나 경험한 현상(또는 사상)을 확률적인 개념에서 해석 추론하고자 할 때는 먼저 그 현상에 '우연의 변이성'이 있는가를 고려하게 되고 그것이 인정된다 했을 때는 그 '우연의 변이정도'에 관한 정보가 사전에 이미 축적되어 있어야만 가능하다. 바꾸어 설명하면 그 변이정도에 비추어

내가 경험 · 관찰한 사(현)상이 어느 위치에 있는가를 가늠한 후에라야 해석이나 추론이 가능하다는 것이다.

어떤 사상 또는 현상의 '우연의 변이정도'를 수량적으로 표현하고 있는 것이 확률분포이다.

관측결과에 대한 통계적인 해석은 그 관측치들의 '확률분포'를 알고 있어야만 가능하다는 것은 앞에서 설명한 바와 같다. 따라서 확률분포를 알지 못하고 있는 관측결과는 근원적으로 해석 불가능하다고 할 수 있다. 바꾸어 말하면 실체나 현상을 가장 잘 반영하고 있는 관측방법과 그 결과가 있다 하더라도 그들의 확률분포를 알고 있지 않으면 관측결과에 대한 해석은 불가능하다는 것이다. 그러므로 관측결과가 그 현상이나 실체를 얼마나 정확하게 나타내 주느냐 하는 것은 통계적 해석 이전의 문제이다. 통계적인 관점에서는 얻어진 관측결과에 관한 확률분포가 알려져 있는가 하는 것(다른 말로는 그 관측결과는 어떠한 확률분포를 따르는가 하는 것)이 긴요한 내용이 된다.

확률분포를 알지 못하는 관측결과를 사용할 수밖에 없는 경우에는 인위적인 조작이나 변형과정을 통하여 그 관측결과를 확률분포가 알려져 있는 척도로 변화시켜 통계적 해석이 가능하도록 하는 방법을 적용한다.

1.1. 관측의 척도(scale)

관찰한 현상을 보다 객관적인 방법으로 표현하기 위하여 관측결과를 일정한 척도로서 표기하게 되는데 동일한 현상이라 할지라도 표기에 사용한 관측척도가 무엇이냐에 따라 그 의미와 적용하는 확률분포도 달라지게 된다.

일반적으로 관측척도는 크게 두 가지로 구분하고 이를 다시 네 가지로 세분하게 된다.

1. 질적척도 또는 속성척도 (qualitative or categorical)
   - 명칭척도(nominal scale)
   - 순위척도(ordinal scale)
2. 양적척도 또는 수량척도 (quantitative or numerical)
   - 간격척도(interval scale)
   - 비척도(ratio sclae)

1.1.1. 명칭척도(nominal scale)

이 관측척도는 관찰한 현상을 몇 개의 범주로 구분하여 분류하는 표기방법에 불과하다. 관찰현상을 상호 배타적(서로 겹치지 않는)인 범주(category)로 구분하는 의미만을 가진다. 즉 숫자의 세 가지 특성이라 할 수 있는 순서(order), 간격(interval), 그리고 비(ratio)의 내용을 전혀 가지지 못하며 단순히 특정한 속성을 가졌음을 나타내 주는 의미만을 부여할 수 있는 관측척도이다. 혈액형, 성별, 질병분류, 인종, 양성, 음성, 생존여부 등으로 분류되는 측정치들이 여기에 속하는 예들이다.

1.1.2. 순위척도(ordinal scale)

순위척도는 관찰결과의 분류기능뿐만 아니라 각 범주간의 대소관계, 즉 서열성에 관한 정보도 함께 포함한다. 부등호의 부호를 부여할 수 있는 관계를 말하는 것으로, 물론 전술한 명칭척도가 가지는 기능내용도 포함하고 있다. 예를 들면 Pap. smear의 결과, 병리조직학적 병변의 정도, 교육정도, 사회경제적 수준 등등 분류의 개념과 순서의 개념을 함께 지니는 관측결과가 이에 속하는데 이러한 순위척도에 의한 결과는 가감승제와 같은 수리적 조작은 아무 의미가 없고 단지 부등식 조작만이 의미를 지니게 된다. 병리조직학적 병변의 정도에 점수를 매기고 그 점수의 평균을 내는 경우가 있는데 이때의 평균은 아무 의미가 없다.

1.1.3. 간격척도(interval scale)

관찰현상의 분류와 대소관계의 내용 이외에도 개개 관측결과간의 차이나 크기를 표기할 수 있었다면 이는 간격척도에 의한 관측결과라고 할 수 있다.

간격척도는 순위척도가 지니는 내용, 즉 단순한 대소관계 이외에 그 관계의 크기에 관한 정보도 함께 지니고 있다. 따라서 순위척도에 비하여는 더욱 구체적이라 할 수 있으나 여전히 상대적인 개념의 척도이다. 예를 들어 온도 20°C와 30°C와의 차이는 10°C이며 이는 50°C와 60°C와의 차이(10°C)와 동일하게 취급된다. 그러나 그 둘이 진정 동일한 것인가 하는 데는 의문이 남게 되는데 이는 온도가 없는 상태를 0°C로 하여 관측하는 것이 아니라 임의로 특정상태(1기압하에서 물이 어는 상태)의 온도를 0°C로 정하여 온도의 대소관계와 크기를 관측하게 되기 때문이다.

이와 같이 간격척도에는 단위가 있어야 하며 그 측정단위는 일정한 정도를 나타내는 것으로 불변이어야 한다. 이러한 단위는 상호 약속에 의해 표준으로 공인되어 있거나 공인될 수 있어야 한다.

간격척도는 상호교환, 대용, 조합 등의 수학적 조작이 가능하여 많은 편리점이 있다. 그러나 100°C가 50°C의 2배가 되는 상태를 의미하지 않는다는 것에 유의하여야 한다.

1.1.4. 비척도(ratio scale)

척도의 시작이 절대 0점(natural zero point)에서 출발한 것이 비척도인데, 연령, 혈압, 혈당치 등이 그 예가 된다. 따라서 20세는 10세에 비해 10년이라는 간격의 크기를 지녔음은 물론 2배에 해당한다는 의미도 함께 지니고 있는 것이다. 간격척도와의 근본적인 차이는 간격척도가 임의로 정한 0점에서 출발하는 반면 비척도는 절대 0점 또는 자연적 0점에서부터 관측결과가 제공된다는 데 있다(일부의 예에서는 그 자연적인 단위가 명확하지는 않지만 개념적으로 이들은 모두 0점인 상태를 갖고 있는 속성이 있다).

비척도에 의한 관측결과는 가감승제를 포함하는 모든 수학적 조작이 가능하며 관측에 관한 한 가장 구체적인 내용을 포함하고 있는 것이다.

한편 간격척도에 의한 두 관측결과의 차이들은 비척도가 될 수 있는데 이는 차이가 없는 상태를 절대 0점으로 간주하게 되기 때문이다. 즉 40° C가 20° C의 2배에 해당된다고 할 수는 없지만 그 차이는 20° C는 다른 차이(예: 100° C～90° C) 10° C의 2배에 해당된다고 할 수 있다.

제 2 절　관측결과들의 대표값과 그 산포도

동일한 실체나 현상에 대하여 반복적으로 관측한 결과들이나 또는 일정집단의 개개에 대한 관측결과들의 분포형태를 간결하게 표시하는 방법에는 여러 가지가 있을 수 있다. 제일 먼저 생각나는 쉬운 방법의 하나는 관측결과들을 그림(점도형, scatter diagram 등)으로 표시해 보는 것이 되겠다. 그러나 그림으로 표시된 형태는 그 내용을 객관화하여 자료분석이나 결과해석에 이용하고자 할 때 곤란한 점이 많다.

관측결과들의 대표값과 그 산포도를 이용하여 그들의 분포형태를 표시하는 방법이 가장 보편적이며 효과적이다. 즉 대표값은 척도상에서 관측결과들이 차지하고 있는 위치를 나타내고 있으며 산포도는 그 대표적인 위치나 개개의 관측결과들이 어느 정도의 밀도로서 이루어져 있는가를 표시해 주고 있는 것이다.

2.1. 대표값(location)

관측결과들의 대표적인 위치를 표시하는 방법에는 크게 세 가지가 있는데 소위 평균(mean), 중앙값(median), 그리고 최빈값(mode)이 그것이다. 이외에 등분위수(quantiles) 등도 있다.

2.1.1. 평균(mean)

가장 널리 사용되는 대표값인 산술평균은 모든 관측결과들을 합하고 이를 그 관측수로 나누어 산출한다.

평균을 산출하는 데 있어 경우에 따라서는 관측 개개에 대한 비중(weight)을 달리하여야 할 때가 있다. 예를 들면 보다 정확하게 관측된 것과 그렇지 않은 경우라든가 또는 평균들의 평균을 구하는 경우 개개 평균들을 만들어 낸 관측수가 각기 다르다든가 하는 경우다. 이 때에는 소위 가중평균(weighted mean)을 구하게 된다.

관측결과가 그 척도상 배수(exponential)로 관측될 수밖에 없는 경우가 있다. 예를 들면 항체의 역가(titer) 등과 같은 경우인데 이때에는 소위 기하평균(geometric mean)으로서 그 대표값을 산출한다. 즉 개개의 관측결과를 대수값으로 치환하여 산술평균을 구하고 그 결과를 다시 반대수에 의해 환산하는 방법이다.

2.1.2. 중앙값(median)

관측결과를 크기순으로 배열하였을 때 가운데 순위에 있는 측정값이 중앙값이 된다. 관측수가 홀수일 때에는 가운데 순위의 수가 하나가 되어 중앙값이 쉽게 결정되나(예: 관측수가 5일 때는 제3순위에 해당되는 측정값이 곧 중앙값이 된다) 관측수가 짝수일 때는 가운데 순위의 수는 2개가 되는데 이 경우는 두 수의 측정값의 크기의 합을 둘로 나눈 값을 중앙값으로 한다.

일반적으로 평균이나 중앙값이 대표값으로 많이 쓰여지는데 이중 무엇을 대표값으로 선정하느냐 하는 것은 측정값들의 분포모양, 대표값의 용도, 의미 등을 고려하여 결정하게 된다. 측정값의 분포가 대략 대칭적일 때에는 산술평균이나 중앙값은 비슷해져 이런 경우는 산술평균을 대표값으로 택하는 것이 편리하다. 그러나 그 분포모양이 한쪽으로 기운 경우에는 산술평균과 중앙값이 서로 다르게 되므로 이런 때에는 둘 중 하나를 택하여야 한다. 여기에서는 관측결과에서부터 어떤 해석을 어떤 목적으로 분석해 낼 것인가에 따라 선택이 이루어진다. 예를 들어 관측결과 중 양쪽의 극단적인 값 또는 외딴값들이 대표값에 큰 영향을 미치는 것이 바람직스럽지 못하다 하면 산술평균보다 중앙값이 선호될 것이다. 만일 같은 조건이라면 중앙값보다는 산술평균이 선호된다.

2.1.3. 최빈값(mode)

관측결과 중 가장 많은 빈도로 나타나는 최빈값을 대표값으로 하기도 한다. 그러나 관측결과들의 분포나 관측척도의 특성에 따라서는 최빈값을 구하기가 매우 어려울 때가 많다. 예를 들면 분포상 최빈값이 둘 이상 있는 경우도 있고 또는 측정값이 모두 동일한 빈도를 보이는 경우도 있을 수 있으며 개개의 측정값이 하나씩밖에 없는 경우도 있고 측정값이 연속적인 척도로 표현되는 경우 등등이다. 따라서 최빈값은 명칭척도나 순위척도에서 특수한 목적이나 여건에서 가끔 이용된다.

2.1.4. 등분위수(quantile)

평균, 중앙값, 그리고 최빈값 이외에 관측결과의 위치를 표시하는 방법의 하나로 드물지 않게 사용되는 것으로 등분위수가 있다.

등분위값은 관측결과들을 크기순으로 배열하고 이를 관측수가 같도록 일정수로 등분한 각각의 등분수가 가지는 측정값을 말한다.

따라서 중앙값도 일종의 등분위수인데 이때는 관측수를 2등분한 경우이다. 관측수를 4등분한 경우는 사분위수(quartiles)라 하는데 예를 들어 400관측수를 측정값 크기순으로 배열하여 제일 작은 값으로부터 100번째 값은 제1사분위수(1st quartile), 200번째의 측정값은 제2사분위수(2nd quartile, 이는 바로 중앙값이다), 300번째의 측정값은 제3사분위수(3rd quartile)라 하며 모두 3개의 등분위수를 가지게 된다.

5등분한 경우는 4개의 오분위수(quintiles)를 가지게 되고, 10등분한 경우는 9개의 십분위수(deciles), 100등분한 경우는 99개의 백분위수(percentiles)를 가지게 된다.

중앙값(median)과 제2사분위수(2nd quartile), 제5십분위수(5th decile), 그리고 제50백분위수(50th percentile)는 모두 같은 값이 된다.

관측수를 등분했을 때 그 값이 정수로 떨어지지 않는 경우(예: 47관측수를 10등분하면 제1십분위수(1st decile)에 해당하는 순위는 4.7이 된다)에 등분위값을 어떻게 정하여야 하는가 하는 문제에 있어서는 아직까지 일정한 방법은 없고 단순하게 '얼마에서 얼마 사이에 있다'는 식으로(위의 예에서는 제4순위의 값과 5순위의 값 사이) 표시하는 것이 현실적으로 통용되고 있는 방법이다.

2.2. 산포도(dispersion)

관측결과의 측정값들이 어느 정도로 흩어져 있는가 또는 어느 정도로 모여 있는가 하는 것을 표시하는 것이 산포도인데 이러한 산포도는 앞서 설명한 대표값과 함께 측정값들의 분포양상이나 특성을 설명해 주는 중요한 지표이다.

산포도는 측정값들의 분포양상이나 특성을 나타내는 하나의 지표가 될 뿐 아니라 측정값들의 변동모양이나 변화양상을 나타내 주기 때문에 소위 관측결과가 지니고 있는 '우연의 변이정도'에 대한 정보를 제공하게 되고 따라서 통계론이나 확률론에 있어서 매우 중요하고 필수적인 사항이 된다. 실제로 측정치들의 산포도에 관한 지식 없이는 통계론을 이해하지 못한다 해도 절대 지나친 말은 아니다.

2.2.1. 범위(range)

산포도의 가장 원시적인 계측치는 최대의 측정값과 최소의 측정값으로 산포의 범위를 나타내는 것이다. 아주 쉽게 결정할 수 있다는 장점은 있지만 몇 가지의 심각한 제한점이 있어 실제 자료분석이나 해석에는 거의 사용하지 않는다. 그 제한점으로는 ① 관측의 대다수로부터 산출되는 것이 아니다. ② 관측수가 많아지면 그 범위가 커지기는 해도 줄지는 않아 관측수의 크기에 좌우된다. ③ 하나의 측정값이 대다수로부터 멀리 떨어져 있는 경우(외딴값) 그것 때문에 범위가 크게 달라진다.

2.2.2. 사분위수의 범위(interquartile range)

제3사분위수와 제1사분위수의 차이로서 산포도를 표시하는데, 다시 말하면 중간에 위치한 50%의 측정값들이 지니는 범위이다.

사분위수 범위의 장점으로는 ① 멀리 떨어져 있는 외딴 측정값에 의해 영향을 받지 않는다. ② 관측수가 많고 적음에 영향을 받지 않아 관측수가 많다고 해서 사분위수의 범위가 커지지는 않는다.

한편 단점으로는 ① 관측의 대다수로부터 산출되는 것이 아니다. ② 관측수가 적으면 산출하기가 어렵다.

2.2.3. 편차(deviation)

개개의 측정값들이 산술평균으로부터 떨어져 있는 거리, 즉 산술평균과 개개 측정값과의 차이를 편차라고 하는데 이러한 편차를 가지고 관측치들의 산포도를 산출하게 된다. 개개의 측정값들이 가지는 편차들을 모두 합하면 0이 된다. 그러므로 개개의 편차값의 절대값을 취한다든가 또는 자승값을 취한다든가 하는 방법을 적용한다.

1 평균편차(mean deviation)

절대편차들의 평균, 즉 개개의 편차값의 절대값을 취하고 이를 모두 합하여 관측수로 나눈 값이다.

평균편차는 개개의 측정치들 모두를 반영하고 있어 산포도를 가장 적절하게 나타내 주는 지표가 되긴 하지만 절대값을 취하여 수학적 조작을 하여야 하는 어려움이 있어 실용적이지 못한 단점이 있다.

[2] 표준편차(standard deviation)

절대편차 대신에 자승편차(squared deviation)를 취하여 이들 합을 관측수로 나눈 뒤, 이 값을 다시 평방근으로 환산한 것이다.

측정치들의 산포도를 나타내는 가장 보편적인 지표인 표준편차는 개개의 측정치 모두를 반영하고 있다는 장점 이외에 평균편차보다 산술적으로 다루기가 용이하다는 장점이 있다. 그러나 멀리 떨어져 있는 외딴값 하나에도 예민하게 영향을 받는 단점도 있다.

2.2.4. 분산(variance)

통계론에서 표준편차보다 더 자주 사용하는 산포도는 분산이다. 분산은 표준편차를 자승한 값이다. 즉 표준편차를 구하는 과정에서 평방근 풀이를 하지 않고 자승편차들의 합을 관측수로 나누어 산출한 것이다.

분산은 자승값이기 때문에 원래 측정값들의 차수(dimension)와는 다르다는 단점이 지적되나 여러 가지 면에서 편리한 경우가 많다. 특히 수리적으로 다루기가 쉽다.

측정값들의 분포를 말할 때는 언제나 평균(대표값)과 분산이 얼마라는 식으로 표시한다. 거의 모든 종류의 확률분포의 함수는 평균과 분산으로 표시되고 따라서 특정의 확률을 계산해 내고자 할 때 평균과 분산값을 가지고 그 풀이가 이루어지게 된다.

2.2.5. 변이계수(coefficient of variation, C.V.)

표준편차의 크기가 평균값에 비교하여 볼 때 어느 정도인가 하는 것을 나타내는 상대적 지표이다. 즉 표준편차를 평균값으로 나누어 이를 %로 표시하는 일종의 상대적 산포도이다. 그러나 평균이 양수일 때만 산출이 가능하다든가, 확률적인 의미는 없다든가 하는 등의 단점이 있어 실제 사용상에서는 각별한 주의를 필요로 한다.

제 3 절 관측치들의 분포와 확률

동일한 실체 또는 현상에 대하여 반복적으로 관측한 결과들이나 또는 일정집단의 개개에 대한 관측결과들을 집합적으로 보면 일정한 어떤 특징적인 모양을 하고 있음을 알 수 있다. 따라서 특정한 관측결과가 나타날 수 있는 빈도나 확률도 그 집합적 양상에 근거하여 추정해 낼 수 있다. 그러한 관측결과들의 집합적 양상을 관측치의 확률분포(probability distribution)* 또는 간단히 분포(distribution)라고 부르는데 관측내용의 형태에 따라 이산분포(discrete distribution)와 연속분포(continuous distribution)로 크게 구분된다.

이론적인 관점에서 볼 때 모든 종류의 관측에 대하여 하나의 공통적

---

*1. 확률함수(probability function): 관측내용이 이산분포(예: 사망과 생존)인 경우 특정 관측결과에 대한 확률(예: 10명 중 3명이 사망할 확률)을 나타내는 수식 $f(x)$.

2. 확률밀도함수(probability density function): 연속분포에서는 면적 또는 체적에 대응되는 확률만이 가능한데(예: 혈당이 110mg일 확률은 수리적으로는 항상 0이 된다. 그러므로 110mg 이하 또는 이상일 확률만이 계산 가능하다), 그러한 면적을 산출(적분)하는 데 사용되는 수식 $f(x)$.

3. 누적분포함수(cumulative distribution function) 또는 분포함수: 특정값까지의 누적확률을 나타내는 함수 $F(a)$, 따라서 이산분포의 분포함수 $F(a) = \sum_{x \le a} f(x)$ 이고(예: 10명 중 3명 이하가 사망할 확률), 연속분포의 분포함수 $F(a)=\int_{-\infty}^{a} f(x)dx$ 이다(예: 혈당이 110mg 이하일 확률).

이거나 정형적인 확률분포는 있을 수 없고 관측대상의 실체나 현상에 따라 또한 관측방법에 따라 각기 다른 유일한(unique) 확률분포가 존재할 것이다. 예를 들어 출생시 체중의 분포는 나름대로의 특징적 양상이 있을 것이고 공복시의 혈당, 특정항체의 역가, 특정약물 투여에 대한 생체반응 등등 모두가 각기 특징적인 확률분포를 가지고 있을 것이며 이들은 서로 동일하지도 않을 것이다. 그러나 이러한 모든 개개의 분포를 알아내어 특정 관측결과에 대한 확률을 계산해 낸다는 것은 현실적으로나 이론적으로도 불가능한 일이다.

일반적으로 확률론에 기반을 둔 통계론에서는 기존에 이미 선험적으로 알려져 있는 확률분포나 또는 지금까지의 경험적 내지는 실험적 관측결과에 의해 이루어진 확률분포를 근사적으로 이용하여 각종의 통계적 분석을 하고 있다. 따라서 연구자가 관측한 결과를 통계적으로 분석하기 위하여는 실제로 그 관측결과가 기존으로 알려져 있는 몇 가지의 확률분포 중 어느 것에 가장 가깝게 접근하겠는가를 정하여 그것을 이용하게 된다.

기존의 어떤 확률분포를 적용할 것인가를 결정하는 데 있어 특별히 정해진 방법은 없다. 관측내용(실체나 현상이나)이나 관측척도 등의 속성의 유사성에 의하여 정하여지는 것이 통상적인 방법이다. 또는 관측내용이나 척도의 유사성이 작다 하여도 관측결과를 수리적으로 변형함으로써 유사성을 높인 후 해당 확률분포를 적용하기도 한다.

3.1. 연속확률분포(continuous probability distribution)

3.1.1. 정규분포(normal or Gauss distribution)

통계적 이론의 근본개념인 확률분포에 관한 이론은 18세기 중엽부터 급진적인 발전이 있었는데 그 중 가장 유명하고 중요하게 취급되는 것은 소위 정규분포라고 불리는 Gauss분포이다. 이처럼 정규분포가 통계학에서 중요한 위치를 차지하게 된 것은 정규분포 자체가 수학적으로

흠이 없다는 데 기인한다. 이것은 정규분포가 어떤 경험적인 현상들의 실측으로부터 얻은 확률분포가 아니라 이론적으로 유도된 수학적 수식이기 때문이다. 원래 수학적 수식의 하나였던 것을 통계학자인 Carl F. Gauss 등이 물리적 계측치의 오차에 대한 확률분포를 다루는 확률모형으로 도입하여 사용한 것이다. 그 후 이 확률모형이 물리적 계측에서 뿐만 아니라 생물학적 관측치, 또는 사회학적 관측치들의 분포가 가지는 모형과도 매우 근접하다는 사실(Galton, Quetelet 등)이 알려지고, 또한 동전 던지기에서 앞면이 나올 수 있는 것과 같이 우연한 사건을 무한히 반복할 때 생기는 확률모형과도 비슷해진다는 것이 인정되어 정규분포의 유용성은 더욱 넓어졌다.

통계학의 발전 초기에는 모든 관측결과들의 분포모형이 Gauss분포모형과 비슷해야만 옳고, 그렇지 않은 경우는 관측이나 자료수집 과정에 잘못이 있는 것이라고 믿었다. 이러한 연유로 하여 이 분포에 '정규'(normal)라는 이름이 붙게 된 것이다. 물론 이는 잘못된 생각으로 이 분포 이외의 분포들이 확률모형으로서 더 적합한 경우가 많음은 잘 알려져 있다.

정규분포의 수리적 특성을 요약하면 다음과 같다.

1. 정규분포는 전적으로 평균과 표준편차에 의하여 결정되는 분포이다.

평균이 μ이고 표준편차가 σ 인 정규분포의 확률밀도함수(probability density function)는 다음과 같다.

$$f(x) = \frac{1}{\sigma\sqrt{2\pi}} e^{-(x-\mu)^2/2\sigma^2}$$

μ: 평균 σ: 표준편차

위 수식을 보면 확률변수 x 이외에는 모두 상수로 구성되어 있는데

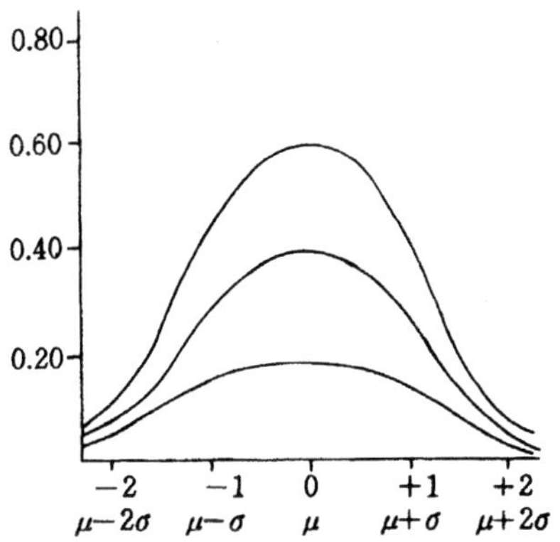

평균 μ와 표준편차 σ가 같으나 분포의 사례수 N이 다른 경우의 세 가지 다른 모양의 정규분포

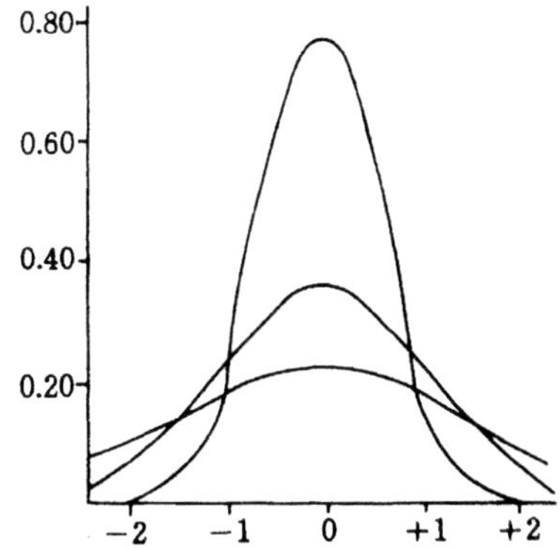

평균 μ와 분포의 사례수는 N은 같으나 표준편차 σ가 서로 다른 경우의 세 가지 다른 모양의 정규분포

그림 1-1. 정규분포의 모양

π와 e는 언제나 일정한 값이고 평균 μ와 표준편차 σ는 측정치 자료에 따라 다른 값을 가지게 된다. 다시 말하면 평균과 표준편차만 정하여지면 다른 모든 것—예를 들면 분포모양, 확률곡선, 수학적 특성 등—이 자동적으로 정하여지며, x가 어떤 내용(예: 혈당이든, 신장이든)이든간에 그 평균과 표준편차가 같다면 모두 동일한 정규분포가 된다. 〈그림 1-1〉은 평균(μ), 표준편차(σ), 그리고 사례수(N)가 같고 다름에 따라 정규분포의 모양이 어떻게 달라지는가를 보여 주고 있다.

> 2. 모든 정규분포는 마치 종을 엎어 놓은 것과 같은 모양으로 하나의 꼭지(unimodal)를 가진 완벽한 좌우대칭이며, 양꼬리 부분에는 거의 자료가 존재하지 않는다. 즉 정규분포에는 외딴점이 없다.

따라서 이 분포에서는 평균, 중앙치 및 최빈치가 모두 일치하며, 중심부분의 꼭지에서 경사가 완만하다가(그림 모양으로는 위로 볼록하

다) 어느 점을 지나면서(평균으로부터 $\pm 1\sigma$ 되는 점으로 이를 변곡점이라 한다) 갑자기 경사가 급하게 되며(그림의 모양으로는 아래로 볼록하다) 다시 그 경사가 완만해져서 x축에 무한히 접근한다. 〈그림 1-1〉에서 보는 바와 같이 정규분포 곡선들은 평균(μ)이 다르고 표준편차(σ), 전체 모집단의 수가 다름에 따라 여러 가지 형태의 모양으로 나타나게 되는데 변곡점의 위치가 다르다는 것이 중요하다.

> 3. 어떠한 정규분포라 하더라도 관측치의 68.3%는 평균에서 좌우(또는 아래 위)로 1.0 표준편차 이내에 있게 된다. 또한 관측치의 95.4%는 표준편차 -2.0~2.0 이내에, 그리고 표준편차 -3.0~3.0 이내에는 전체 관측치의 99.7%가 위치하게 된다.

이를 바꾸어 말하면 정규분포 곡선하의 면적을 적분하였을 때 특정 x 값의 범위의 면적을 전체면적에 대한 분율로 표시한 것이다. 이때 x 값의 단위를 표준편차(σ)의 단위로 하면 모든 정규분포에서의 적분결과는 언제나 동일하다는 것이다. 이 점이 정규분포가 가지는 수리적 특성에서 가장 널리 이용되는 내용이다. x의 원래값 대신에 표준편차 단위로 대용하면 특정의 x 값이 출현할 확률을 산출할 수 있는 것이다.

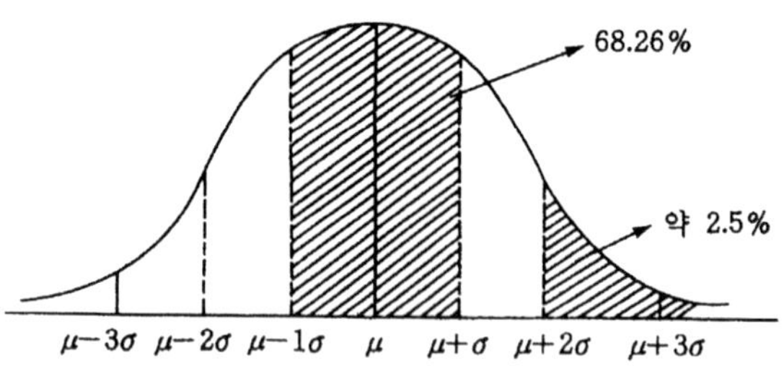

그림 1-2. 정규분포 곡선 아래의 면적 점유율

정규분포는 완벽한 좌우대칭이며, μ와 $\mu+\sigma$ 사이의 면적은 전체면적의 34.1%가 된다. 전체면적을 1.0으로 했을 때 평균치를 포함한 각 점까지의 면적의 합은 다음과 같으며, 이는 통계적 분석을 행함에 있어 꼭 기억해 두어야 할 사항이다.

$$\Pr(\mu - \sigma < x < \mu + \sigma) = 0.6826\ (68.26\%)$$
$$\Pr(\mu - 1.96\sigma < x < \mu + 1.96\sigma) = 0.9500\ (95\%)$$
$$\Pr(\mu - 2\sigma < x < \mu + 2\sigma) = 0.9545\ (95.45\%)$$
$$\Pr(\mu - 2.58\sigma < x < \mu + 2.58\sigma) = 0.9900\ (99\%)$$
$$\Pr(\mu - 3\sigma < x < \mu + 3\sigma) = 0.9973\ (99.73\%)$$

> 4. X의 분포가 평균 μ, 분산 σ^2인 정규분포를 한다고 할 때 $Y = a + bX$의 분포는 평균이 $(a + b\mu)$, 분산이 $b^2\sigma^2$인 정규분포를 한다. 또한 X_1의 분포가 평균 μ_1, 분산 $\sigma_1{}^2$인 정규분포를 하고, X_2는 평균이 μ_2, 분산 $\sigma_2{}^2$인 정규분포를 하며, X_1과 X_2는 서로 무관하여 독립적이라 할 때 $X_1 \pm X_2$의 분포는 평균이 $\mu_1 \pm \mu_2$, 분산이 $\sigma_1{}^2 + \sigma_2{}^2$인 정규분포를 한다.

위의 특성을 이용하면 두 관측치의 차 또는 합에 관한 내용을 다루는 데 유용하며 하나의 관측치로부터 이와 수식적으로 관련이 있는 다른 변수의 분포 내용을 다루는 데도 유용하다.

정규분포는 통계적 분석에서 가장 빈번하고 중추적으로 이용되고 있는 확률분포인데 그 유용성이 높은 주된 배경은 앞서 설명한 수리적 특성 이외에도 다음과 같은 것이 있다.

① 정규분포는 어떤 현상을 관측하여 얻은 분포가 아니라 순전히 이론적으로 유도된 확률분포를 가지는 것으로, 우리가 주위에서 관찰할 수 있는 측정치 중 이 분포와 정확히 일치하는 예는 매우 드물지만 이 분포의 모양을 비슷하게 따르는 경우는 수없이 많다.

② 많은 생물학적 현상, 인간의 심리적 특성, 사회적 변수들의 측정 결과는 정규분포를 유사하게 따르는 경우가 많다.

③ 한 모집단에서 무작위로 추출된 표본의 표본평균치(또는 두 표본 평균치의 차 혹은 합)들의 분포는 그 표본의 크기가 어느 정도 이상이

면 정규분포를 따른다.

④ 나중에 언급될 몇 가지 중요한 확률표본분포는 정규분포의 이론하에서 유도된 분포이며, 특히 이항분포의 경우는 그 표본의 수가 많아지면 정규분포에 가까워진다.

3.1.2. 표준정규분포(standard normal distribution)

어떠한 형태(평균과 분산에 의해 정해짐)의 정규분포이든지 일정범위 X의 곡선하 면적이 전체면적에서 차지하는 점유율은 그 X의 척도를 표준편차 단위로 바꾸면 항상 동일하다는 것은 앞에서 설명한 바 있다. 따라서 이러한 특성을 이용하면 특정한 관측결과가 정규분포상의 어디에 위치하고 있으며, 그 측정값 이상(또는 그 이하)으로 관측결과가 나타날 수 있는 확률(이는 즉 전체면적에 대한 분율에 해당한다)을 산출해 낼 수 있게 된다.

그러나 이러한 문제를 풀 때마다 매번 평균, 표준편차를 가지고 정규분포의 확률밀도함수에 대입하여 적분을 한다는 것은 매우 번거로운 일이다. 이러한 번거로운 일을 피하고 확률산출을 쉽게 하기 위해서 모든 정규분포를 평균이 0, 표준편차가 1인 정규분포로 치환할 수 있다. 이러한 정규분포를 표준정규분포(standard normal distribution)라 한다. 원래의 관측치를 'X'라 하면 치환된 관측치는 'Z'로 표시한다.

$$Z = (X - \mu)/\sigma$$

예를 들면 평균이 160이고 표준편차가 20인 정규분포를 평균이 0이고 표준편차가 1인 표준정규분포로 치환하면 원래의 관측치 180(= X)이 표준정규분포에서는 1(Z = (180-160)/20)로 치환된다. 같은 요령으로 X = 190은 Z = 1.5로, X = 150은 Z = -0.5로 치환되어 원래의 정규분포에서 150 ≤ X ≤ 190가 지니는 면적은 바로 표준정규분포에서 -0.5 ≤ Z ≤ 1.5가 지니는 면적과 같게 되어 이의 분율은 〈부록 표 1〉에 의해 62.5%로 산출이 훨씬 쉬워진다. 이로부터 우리는 150-

190인 값을 가진 관측치가 평소에 출현할 확률은 62.5%라고 추정하는 것이다.

3.1.3. 누적정규분포(cumulative normal distribution)

정규분포 곡선 아래의 면적을 -∞로부터 누적시킴으로써 이루어지는 또 하나의 확률분포가 있을 수 있는데, 바꾸어 설명하면 특정한 관측결과 *X*보다 작은 값이 나올 수 있는 확률($P[Z \le X]$)들의 분포를 말한다. 그 모양은 〈그림 1-3〉에서 보는 바와 같으며 용량-반응 관계(예: LD_{50}, ED_{50})를 분석하는 데 이용되는 확률분포이다.

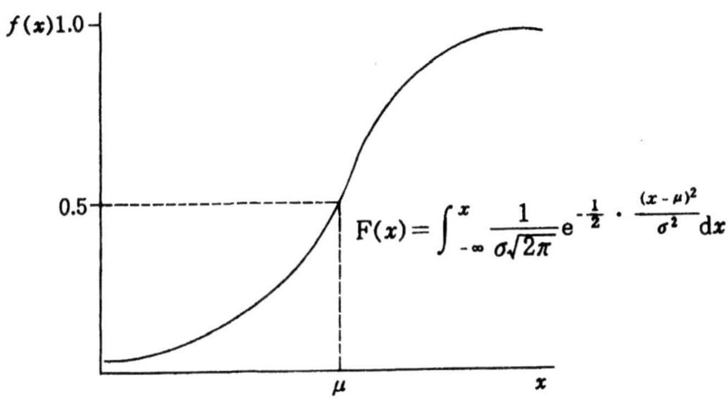

그림 1-3. 누적정규분포의 모양

3.2. 이산확률분포(discrete probability distribution)

3.2.1. 베르누이 시행(Bernoulli trials)

어느 관측 또는 실험을 시행함에 있어 오직 2개의 가능한 결과만이 일어난다고 할 때 — 예를 들어 질병이 (있다, 없다), 검사결과가 (양성이다, 음성이다), 반응이 (일어난다, 안 일어난다) 등 — 이를 베르누이 시행이라고 부른다. 모든 베르누이 시행의 결과는 단둘이므로 이를 일반화하여 그 결과를 편의상 '성공'(S)과 '실패'(F)라고 부른다. 이들 용어가 의미하듯이 그 결과는 하나만 일어나지 절대로 둘이 동시에 일어나지는 않는다. 즉 베르누이 시행의 결과는 '상호 배타적'(mutually exclusive)인 두 사건으로 구성된다.

베르누이 정리는 다음과 같이 요약되는데, 즉 ① 각 시행의 결과는 '성공'(S)과 '실패'(F) 중의 하나로 나타난다. ② 매시행에서의 성공확률이 p라 하면 실패확률 q는 $1-p$이다. ③ 각 시행은 독립이다. 즉 한 시행에서의 성공여부가 다음 시행의 성공확률에 영향을 미치지 않는다. 이러한 경우 성공(x)에 대한 확률함수는 $f(x) = p^x(1-p)^{1-x}$, $x =$ 0 또는 1이며 이를 베르누이 분포라 한다.

의학연구에서 행해지고 있는 관측이나 실험들이 베르누이 시행과 같은 경우가 많다. 따라서 그러한 경우에선 베르누이 정리에 근거한 확률분포를 이용하여 자료분석을 행하게 된다.

3.2.2. 이항분포(binomial distribution)

성공률이 π인 베르누이 시행이 n번 반복되었을 때 '성공이 나오는 횟수'(최저는 0번, 최대는 n번)들의 확률분포는 '시행횟수 n과 성공률 π를 가지는 이항분포'가 되는데 특정의 성공횟수(r)가 나올 확률을 산출할 수 있으며 따라서 특정 성공횟수보다 적게($\leq r$) 또는 많이($\geq r$) 나오는 누적확률도 계산된다.

예를 들어 치료율이 π인 치료방법을 4명의 환자에게 시행하였다면 이러한 시행은 바로 베르누이 시행의 일종이 된다. 이 경우 4명의 환자 모두에서 치료에 성공하지 못하는 경우도 있을 것이고 또는 4명 모두가 치료에 성공하는 경우도 있을 것이다. 4명 중 몇 명에서 치료에 성공하는 확률은 이항분포를 따르고 각각의 경우에 대한 확률을 다음 표와 같이 정리할 수 있다.

성공자 수	관측결과의 경우	출현확률
0	*FFFF*	$(1-\pi)^4$
1	*SFFF, FSFF, FFSF, FFFS*	$4\pi(1-\pi)^3$
2	*SSFF, SFSF, SFFS*	
	FSSF, FSFS, FFSS	$6\pi^2(1-\pi)^2$
3	*SSSF, SSFS, SFSS, FSSS*	$4\pi^3(1-\pi)$
4	*SSSS*	π^4

이를 일반적인 경우로 확장해 보면 n회의 베르누이 시행 중에서 r회의 성공과 $(n-r)$회의 실패가 나타날 수 있는 경우의 수 ${}_nC_r = n!/(n-r)!r!$이며 개개 경우가 나타날 확률은 베르누이 분포인 $\pi^r(1-\pi)^{n-r}$이 된다. 따라서 r회의 성공이 나타날 확률은

$P[X=r] = {}_nC_r\pi^r(1-\pi)^{n-r}$이 되며,

최대 r회까지의 성공이 나타날 확률은

$$P[X \le r] = \sum_{r=0}^{r} {}_nC_r\pi^r(1-\pi)^{n-r} \text{ 이다.}$$

이항분포에서의 확률계산은 n이 커짐에 따라 매우 복잡해진다. 그리하여 이항분포의 확률계산을 쉽게 하는 두 가지 방법이 있는데 하나는 이항분포표를 이용하는 것이고, 다른 하나는 정규분포를 이용하여 근사적으로 산출하는 방법이다.

〈부록 표 2와 3〉을 이용하여 이항분포의 확률을 산출할 수 있다.

n이 충분히 크면(예를 들어 $n \ge 30$) 성공횟수(r)들이 가지는 분포는 정규분포와 매우 근사해지고 그 평균과 분산은 다음과 같다.

> 시행횟수 N, 성공확률 π인 이항분포에서 성공횟수(r)의
>
> 평균 $= N \cdot \pi$ 이고
>
> 분산 $= N\pi(1-\pi)$이다.

따라서 평균과 분산을 정규분포에 대입, 이용하여 누적확률을 근사적으로 산출한다. 즉,

$$P[X \le r] = Z = \frac{(r - N\pi)}{\sqrt{N\pi(1-\pi)}}$$ 로 구한다.

3.2.3. 기하분포(geometric distribution)

이항분포에서는 베르누이 시행횟수 n을 미리 정하여 그 중 성공으로 나오는 횟수를 다루는 것이었는데 이번에는 n을 미리 정하지 않고 첫번째 성공이 나올 때까지의 시행횟수들의 분포를 생각할 수 있다. 이들의 분포가 곧 기하분포가 된다. 예를 들어 Rh음성 혈액형에 대한 조사를 시행함에 있어 첫번째 Rh음성자가 발견될 때까지는 몇 사람이나 혈액형 검사를 시행하여야 할 것인지를 추정하여야 하는데 이 경우에 기하분포를 적용하게 된다.

기하분포의 몇 가지 특성은 다음과 같다.

> 성공률이 π인 베르누이 시행에서
> X번째에서 최초의 성공으로 나타날 확률은 $(1-\pi)^{X-1}\pi$이며
> 한편 시행횟수(X)의 분포는
> 평균 = $1/\pi$이고
> 분산 = $(1-\pi)/\pi^2$이다.

다른 예로서 새로운 항암제에 대한 제2상의 임상시험을 시행한다고 하자. 시험 약물인 항암제가 어떤 부작용이나 독성이 있을지 모르기 때문에 신약의 항암효과가 기존의 항암제가 지니는 항암효과(예: 20%)에도 미치지 못한다는 증거가 나타나면 도중이라도 임상시험을 포기하여야 하는 것이 윤리적이므로 그 기준을 정해야 한다. 즉 시험투여한 환자 몇 명까지 연속하여 항암효과가 나타나지 않을 때 임상시험을 중단하여야 하는가의 기준이다. 더 자세하게 설명하면 어떤 임상시험에서는 첫번째 환자에서 항암효과를 보일 수도 있고 어떤 시험에

서는 10번째 또는 13번째 환자에서 처음 항암효과를 보일 수도 있는데 항암효과가 최소 20%($\pi = 0.2$)일 때 10번째 혹은 13번째 이후에 나타날 확률이 얼마인지를 계산하여 그 출현확률이 5% 미만이 된다고 하면 더 이상 임상시험을 하지 않아도 새로운 항암제의 효과가 20% 이상이라고 믿기가 어렵게 될 것이다. 즉 성공률이 20%인 베르누이 시행에서 최초로 성공(항암효과)이 나타나는 시행횟수들(Xi)의 평균(1/0.2 = 5번째)과 분산(0.8/0.04 = 20)을 표준정규분포에 적용하여 그 출현확률이 5% 미만이 되는 X를 계산한다. 아래와 같이 계산하면 $X = 13$이 되는데 이는 항암효과 20%인 약을 투여하여 13번째 환자에서 처음 항암효과를 보이는 경우도 있지만 그 확률은 5%가 되지 않는다는 뜻이다.

$Z = (X-5)/\sqrt{20} \geq 1.64$ 가 되는 정수 X가 된다($X = 13$).

3.2.4. 포아송 분포(Poisson distribution)

이항분포에서의 베르누이 시행은 공간적으로나 시간적으로 아무런 제약을 받지 않고 이루어진다는 것이 전제되어 있다. 그러나 그 시행이 시간적으로나 공간적으로 제약을 받을 경우, 즉 단위공간, 단위시간에서의 '성공'의 출현횟수들의 분포는 이항분포를 따르지 않고 포아송 분포가 된다.

실제로는 희귀하게 일어나는 사건(질병발생은 일반적으로 희귀한 사건으로 간주함)으로 동시다발확률이 극히 작은 경우는 포아송 분포를 따르는 것으로 알려져 있어 질병의 발생이나 유병, 사망 등을 다룰 때는 이를 적용하게 된다.

포아송 분포의 몇 가지 특성은 다음과 같다.

> 시행횟수 N, 성공률이 π인 포아송 분포에서 성공횟수 r이 나올 확률 = $(e^{\pi} \cdot \pi^{r})/r!$이며 한편 성공횟수의
>
> 평균 = $N\pi$이고
>
> 분산 = $N\pi$이다.

정규분포를 적용하여 근사적으로 확률을 산출할 수 있는데 이때, $p[X \le r] = Z = \frac{(r - N\pi)}{\sqrt{N\pi}}$ 로 구한다(부록 표 4를 이용하여 직접 확률을 산출할 수 있다).

예를 들어 우리나라 성인 남자에서의 B형 간염 표면항원 양성자율(π)은 8%로 알려져 있는데 A병원 레지던트 100명을 조사한 결과 13명이 양성으로 나왔다고 한다면 이를 어떻게 해석하여야 할 것인가 하는 문제에서 포아송 분포를 이용하면 쉽다. 즉 '성공률'이 8%인 집단에서 $N = 100$인 베르누이 시행을 하는 경우 12명 이상에서 '성공'이 나타날 수 있는 확률을 포아송 분포를 이용, 표준정규분포에 적용하여 계산한다($P = 0.039$).

$Z = (13 - 8) / \sqrt{8} = 1.76$ (부록 표 1에서 찾아보면 확률은 3.9%이다)

우연히 그런 결과가 나왔다고 하기에는 평소의 출현확률이 너무 낮다. 그러므로 무슨 이유가 있을 것이라고 추론하게 되는 것이다.

3.3. 표본확률분포(Sampling probability distribution)

앞 절에서 소개된 확률분포들은 이론적 내지는 선험적으로 정하여진 분포였다. 그러나 한편 실제로 반복적인 경험이나 인위적인 실험적 시행 등을 통하여 알게 되는 확률분포들이 있는데 예를 들어 한 모집단에서 일정수의 표본을 택하여 얻어지는 관측치들의 분포, 즉 표본분포가 그 대표적인 것이다.

의학연구에서 이루어지는 관측이나 자료수집은 거의 대부분이 모집단이 아닌 일부의 표본을 대상으로 하여 얻어지는 실정이기 때문에 실제의 통계분석에 있어서 표본분포의 활용은 매우 넓다.

3.3.1. 모집단과 표본(population and sample)

연구대상 또는 관측대상의 궁극적인 상태를 모집단이라고 하는데 그 범위가 정하여져 있는 유한모집단(finite population)과 정할 수 없는 무한모집단(infinite population)으로 편의상 구분한다. 모집단의 특성을 결정지어 주는 각종 관측치를 모수(parameter)라고 하는데 예를 들면 '1990년 대한민국에서 출생한 신생아의 평균 체중과 분산'이라 할 때 모집단은 신생아 모두로서 유한모집단이 되고 이들의 평균 체중과 그 분산은 모수가 된다.

한편 현실적으로 1990년에 대한민국에서 출생한 신생아 모두를 확인하여 그 체중을 관측할 수는 없기 때문에 그 중 극히 일부분(특정기간 동안에 특정지역에서의 출생자나 특정병원에서의 출생자 등)만을 대상으로 체중을 관측하게 되는데 이때 실제 관측대상이 된 신생아를 표본(smaple)이라 하고 그들로부터 관측된 평균 체중과 분산은 표본통계량*(statistic)이라 한다.

표본통계량을 가지고 모수에 관한 사항을 추정해 내는 것이 통계적 분석의 일반적인 목적의 하나이다. 따라서 표본통계량을 다루는 방법을 이해하는 것이 중요하다.

3.3.2. 표본평균치들의 분포(distribution of sample means)

모집단의 확률분포가 알려져 있는 경우는 표본에서 관측된 결과로부터 모수를 추정하는 것에 별문제가 없다. 왜냐하면 표본통계량의 분포는 모집단의 확률분포와 같기 때문이다. 그러나 모집단의 확률분포를 모르고 있고, 있다 하더라도 표본통계량의 확률분포를 알게 된다면 표본통계량으로부터 모수의 추정은 가능하다. 예를 들어 정상 성인 모집단에서의 혈청단백량의 평균치가 어느 정도인가를 추정하고자 하자.

---

*statistics(통계학)와 혼동하지 않도록 한다.

이는 실제로 조사하여 구할 수는 없으며 또한 혈청단백량이 정상 성인에서 어떤 확률분포를 하고 있는지도 모른다고 할 때 그렇다면 단지 몇 예의 표본에서 관측하여 얻어진 결과(표본평균)로부터 모수의 평균치 값을 알아낼 수는 없는가? 이런 문제의 해결의 실마리를 제공한 것은 20세기 초 Liapounov가 제창한 소위 '중심극한의 정리'(central limit theorem)이다.

"모평균이 μ이고 분산이 σ^2인 무한모집단(정규분포집단이 아니더라도 무관하다)으로부터 N개의 표본을 추출하여 얻어지는 표본평균치들의 분포는 N이 어느 정도 크고($N \geq 30$) 추출, 시행이 무한히 이루어졌다고 할 때 극한적으로 정규분포를 따르며 표본평균치들의 평균은 μ가 되고 표본평균치들의 분산은 σ^2/N과 같다." 다시 설명하면 모집단의 확률분포를 모르더라도 정규분포를 적용하여 모평균을 표본평균치로부터 추정할 수 있게 된다. 왜냐하면 표본평균치들은 정규분포를 하고 그 평균치들의 평균은 모평균과 같기 때문이다.

따라서 이를 표준정규분포로 환원하면 다음과 같이 된다.

$$Z = (\bar{X} - \mu) / (\sigma / \sqrt{N})$$

$\bar{X}$: 표본평균치

3.3.3. 두 표본평균치의 차 또는 합의 분포

두 개의 모집단, 즉 (μ_1, σ_1)과 (μ_2, σ_2)에서 각각 독립적으로 N_1 및 N_2의 표본을 추출하여 얻어진 각각의 표본평균치들의 분포가 정규분포를 따른다면 두 표본평균치의 차($\bar{X}_1 - \bar{X}_2$)나 합($\bar{X}_1 + \bar{X}_2$)들의 분포도 정규분포를 따르며 다음과 같은 특성을 지닌다.

두 표본평균치의 차이 분포:
차들의 평균 = $\mu_1 - \mu_2$
차들의 분산 = $\sigma_1^2/N_1 + \sigma_2^2/N_2$

두 표본평균치의 합의 분포:
합들의 평균 = $\mu_1 + \mu_2$
합들의 분산 = $\sigma_1^2/N_1 + \sigma_2^2/N_2$

이들의 분포는 두 개의 평균을 비교하는 통계분석에서 이용될 수 있는데 두 평균이 차이가 없다고 한다면 $\mu_1 - \mu_2 = 0$이 될 것이기 때문에 표준정규분포로의 환원은 다음과 같이 된다.

$$Z = [\bar{X}_1 - \bar{X}_2) - (\mu_1 - \mu_2)] / \sqrt{\sigma_1^2 / N_1 + \sigma_2^2 / N_2}$$
$$= (\bar{X}_1 - \bar{X}_2) / \sqrt{\sigma_1^2 / N_1 + \sigma_2^2 / N_2}$$

3.3.4. χ^2-분포(χ^2-distribution)

χ^2(khi-square)-분포는 1900년 Karl Pearson이 규정한 것으로, 모평균이 μ, 모분산이 σ^2인 정규분포 모집단에서 N개의 표본을 추출하였을 때 개개의 표본이 가지는 측정치 x_i를 표준정규분포로 환원하고 이를 자승한 값(즉 $Z_i^2 = (x_i - \mu)^2/\sigma^2$)들의 합($\chi^2 = \Sigma Z_i^2$)을 산출할 수 있는데 이러한 표본시행을 무한히 반복하여 얻어지는 χ_i^2들의 확률분포는 '자유도'가 N인 χ^2-분포를 한다고 한다. χ^2-분포는 자유도에 따라 그 확률모형을 달리하고 있어 실제로 구체적 확률계산을 위하여는 자유도를 알고 있어야 하며 수식에 의한 확률산출보다는 부록 표에 의해 계산하게 된다. 〈그림 1-4〉는 여러 개의 다른 자유도에서의 χ^2-분포의 모양을 나타낸 것인데 자유도가 커짐에 따라 오른쪽으로 길게 늘어진 모양이 점차 좌우대칭의 모양에 가까워짐을 볼 수 있다.

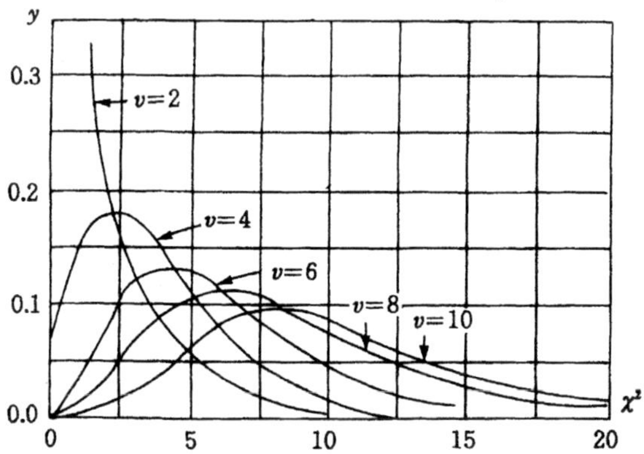

그림 1-4. χ^2-분포모양, v는 자유도

χ^2-분포는 그 내용상의 특성 때문에 여러 가지 경우에 확대 적용할 수 있어 활용범위가 무척이나 넓다. 모평균 μ 대신에 표본평균 $\bar{X}$를 사용하면, 즉 $\chi^2 = \Sigma\left(\frac{x_i - \bar{X}}{\sigma}\right)^2$에서는 자유도가 $N-1$이 된다. 한편 χ_i는 관측치가 되고 μ 또는 $\bar{X}$는 일종의 이론치(또는 기대치)로 해석할 수 있어 이론치와 관측치간의 관계를 분석하는 대부분의 경우에는 χ^2-분포 적용이 가능한 것이다. 또한 χ^2는 표준정규분포에서의 표준편차값에 해당하는 Z의 자승값과 같은 내용이 되기 때문에 정규분포를 적용하는 모든 경우에도 χ^2-분포를 적용할 수 있다.

χ^2-분포에는 가법성이 있어 더욱 편리한 경우가 많다. 즉 자유도가 k_1인 χ_1^2과 자유도가 k_2인 χ_2^2가 있고 이들이 서로 독립적이라 하면 $\chi_1^2 + \chi_2^2$는 자유도가 $k_1 + k_2$인 χ^2-분포를 하게 된다.

3.3.5. 표본분산의 분포(distribution of sampling variance)

표본평균과 모평균과의 관계에 있어서는 중심극한의 정리에 의해 표본평균들의 평균은 항상 모평균과 같음을 알 수 있는데 이런 경우 개개의 표본평균을 모평균의 '불편(不偏) 추정통계량'이라고 한다. 한편 표본분산(s^2)과 모분산과의 관계에 있어서도 표본분산이 모분산의 불편

추정통계량이 되기 위해서는, 즉 표본분산들의 평균이 모분산과 같도록 하기 위해서는 표본분산을 산출하는 공식에 있어 분모가 N 대신 $N-1$이 되어야 한다($N-1$이 표본분산의 자유도이다).

$$\text{모분산 } (\sigma^2) = \frac{\Sigma(x_i - \mu)^2}{N}$$

$$\text{표본분산 } (s^2) = \frac{\Sigma(x_i - \bar{x})^2}{N-1}$$

표본분산들은 그 평균이 σ^2(모분산)이고 그 표본분산들의 분산은 $2\sigma^4/(N-1)$이며 자유도가 $N-1$인 χ^2-분포를 한다. 또한 표본분산과 모분산의 비 $(N-1)s^2/\sigma^2$도 자유도 $N-1$인 χ^2-분포를 한다. 따라서 모분산에 관한 추정을 하는 통계분석에서는 χ^2-분포를 이용하게 된다(단 x_i들이 정규분포한다는 가정하에서만 추정이 가능하다).

3.3.6. Student t-분포(Student t-distribution)

프랑스의 W.S. Gosset가 Student라는 가명으로 발표한 논문「소표본 이론」(The probable error of a mean, 1908)에서 처음 발표되었는데 표준정규분포를 하는 확률변수를 Z라 하고 이와는 독립이며 자유도 k인 χ^2-분포를 따르는 확률변수를 y라 할 때 $Z/(\sqrt{y/k})$는 자유도가 k인 t-분포를 한다.

t-분포를 쉽게 설명하면 표본평균들의 분포가 중심극한의 정리에 따라 N이 어느 정도 클 때 정규분포를 한다고 하였는데, N이 적은 경우에 있어서는 오히려 t-분포를 더 근사적으로 따른다는 것이다. 수식에서 보면 분모에서 모표준편차 σ 대신 표본에서 얻어진 표준편차 s를 사용하면 표준정규 Z-분포가 아닌 t-분포가 된다.

t-분포의 확률모형은 자유도$(N-1)$에 따라 달라지는데 자유도가 작을수록 그 모양은 납작해지고 자유도가 커지면서 점차 표준정규분포

$$t_k = \frac{Z}{\sqrt{y/k}} = \frac{(\bar{X}-\mu)}{s/\sqrt{N}}, \quad k = N-1$$

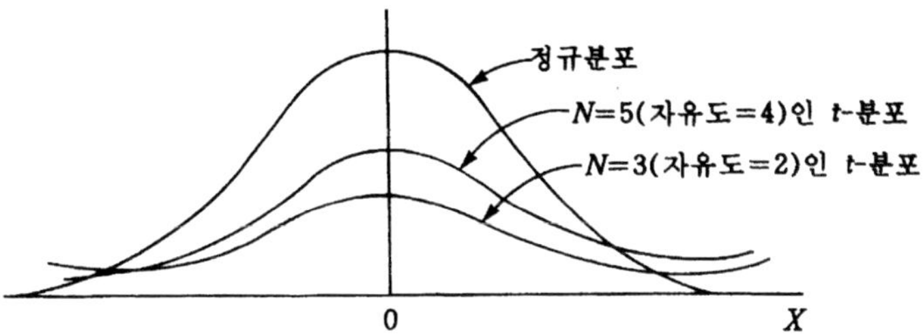

그림 1-5. t-분포모양

모형에 가까워진다.

두 표본평균치의 차 또는 합의 분포에 있어서도 표본의 수가 적으면 역시 t-분포에 더 근사적으로 따르게 되는데 이 경우는 다음과 같이 계산된다.

$$t = \frac{(\bar{X}_1 - \bar{X}_2) - (\mu_1 - \mu_2)}{\sqrt{S_p^2 \left(\frac{1}{N_1} + \frac{1}{N_2}\right)}}$$

$$S_p^2 = \frac{(N_1 - 1)S_1^2 + (N_2 - 1)S_2^2}{(N_1 - 1) + (N_2 - 1)}$$

3.3.7. F - 분포(F-distribution)

1920년대 Ronald Aylmer Fisher에 의해 규정된 분포로 그의 이름 첫 글자를 따라 F-분포라 한다. Fisher는 Gosset의 소표본이론을 더욱 발전시켜 소위 추측통계학(inferential statistics)을 확립한 현대통계학의 태두이다.

각각의 자유도가 k_1, k_2인 χ^2-분포를 하는 서로 독립적인 두 확률변수를 y_1, y_2라 할 때 $(y_1 / k_1)/(y_2 / k_2)$가 가지는 분포는 자유도가 (k_1, k_2)인 F-분포를 한다.

$$F_{k_1, k_2} = \frac{\chi_1^{2} / k_1}{\chi_2^{2} / k_2}$$

위 식에서 χ^2/k를 자세히 살펴보면, χ^2는 관측치가 이론치에서 멀어져 있는 거리의 자승이 되고(sum of square) 이를 자유도 k로 나눈 것은 바로 '표본분산'이 된다. 그리하여 F-분포는 '두 표본분산의 비의 분포'이며 따라서 평균치 또는 (관측치 – 기대치)가 아닌 분산으로서 통계적 분석을 할 때 F-분포가 사용된다. 예를 들어 다수의 평균치 차에 대한 분포는 알 수 없기 때문에 3개 이상의 평균치들을 동시에 비교분석하고자 할 때는 평균치들이 가지는 분산(표본간의 분산)과 가중평균표본분산(관측치들의 분산)과의 비율로서 F-분포를 이용하게 된다. 이것이 분산분석(Analysis of Variance, ANOVA)이다.

F-분포의 확률모형은 분자자유도와 분모자유도에 의해 다르고 이들 두 자유도가 커지면 정규분포모양과 비슷해진다.

한편 자유도 k인 t-분포의 자승은 자유도$(1, k)$인 F-분포와 동일하다. Z-분포의 자승은 자유도가 1인 χ^2-분포와 동일하다는 것과 비교하여 기억해 둘 필요가 있다.

$$t_k^{2} = \frac{\chi^{2} / 1}{\chi_k^{2} / k} = F_{1, k}$$

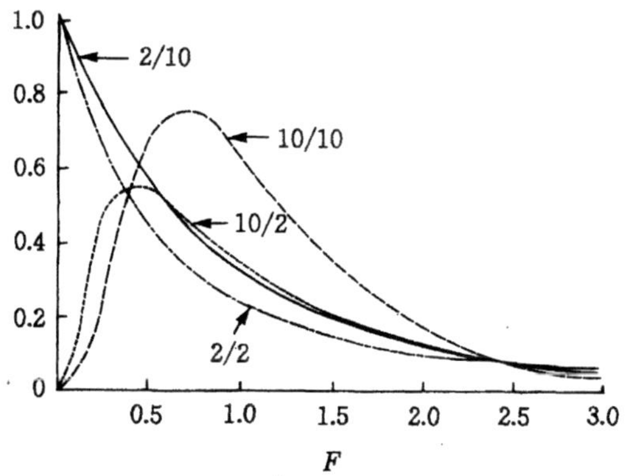

그림 1-6. *F*-분포모양

3.3.8. 표본분율의 분포(distribution of sample proportions)

모집단에서 어떤 특성(예를 들어 항체 양성자)이 있는 분율을 π라 하자. 이때 표본 N을 추출하여 관측되는 표본분율 p들의 분포는 이항분포를 하며 다음과 같은 특성이 있다.

모분율 π, 표본수 N에서의 표본분율 p_i는 이항분포를 하며 평균 $= \pi$이고 분산 $= \pi(1-\pi)/N$이다.

그러나 N이 어느 정도 크면(≥ 30) 정규분포에 근사적으로 따르게 되어 Z-분포나 χ^2-분포를 적용하여 통계분석을 하는 것이 용이하다.

3.3.9. 초기하분포(hypergeometric distribution)

무한모집단에서 표본을 추출하거나 유한모집단에서의 복원추출(먼저 추출한 표본을 관측이 끝난 후 다시 모집단 속에 되돌린 후 다시 다음의 표본을 추출한다)을 하는 경우는 이항분포를 만족시킨다. 그러나 유한모집단에서 비복원 추출을 하는 경우의 표본통계량 p_i, 또는 성공횟수 x_i는 이항분포를 따르지 않고 초기하분포를 한다.

초기하분포의 확률계산과 특성은 다음과 같다.

> 모집단의 크기: N
>
> 모집단에서의 분율: π, 또는 $N\pi = D$
>
> 표본의 크기: n
>
> 표본에서 x회의 성공이 나올 확률 $\pi = \dfrac{\binom{D}{x}\binom{N-D}{n-x}}{\binom{N}{n}}$ 이며
>
> 한편 성공횟수의 분포는
>
> 평균 $= n\pi$이고,
>
> 분산 $= n\pi(1-\pi) \cdot \dfrac{(N-n)}{(N-1)}$ 이다.

초기하분포의 평균은 이항분포에서와 같으나 분산은 이항분포에서의 분산에 $(N-n)/(N-1)$이 곱해져 있음을 알 수 있다. 이를 유한모집단 수정치(correction factor)라 한다. 만약 n/N이 매우 작다면 이 수정치는 1에 가까워 이항분포의 분산에 근사함을 쉽게 알 수 있다.

2

통계적 자료분석의 개념
Concept of Statistical Data Analysis

제 1 절 자료분석의 목적

앞 장에서도 언급한 바와 같이 과학에서 추구하는 것은 그 대상의 시간과 공간을 초월하는 본질, 기원, 원인성, 그리고 궁극성에 관하여 이성적 이해를 얻고자 하는 것이다. 따라서 특정 시공에서의 대상에 대한 단순한 계측이나 형태의 표현 등은 과학의 진정한 내용이 아니다. 예를 들어 과학(의학)연구의 목표 또는 결말이 "흡연은 폐암의 원인이다."라는 언명(statement)에 도달하는 것이지 "20년 이상의 흡연자는 비흡연자에 비해 폐암발생률이 10배 높다."와 같은 특수상황에서의 상태(particularism)를 알고자 하는 것은 아니다. 바꾸어 말하면 과학연구에서 도달하고자 하는 것은 대상에 대한 일반화된(또는 추상화된, abstract general) 보편성 있는 이해인 것이다.

과학적 연구에서 연구자료(data)는 추구대상의 내용 또는 경험을 나타내 주고 있는 연구의 최종결과가 아니다. 예를 들어 전수조사(census)를 통하여 얻어진 연구성적은 표본추출 등에 관련되는 불확실성이 없다 하더라도 그 성적 자체가 연구의 궁극적 결과는 아니다(그러나 과학적 영역이 아닌 연구, 예로서 행정적, 사업수행적 또는 관리적 측면의 연구에서는 조사 자료가 곧 연구결과가 될 수 있다). 과학적 의학연구에서는 건강-질병사상의 발생 또는 보유정도에 관한 일반화된 양(abstract quantities)이나 혹은 그들간의 상호관련성(주로 인과관계)에 대한 지식을 얻고자 하는 것인바, 따라서 연구의 궁극적인 결과는 그 대상에 관련하여 일반화된 양이나 관련성에 대하여 새로이 도출되었거나 변화되어 형성된 연구자의 견해이다.

한편 연구대상에 대한 연구자의 견해는 일반적으로 주관적이라 할 수 있다. 그러므로 동일한 주제에 대한 많은 연구에도 불구하고 전문가들이 주장하는 바가 다양하다. 이렇게 다양하고 주관적이 되는 이유는 크게 두 가지 범주로 구분하여 생각할 수 있다. 그 하나는 특정한 목적의식하에서 이루어진 연구나, 또는 정보 없이 형성되는 견해와, 혹은 제한된 범위내의 정보에 의해 형성된 견해는 주관적일 수밖에 없다는 점이다. 다른 하나는 실측연구를 통하여 광범위하게 얻어지는 정보나 증거들 그 자체도 객관성에 한계가 있어 일반화하기에는 부족하다는 것이다.

그러므로 과학(의학)연구의 결말은 무엇을 증명해 내거나 결론을 내리는 것이 아니고 그 양이나 관련성에 관한 기존의 믿음(또는 지식)에 대하여 변화를 주는 것이고 그 변화는 연구에서 얻어지는 정보나 증거들을 바탕으로 하여 연구자에 의해 만들어진다. 이때 증거라 함은 지금까지의 각종 정보나 가정, 그리고 자료의 요약 혹은 분석처리를 통하여 얻게 된다.

자료분석(data analysis)이 곧 연구대상에 대한 결론에 실제로 도달하게 하는 것이 아님은 확실하다. 자료분석은 연구자의 지식(견해)에 변화(이것이 연구의 결말이다)를 일으키게 하는 증거를 요약하는 데에 그 목적이 있는 것이다. 또한 현대의 과학사상 사조에 입각하여 그 요약된 증거(자료분석결과)에는 그 자체가 지니고 있는 불명확도(imprecision)를 계량화하여 제시하도록 요구하고 있다. 불명확도에 대한 계량화가 없는 자료처리는 분석이 아니고 자료정리 또는 자료단순화(reduction)에 불과한 것이다.

증거의 불명확도를 계량화하는 데 있어서는 거의 모두 통계(확률)적 기법에 의존하고 있는데 이는 우리가 연구대상에서 관측한 내용들이 어떤 확률적 모형을 따르고 있다는 전제를 인정하고 있기 때문이다. 예를 들어 당뇨병과 특정 유전인자와의 관련성에 관한 연구에서 만약 10명의 당뇨병 환자를 관찰, 조사하여 그 중 5명에서 그 특정의 유전인자를 인지하였다고 할 때 상기의 관측결과가 당뇨병 환자에서의 특정 유전인자 보유율에 관한 어떤 정보를 제공하고 있다는 것을 우리는 쉽게 인정하고 있다.

결론적으로 통계적 자료분석(statistical data analysis)은 확률적 기법을 이용하여 그 불명확도까지를 포함하고 있는 증거를 요약하는 것이다. 그리고 그 증거를 바탕으로 하여 연구자는 연구대상에 대한 자신(들)의 견해를 도출하거나 기존의 견해를 변화시키거나 하는데 이것이 곧 연구의 최종 결말이다. 요약된 증거(들)를 사용하여 견해를 형성하는 과정(추론, inference)이 자료분석과는 별개로 이루어지는 개인적이며 주관적인 과정이라는 점은 전술한 바와 같다.

제 2 절 가설의 지지 또는 거부의 일반 전략

자료의 분석처리, 즉 증거요약은 크게 두 가지의 형태로 이루어진다. 하나는 가설검정(hypothesis testing)을 위한 증거요약이고 다른 하나는 모수를 계량적으로 추정하는 내용이 된다.

연구자에 의해 사전에 세워진 가설(H)을 지지할 것인가 하는 데 있어서의 일반적인 전략은 일치성의 정도(degree of consistency)에 그 바탕을 두고 있다. 즉 가설(H)과 연구자료에서 요약된 증거와의 일치성이 높으면 높을수록 가설에 대한 신뢰도가 높아지게 되고 반대로 일치

표 2-1. 가설검정에서의 일반적 전략

경 우	가설과 자료와의 일치성		H에 대한 신뢰도
	H_0*	H*	
1	무	유	높다
2	유	무	낮다
3	유	유	무의미(Nil)
4	무	무	낮다(새로운 가설의 필요성)

*H_0: 연구자의 가설과 반대되는 입장의 가설
H: 연구자가 주장하고자 하는 가설

성이 낮을수록 신뢰도도 낮아지게 된다.

그러나 여기에서 문제가 되는 것은 아무런 정보나 자료가 없을 때(no data)는 가설을 지지하는 쪽으로 기울게 되고 가설을 거부하는 데에는 어떤 실질적인 증거나 정보를 요구하고 있다는 점이다. 왜냐하면 no data에선 불일치를 의미하는 것이 아니므로 H를 지지하는 경향이 생기기 때문이다. 이는 소위 논증에서의 일반원칙인 엄밀성(general principle of parsimony)에 위배되는 내용인 것이다.

이러한 문제점을 해결하기 위하여는 연구자의 가설을 검정할 뿐만 아니라 동시에 그 가설과 반대되는 입장(귀무가설, H_0)에 대하여도 검정하여야 한다. 다시 말하면 연구자의 주장(가설)과 자료와의 일치성 정도뿐만 아니라 귀무가설과 자료와의 일치성 정도도 같이 검토하는 것이다(표 2-1 참조).

가설과 반대되는 입장, 즉 귀무가설은 연구자에 의해 설정된 또 다른 하나의 가설이 아니고 논증의 엄밀성을 견지하기 위하여 설정된 것이다. 즉 "다른 상황을 생각하게 하는 현저한 이유(evidence)가 없는 한 현상적인 모든 차이는 0(무)이다."라는 과학철학적 명제를 따르는 것이다.

제 3 절 가설검정과 모수추정

통계적 자료분석의 결과는 2가지 형태로 이루어지는데, 하나는 정성적 분석인 가설검정(hypothesis testing)이고 다른 하나는 정량적 분석인 모수추정(parameter estimation)이다.

3.1. 가설검정(hypothesis testing)

관찰한 현상으로부터 연구대상에 관하여 정성적으로 추론이 이루어지는 형태가 곧 가설검정인바 예를 들어 특정의 건강-질병현상(예: 치료효과)과 어떤 요인(예: 치료법)과의 사이에 연관성이 있는가, 없는가에 대한 연구자의 견해를 정하는 것이다. 이러한 추론은 어떤 사실의 발견이나 또는 그 사실(또는 주장)의 확인 또는 반박이라는 면에서는 매우 적절한 추론 방법이라 할 수 있다.

통상적으로 이루어지는 통계적 가설검정에서는 실험조사에서 연구자가 관찰한 내용(data)이 귀무가설 내용(null status, H_0)에 부합하는 것인지, 아니면 연구자의 가설(hypothetic status, H)에 부합하는 것인지를 구획하는 것이 주된 내용이다.

【예제 2-1】

> 특정 질환자 10명에 대하여 새로운 치료법을 도입, 적용하여 3명에서 좋은 효과를 보았다고 하면 이는 기존 치료법의 효과 10%에 비하여 우수하다고 하겠는가?

위의 예제에서 귀무가설 내용은 기존의 치료효과 10%인 $R_0 = 0.1$이다. 연구자의 가설 내용(hypothetic status)은 치료효과가 10%보다 좋은 $R > 0.1$인데 연구자가 시험하여 관찰 수집한 치료효과 $r = 3/10$은 어는 가설에 더 부합한다고 해석할 것인가 하는 의사결정(decision)이 곧 가설검정이다.

의사결정을 위하여는 자료로부터 의사결정에 도움이 되는 일종의 증거 요약, 즉 자료와 가설(H_0 또는 H)과의 일치도를 산출하게 되는데 주로 *p*-value이거나 likelihood ratio 등이 일치도 지표가 된다.

p-value는 연구자료 $r = 3/10$과 귀무가설의 일치 정도를 나타내는 지표이며, likelihood ratio은 연구자료와 연구자 가설 H와의 일치도를 귀무가설과의 일치 정도에 상대적으로 비교하는 지표이다(제4절 및 제5절 참조). *p*-value 또는 likelihood ratio에 근거하여 의사결정을 하는 경우 일정한 판정기준을 세워야 하는데, 일반적으로 판정기준은 판정(의사결정)으로 인하여 야기될 수 있는 오류의 정도를 검토하여 세우게 된다.

오류의 종류는 다음 〈표 2-2〉에서와 같이 두 가지가 있게 된다. 하나는 소위 제 I 종 오류(α-error)라 하여 관찰한 내용이 실제로는 귀무가설상황에 속하는 것인데 이를 '그렇지 않다'라고 판정을 내린 잘못이고, 다른 하나는 반대의 경우로 관찰한 내용이 실제로는 귀무가설상황에 속하지 않은 것인데 '귀무가설상황에 속한다'라고 판정한 잘못으로 이를 제 II 종 오류 또는 β-error라고 부른다.

〈예제 2-1〉에서 관찰한 치료효과 $r = 3/10$이 $R_0 = 0.1$의 귀무가설상황에 속한 것이 아니라고 판정하였다면 이때의 오류는 약 4%로 산출되는데(즉 *p*-value가 그 오류이다), 이는 $R_0 = 0.1$의 상황에서도 10명

표 2-2. 가설검정에 있어 의사결정에 따른 판정오류

귀무가설에 대한 의사결정	귀무가설의 실제상태	
	맞다	틀리다
채택	오류 없음	β-error(II종 오류)
부정	α-error(I종 오류)	오류 없음

에게 시험하여 3명 또는 그 이상에서 효과를 보일 수 있는 확률은 약 4% 정도가 되기 때문이다. 한편 β-error에 대하여는 $R > 0.1$이라는 상황에서는 산출할 수가 없고 $R = 0.15$라든가 또는 $R = 0.2$와 같이 연구자의 가설상황을 어느 일정값에 고정시켜야만 산출할 수 있다. 예를 들어 실제로는 $R = 0.2$에서 출현한 $r = 3/10$인데 이를 $R_0 = 0.1$에 속한 것이라고 판정하였다면 이때의 β-error는 근사법으로 다음과 같이 약 65.4%로 구해진다.

$$Z = \frac{(0.3) - (0.2) - \dfrac{1}{2 \times 10}}{\sqrt{\dfrac{(0.2)(0.8)}{10}}} = 0.395$$

〈부록 표 1〉에서 $Z \geq 0.395$의 면적(확률)은 0.346으로 나와 β-error는 $1 - 0.346 = 65.4\%$가 된다. 다시 설명하면 $R = 0.2$인데 10명에게 시험하여 효과가 3명($r = 3/10$) 또는 그 이하로 나타날 확률이 65.4%이기 때문에 그만큼이 β-error가 된다(그림 2-1 참조).

통계적 가설검정에 있어서의 판정기준 설정에는 전형적인 방법이 없다. 다만 현실적으로 β-error를 산출하기가 곤란하고(왜냐하면 참값을 어느 일정값에 고정시켜야 하기 때문) 또한 연구결과가 연구자의 가설을 지지하는 쪽(H_0를 부정하는 방향)으로 해석하기를 바라기 때문에 통상적으로 α-error를 중심으로 하여 판정기준을 세우게 된다. 보통

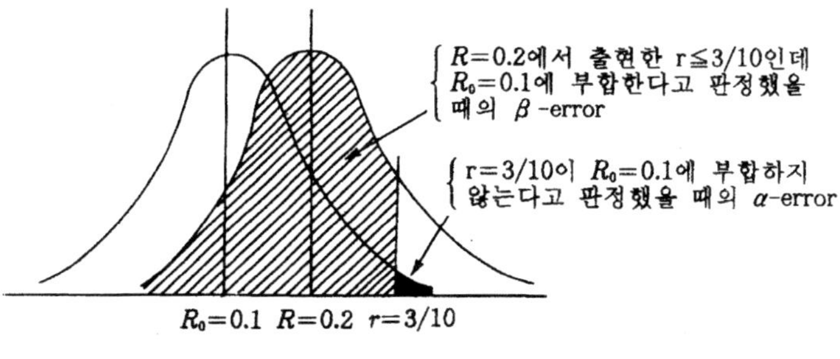

그림 2-1. 가설검정에서의 판정오류

5%를 그 기준으로 한다. 5%의 잘못을 감수하고 귀무가설을 부정하여 상대적으로 연구자의 가설을 지지하겠다는 것이다.*

3.2. 모수추정(parameter estimation)

정성적 추론에서 한 걸음 더 나아간 추론 형태가 모수에 대한 정량적인 추정이다. 하나의 가설이 전문가들의 연구결과에 의하여 공통적으로 어느 정도 지지를 얻은 후 그 다음의 관심사는 그 관련성에 관한 정량적인 검토가 된다. 가설검정에서는 참값을 어떤 가상적인 값에 고정(예: $R_0 = 0.1$ 또는 $R > 0.1$, 또는 $R = 0.2$ 등)하여 이루어지는데 비해 추정에서는 관찰내용이 일정한도의 확률로 출현될 수 있는 참값의 범위를 추정하는 내용이 된다.

〈예제 2-1〉에서 연구자에 의해 관찰된 $r = 3/10$이 일정한도의 확률(예: 95%)로 출현될 수 있는 참값 R의 범위를 구해 보면 다음과 같다.

① 참값은 0.3보다 높은데도 10명씩 시험하여 3명 또는 그 이하($r \leq 3/10$)에서 효과를 보이는 경우가 출현할 수 있다. 그런데 그 출현확률이 2.5%보다는 많은 참값의 상한치(R의 upper limit)를 구한다.

$$Z = \frac{R - 0.3 - \frac{1}{2 \times 10}}{\sqrt{\frac{R(1-R)}{10}}} = 1.96 \text{ 인 } R \text{ 값}(= 0.646)$$

또는

*$p < 0.05$가 연구자의 가설이 옳은 확률이 95%라는 것을 의미하지는 않는다.

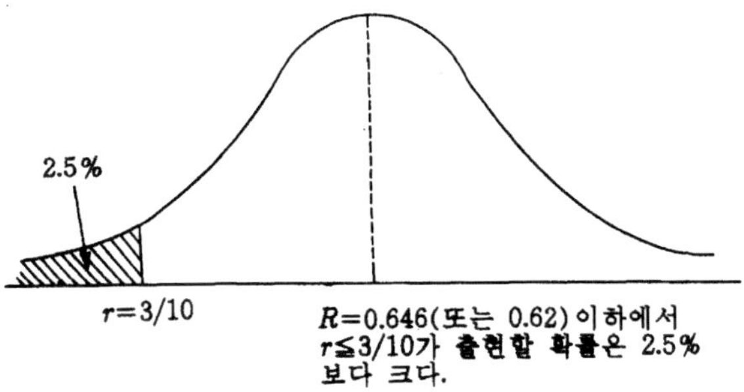

그림 2-2. $r \leqq 3/10$의 출현확률이 2.5% 이상인 참값 R의 상한치

$$\sum_{r=0}^{2} {}_{10}C_r R^r (1-R)^{10-r} + \frac{1}{2}\, {}_{10}C_3 R^3 (1-R)^7$$
$= 0.025$ 인 R 값$(= 0.62)$

② 참값이 0.3보다도 작은 상황에서 $r \geqq 3/10$의 출현확률이 2.5%보다 많게 되는 참값의 하한치(R의 lower limit)는 다음과 같이 구할 수 있다.

$$Z = \frac{(0.3) - R - \dfrac{1}{2 \times 10}}{\sqrt{\dfrac{R(1-R)}{10}}} = 1.96$$ 인 R 값$(= 0.081)$

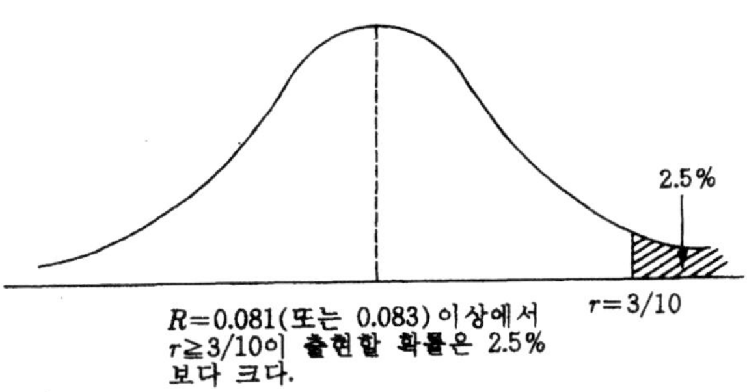

그림 2-3. $r \geqq 3/10$의 출현확률이 2.5% 이상인 참값 R의 하한치

또는

$$1-\{\sum_{r=0}^{2} {}_{10}C_r R^r (1-R)^{10-r} + \frac{1}{2}\ {}_{10}C_3 R^3 (1-R)^7\}$$
$$= 0.025 \text{ 인 } R \text{ 값}(= 0.083)$$

그리하여 R값이 0.081~0.646(또는 0.083~0.62) 사이에서는 r = 3/10의 출현이 95% 확률범위 안에 있게 된다고 할 수 있다. 바꾸어 말한다면 3/10의 관찰이 특정범위(95% 확률)에 있게 되는 참값 R은 0.081~0.646이 되는 것으로 추정하는 것이다.*

제 4 절 *p*-value

4. 1. *p*-value의 개념(concept of *p*-value)

임상에서 각종 생 · 화학적 임상병리 검사결과가 환자의 질병을 진단하는 데 증거의 하나로 이용되는데 임상병리 검사의 결과가 질병진단에 이용될 수 있기 위하여는 검사결과가 해당 질병환자군에서 어떻게 출현하는가 하는 내용만으로는 안 되고 동시에 비환자군에서도 어떻게 출현하는가 하는 그 양태(즉 분포)도 알아야 할 것이다. 그리고 또한 그 검사결과의 분포가 환자군과 비환자군 사이에 뚜렷한 차가 있으면 있을수록 질병 유무판별에의 효용성은 더욱 커질 것이며 그러한 검사종목이 질병진단의 주요 증거로 더욱 선호될 것이다. 이 경우와 똑같이 가설을 검정하는 데 있어서의 통상적인 증거의 요약은 *p*-value이다.

---

*이 범위를 95% confidence interval이라 하며 "이 95% CI가 참값 R을 포함할 확률은 0.95가 된다."라고 해석한다. 이는 "참값 R이 그 범위에 있을 확률은 95%이다."라는 해석과는 다르다.

p-value는 연구자료와 귀무가설(H_0, 앞서 임상검사례에서는 비환자군에서의 검사결과 분포가 여기에 해당함)과의 일치도를 나타내는 일종의 척도인데 이는 어떤 통계적 모형하에서 산출하게 되며 이 또한 하나의 통계량(statistic)이다. 따라서 귀무가설(H_0)하에서의 *p*-value분포와 가설(H)하에서의 *p*-value분포를 생각할 수 있는데, 다시 말하면 H_0하에서 또는 H하에서의 *p*-value가 어떤 특정한 값을 가지게 되는 확률의 분포를 고려해 본다는 뜻이다. 이는 마치 비환자군에서와 환자군에서의 임상검사결과의 분포를 검토하는 내용과 같은 것으로 H가 옳다고 했을 때 두 분포의 차를 최대한으로 뚜렷하게 분별해 주는 통계량, *p*-value를 산출하는 통계적 모형을 선호하게 될 것이다.

귀무가설(H_0)하에서 *p*-value가 어떤 특정한 값을 가지게 되는 확률분포는 다음과 같다. 즉,

> H_0에 대하여 통계량 p는 0과 1의 범위를 가지는 단형(uniform)분포이다.

이는 다시 p가 어떤 특정값 α보다 작게 나올 확률($Pr(p < \alpha)$)은 항상 α가 됨을 뜻한다(($Pr(p < \alpha) = \alpha$).

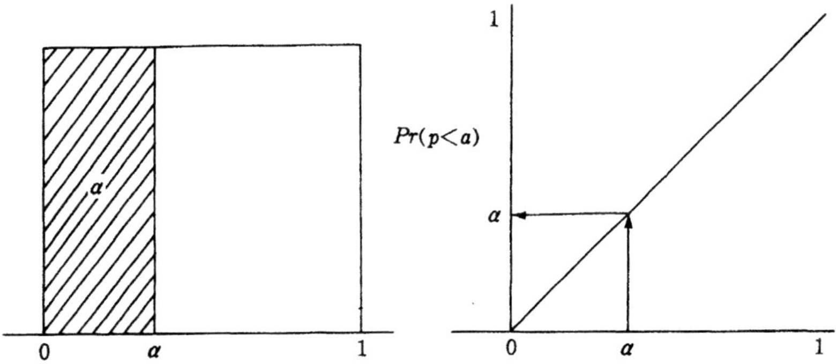

그림 2-4. H_0에서의 *p*-value의 분포

그러나 한편 가설(H)하에서의 p-value의 확률분포를 생각하여 볼 때 〈그림 2-5〉에서 보는 바와 같이 항상 $Pr(p < \alpha) > \alpha$가 된다. 즉,

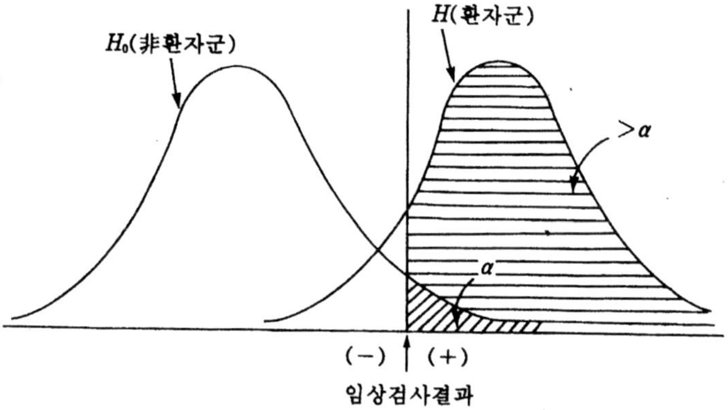

(주) 非환자군(H_0)에서 임상검사결과가 (+)로 나올 확률을 α라고 한다면 환자군(H)에서는 그 확률이 α보다 크다.

그림 2-5. H_0와 H에서 $Pr(p<a)$의 분포

H에 대하여 통계량 p는 역시 (0.1)의 범위를 가지나 왼쪽으로 기우는 분포가 된다.

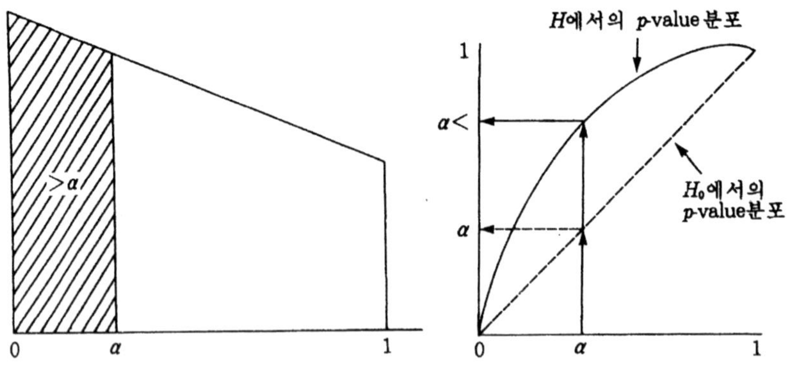

그림 2-6. H에서의 p-value의 분포

이는 다시 $Pr(p < \alpha) > \alpha$로 표시된다.

4.2. p-value의 해석(interpretation of p-value)

H와 H_0를 판별해 내는 데 있어서 H가 실제로 옳은 경우 p-value의 분포가 왼쪽으로 최대한 기울어짐이 바람직하다. 그러나 H에서의 p-value분포가 왼쪽으로 기울어지게 되는 정도는 H_0가 H와 멀어져 있는 거리에 의해 좌우될 뿐만 아니라 연구자가 수집한 정보의 양(amount of information, sample size)에 의해서도 달라지게 된다. 따라서 p-value를 올바르게 해석함에 있어서는 그 p-value를 산출하는 데 사용된 정보의 양을 함께 고려하여야 하는 것이 요구된다.

【예제 2-2】

> μ_1: 실험군 모집단의 평균
> μ_0: 대조군 모집단의 평균이라 하고 그 차$(\mu_1 - \mu_0)$는 분산 V를 지니고 정규분포를 한다고 한다.
>
> 한편 실제 연구관찰을 통하여 실험집단 N_1명에서는 평균 $\bar{X}_1$, 대조집단 N_0명에서는 $\bar{X}_0$의 data가 나왔다고 한다.
>
> 여기에서 이론값$(\mu_1 - \mu_0)$과 실측치(data)$(\bar{X}_1 - \bar{X}_0)$와의 일치도를 산출해 보기로 하자. 이 일치도가 곧 p-value에 해당된다.

상기 예제에서 이론값과 실측값과의 일치도를 구하려면 $(\mu_1 - \mu_0)$를 어느 값에 고정시켜야만이 가능하다. 이때 $(\mu_1 - \mu_0) = 0$으로 고정하여(이것이 귀무가설, H_0)$(\bar{X}_1 - \bar{X}_0)$ 값과의 일치도를 계량화할 수 있을 것이고, 한편으로는 $(\mu_1 - \mu_0) > 0$(이것이 가설, H이다)이라고 하여 수집자료$(\bar{X}_1 - \bar{X}_0)$와의 일치도를 계량화할 수 있다.

먼저 $(\mu_1 - \mu_0) = 0$인 H_0에 대한 $(\bar{X}_1 - \bar{X}_0)$가 보이는 일치도, 즉 p-value분포를 계산해 보기로 한다. $(\mu_1 - \mu_0)$는 분산 V를 지니고 정규분

포를 한다고 하였는바 N_1과 N_0의 표본에 의한 두 평균의 차는 표본분포(sampling distribution)는 평균차들의 평균이 $\mu_1 - \mu_0$, 즉 0이고 그 분산은 $V\left(\frac{1}{N_1}+\frac{1}{N_0}\right)$이 된다(제1장 확률분포 참조).

이와 같은 평균차들의 분포에서 그 값이 $(\bar{X}_1 - \bar{X}_0)$보다 크게 나올 확률이 H_0에 대한 p-value의 분포로 정의된다. 따라서 이러한 확률을 간편하게 구하기 위하여는 표준정규분포로 치환하게 된다(Z-치환).

$$Z = \frac{\{0-(\bar{X}_1 - \bar{X}_0)\}}{\sqrt{V\left(\frac{1}{N_1}+\frac{1}{N_0}\right)}}$$

예를 들어 $Z = 1.96$으로 나왔다면 $p = 0.025$가 되는데 이는 평균$(\mu_1 - \mu_0) = 0$인 H_0에서 실측 평균치가 $(\bar{X}_1 - \bar{X}_0)$ 값보다 크게 나올 수 있는 확률은 2.5%라는 것을 의미한다. 다른 표현으로 한다면 H_0에 대한 $(\bar{X}_1 - \bar{X}_0)$의 일치도는 0.025라고 할 수 있다.

여기에서 $(\mu_1 - \mu_0) = 0$와 연구수집자료 $(\bar{X}_1 - \bar{X}_0)$가 일치성이 있는가를 판정하기 위하여는 판정에 대한 어떤 기준(α)을 세우고 p-value가 그 값보다 작다고 판단되면$(p < \alpha)$ 일치성을 부정하게 된다. 그리하여 p-value들이 α값보다 작게 나올 확률을 산출하여야 한다. 더 나아가 임의의 α값들에 대한 그들의 출현분포도 만들 수 있게 된다.

H_0에 대하여는 p-value들이 α값보다 작게 나올 확률은 항상 α이다. 즉,

$$Pr(\mathrm{p} < \alpha) = \alpha$$

이고, 한편 p-value의 확률밀도(Δp)를 $\Delta p = Pr(\alpha_1 < \mathrm{p} < \alpha_2)/(\alpha_2 - \alpha_1)$정의할 때 이는 항상 1이 된다.

이는 $\alpha_1 \sim \alpha_2$ 값을 가지는 p-value들의 출현빈도를 $(\alpha_2 - \alpha_1)$ 값으로 나

누면 언제나 1이라는 뜻이다.

다음은 $\mu_1 - \mu_0 > 0$라는 가설(H)에 대한 *p*-value분포를 계산해 보기로 하자. 여기에서도 표본평균들의 분포는 그 평균이 $(\mu_1 - \mu_0)$, 분산 $V\left(\frac{1}{N_1}+\frac{1}{N_0}\right)$인 정규분포를 하게 된다. 이 분포를 분산이 1인 정규분포로 치환하면 이때의 평균은 원래의 값 $(\mu_1 - \mu_0)$에서

$$(\mu_1 - \mu_0) / \sqrt{V\left(\frac{1}{N_1}+\frac{1}{N_0}\right)} \qquad (2\text{-}1)$$

로 바뀌게 된다.

이때 새로 바뀐 평균을 H_χ라 하면 이는 평균이 H_χ, 분산은 1인 정규분포가 된다.

여기에서 *p*-value분포를 생각해 보자. 예를 들어 *p* 값이 0.025 이하를 가질 확률, $Pr(p < 0.025)$이 H_0(평균이 0, 분산이 1인 정규분포)에서는 0.025가 되지만 $Hx = 1$인 경우에선 0.17이 된다(그림 2-7 참조).

한편 $Hx = 1$에서 *p*-value가 0.05~0.1 범위의 값이 나올 확률은 $0.39 - 0.26 = 0.13$이 되고 그 확률밀도는 $0.13 / (0.1 - 0.05) = 2.6$이 된다. 여기에서 산출된 2.6이 의미하는 바는 0.05~0.1의 범위를 가지는

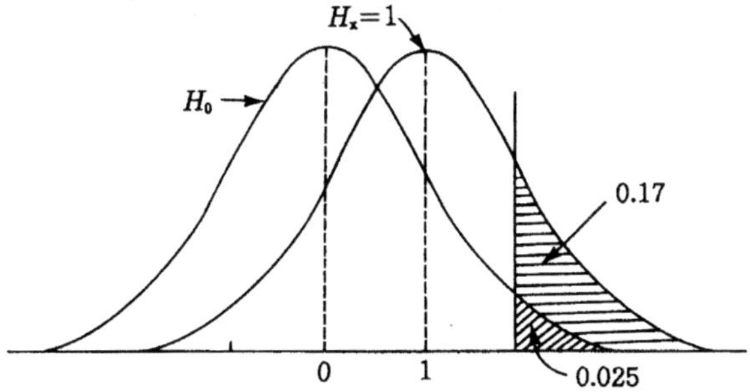

그림 2-7. H_0와 $H_x=1$에서의 $Pr(p < 0.025)$

p-value들의 출현빈도가 H_0인 때보다 $H_x = 1$에서 2.6배 많다는 것이다. 바꾸어 다시 설명하면 연구수집자료로부터 산출된 0.05~0.1의 *p*-value가 참값이 $H_x = 1$인 상황에서는 H_0에 비하여 확률적으로 2.6배 더 자주 나타난다는 내용으로 이는 *H*와 H_0와의 판별능력에 해당하는 수치라 할 수 있다.

이러한 출현빈도를 몇 가지의 상황(참값)에 따라 계산해 보면 〈표 2-3〉과 같으며 또한 $Hx = 0$에서와 $Hx = 1$, 2, 3, 4, 5 각각에서 동일 빈도로 출현하게 되는 *p*-value는 〈표 2-4〉와 같다.

〈표 2-3〉에서 보는 바와 같이 통상적으로 소위 '유의하다'(significant)라고 해석하는 0.01~0.05 범위에 있는 *p*-value의 상대적 출현빈도가 $H_x = 1$ 또는 3에서는 H_0에 대한 빈도에 비하여 약 4배 정도 높으나 오히려 $H_x = 5$인 경우에는 H_0에서의 빈도의 8% 정도밖에 되지 않음을 알 수 있다. 또한 〈표 2-4〉에서와 같이 예를 들어 $p = 0.02$는 $H_x = 4$인 경우에서와 H_0에서 동일한 빈도로 나타나게 되어 그 *p*-value는 H_0와 $H_x = 4$를 판별해 주는 데는 아무런 도움도 되지 않게 된다.

표 2-3. 참값의 상황(H_x)에 따른 일정범위의 *p*-value 상대적 출현빈도

p-value 범위	참값의 상황(H_x)			
	0	1	3	5
~0.001	1.0	1.8	460	970
0.001~0.01	1.0	8.2	32	2.7
0.01 ~0.05	1.0	4.2	4.1	0.08
0.05 ~0.1	1.0	2.6	0.9	0.006
:	:	:	:	
0.2 ~0.3	1.0	1.2	0.09	
:	:	:	:	
0.4 ~0.5	1.0	0.7	0.017	
⋮	⋮	⋮	⋮	
0.8 ~0.9	1.0	0.22		

표 2-4. $H_{(x)} = 1, 2, 3, 4, 5$ 각각에서와 $H_{(x)} = 0$에서의 출현빈도가 동일한 *p*-value

$H_{(x)}$	H_0에서의 출현빈도와 동일한 *p*-value
1	p = 0.31
2	p = 0.16
3	p = 0.07
4	p = 0.02
5	p = 0.006

한편 $H_{(x)}$는 식 (2-1)에 제시한 바와 같이 두 종류의 모수로 결정되어지는데 하나는(분자) 참값 $\mu_1 - \mu_0$가 0 값(null value)으로부터 떨어져 있는 거리를 표시하고 있고 다른 하나(분모)는 그 참값의 표준오차, 즉 조사대상 또는 정보량에 따른 $(\mu_1 - \mu_0)$ 값의 불명확도 $\left(\sqrt{V\left(\frac{1}{N_1} + \frac{1}{N_0}\right)}\right)$ 이다.

따라서 연구수집자료로부터 산출된 *p*-value를 해석함에 있어서는 *p*-value 자체의 고저는 물론 *p*-value를 산출하는 데 사용된 정보량을 함께 고려하여야 하는 것이다.

4.2.1. 기계적인 해석

이른바 유의수준인 α를 정하고 *p*-value를 이에 비교하여 만약 $p < \alpha$ 이면 귀무가설을 '부정'하여 연구자의 가설을 '채택'하고 만약 $p > \alpha$ 이면 귀무가설을 받아들여 연구자의 가설을 부정하는 것이다. 그러나 이 경우의 결정이 형식적이거나 피상적 또는 인위적으로 결정되기 때문에 이러한 해석방법은 정당한 판단을 끌어내지 못한다 하겠다.

4.2.2. 분별적 해석

p-value를 자료가 지닌 정보량*과 함께 고려하여 해석하는 방법이다.

① 정보량이 매우 적은 경우는 H와 H_0에 대한 각각의 *p*-value분포가 서로 거의 비슷하게 나타나게 되므로(물론 모수간의 차가 너무나 크면 그렇지 않지만) H와 H_0를 구별해 낼 수가 없게 된다. 따라서 이 경우의 *p*-value는 추론에 있어 아무런 도움이 되지 못한다.

② 정보량이 무척 많은 경우는 H와 H_0가 매우 작은 차라 하더라도 매우 낮은 *p*-value가 나올 것이고 동시에 사소한 연구방법상의 오류나 결함 때문에도 매우 낮은 *p*-value가 나올 수 있다. 〈표 2-4〉에서도 지적한 바와 같이 $H_x = 5$에서 $p = 0.006$은 H_0에서와 같은 빈도로 나타남을 알 수 있었는데 이와 같이 정보량이 극히 많은 경우는 매우 낮은 *p*-value의 출현이 많기는 하나 너무 흔하여 H와 H_0와를 판별하는 데는 유용하지 못하다. 따라서 매우 낮은 *p*-value는 무의미하며 다른 값의 *p*-value는 H_0를 지지하게 된다. 예를 들어 부정맥(arrhythmia)을 진단함에 있어 24시간 동안의 맥박을 재는 방법이 감별진단에 유용하지 못한 것과 같은 맥락이라 할 수 있다.

③ 정보량이 중간 정도 되는 경우 *p*-value는 H와 H_0 상태와의 멀어져 있는 거리에 상응하게 분포하게 되어 *p*-value는 작은 값이 많이 나타나게 되고 반면 아주 크거나 중간치는 드물게 된다. 또한 미소한 차이나 사소한 연구방법상의 결함에 의해서도 그 분포가 쉽게 변하지 않게 되어 이 경우의 *p*-value는 추론에 매우 유용하다고 할 수 있다. 즉 매우 낮은 *p*-value(예: 0.01 또는 0.05 이하)는 H를 지지하게 되고 작은 값의 *p*-value는 분별력이 없으며 그 이외의 *p*-value는 H_0 쪽을 지지하게 된다.

---

*여기에서 논의하는 정보량의 정도라 함은 다분히 관념적으로 구분한 것으로 구체적인 기준은 제시하지 못하고 있다.

4.2.3. 잘못된 인식

p-value가 마치 "우연히도 그런 결과가 나올 수 있는 확률" 또는 "귀무가설이 옳을 확률"을 표시해 주는 것으로 믿는 것은 잘못이다. 따라서 1 −(*p*-value)를 마치 연구자의 가설에 대한 신뢰도로 해석하는 것도 잘못인 것이다. 앞에서 설명한 바와 같이 *p*-value는 어떤 통계적 모형 하에서 나온 하나의 통계량이며 이는 귀무가설에 대한 한 종류의 증거 요약이지 연구가설의 옳고 그름을 판가름해 주는 결정인자는 아닌 것이다.

제 5 절 The Likelihood Ratio

5.1. Likelihood Ratio(LR)의 정의

앞 절에서 설명한 바와 같이 *p*-value는 연구에서 얻어진 자료와 귀무가설상황과의 일치도를 나타내 주는 일종의 증거요약(즉 data analysis)인데 추정하고자 하는 모수에 어떤 특정값을 가정하였을 때 비로소 *p*-value 또는 그 분포가 만들어진다.

반면 *LR*은 *p*-value와 버금 가는 증거요약의 한 방법으로 모수에 특정값을 가정하였을 때 자료가 연구자의 가설(H)에 대해 나타내는 확률과 귀무가설상황(H_0)에 대하여 나타내는 확률의 상대적인 기울기(또는 효과, 득실)를 산출한 것이다. 구체적으로 *LR*은 다음과 같이 정의된다.

$$LR_h = \frac{Pr(\text{data} \setminus H)}{Pr(\text{data} \setminus H_0)} \qquad (2\text{-}2)$$

단, LR_h: 연구자의 가설(H)에 대한 *LR*

$Pr(\text{data}\setminus H_0)$: null value에서 data가 나타내는 확률(또는 data의

출현빈도)

$Pr(\text{data}\backslash H)$: 연구자의 가설(H)상황하에서 data가 나타내는 확률(또는 data의 출현빈도)

또는 두 확률의 대응비(odds)의 비(odds ratio)로 표현되기도 하는데, 즉

$$LR_h = \frac{P_1 / (1 - P_1)}{P_0 / (1 - P_0)} \tag{2-3}$$

단, P_0: H_0에 대한 확률 또는 H_0하에서의 그 data 출현빈도

P_1: H에 대한 확률 또는 H하에서의 그 data 출현빈도

【예제 2-3】

어떤 임상검사결과가 질병군에서와 비질병군에서의 출현 양태는 아래 그림과 같다고 한다.

만약 한 사람에 대하여 본검사를 시행하여 (+)이 나왔다고 하면 "질병이 있다"라는 가설에 대한 그 data의 LR은 얼마인가?

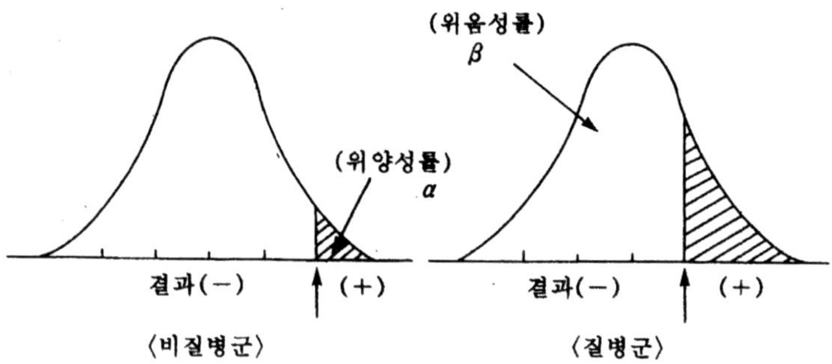

상기 예제에서 data, 즉 (+) 결과가 H_0(비질병군에서의 분포)에서 출현하는 빈도 $Pr(\text{data}\backslash H_0)$는 위양성률인 α가 되고 H에 대한 $Pr(\text{data}\backslash H)$는 $1-\beta$가 된다. 따라서 식 (2-2)의 정의에 의해,

$$LR_h = \frac{1-\beta}{\alpha}$$

가 된다.

같은 방법으로 "질병이 없다"라는 H_0에 대한 LR은

$$LR_{h_0} = \frac{Pr(\text{data} \setminus H_0)}{Pr(\text{data} \setminus H_0)} = \frac{\alpha}{\alpha} = 1$$

이 된다.

【예제 2-4】

> 실험군에서의 평균과 대조군에서의 평균의 차의 이론적인 값(모수, parameter)을 MD라 하자. 한편 연구관찰에서 얻어진 평균의 차이를 md라 하며 이는 평균이 MD이고 분산이 Vmd인 정규분포로 표시된다고 할 때 MD의 특정값 h(연구자의 가설)에 대한 LR은 어떻게 구해지는가?

상기 예제에서(측정결과가 연속적 수치인 경우) H와 H_0에서의 data(md) 출현빈도 $f(\text{data} \setminus H)$와 $(f(\text{data} \setminus H_0)$는 확률밀도함수를 이용하여 다음과 같다. 즉,

$$LR_h = \frac{f(\text{data} \setminus H)}{f(\text{data} \setminus H_0)} = \frac{(2\pi Vmd)^{-1/2}\,\text{Exp}\left[-\frac{1}{2}\frac{(md - MD_h)^2}{Vmd}\right]}{(2\pi Vmd)^{-1/2}\,\text{Exp}\left[-\frac{1}{2}\frac{(md-0)^2}{Vmd}\right]}$$

$$= \frac{\text{Exp}\left[-\frac{1}{2}\frac{(md - MD_h)^2}{Vmd}\right]}{\text{Exp}\left[-\frac{1}{2}\frac{md^2}{Vmd}\right]}$$

$$= \text{Exp}\left[\frac{MD_h\left(md - \frac{1}{2}MD_h\right)}{Vmd}\right] \tag{2-4}$$

여기에서 $MD_h = 0$(즉 null value)이면 $LR_h = 1$이 되고 $MD_h = md$(즉 관찰된 값을 모수라고 함)일 때 LR_h는 최대값을 가지게 된다. 따라서 maximum LR_h은 다음과 같다.

$$\max LR_h = \text{Exp}\left[\frac{1}{2}\frac{md^2}{Vmd}\right] = \text{Exp}\left[\frac{1}{2}\chi^2\right] \tag{2-5}$$

5.2. LR의 해석

p-value에서는 'H_0가 옳을 확률' 또는 'H가 옳을 확률'을 산출해 내지는 못하고 다만 수집자료와 H_0와의 일치도를 표현해 줄 뿐이다. 그러나 LR에 있어서는 'H가 옳을 확률', 더 나아가 '여러 가지로 가정되는 모수값에 대한 확률'을 산출해 낼 수가 있게 된다.

Bayes' theorem을 적용하여 그러한 확률(probability of correctness 또는 credibility)을 구할 수 있는데 간단한 경우는 식 (2-3)으로부터 다음과 같이 얻어진다.

$$LR = \frac{\dfrac{p''}{1-p''}}{\dfrac{p'}{1-p'}}, \quad \text{이므로}$$

$$P'' = \frac{1}{1 + \dfrac{(1-P')/P'}{LR}} \tag{2-6}$$

단, P': 자료가 얻어지기 이전에 연구자가 지니고 있었던

믿음(선확률)

P'': 자료가 얻어진 이후에 갖게 되는 믿음(후확률)

【예제 2-5】

어떤 임상검사결과가 질병군에서는 80%에서 (+)로 출현하고 비질병군에서는 5%에서 (+)로 나온다고 했을 때 한 사람에서의 검사결과가 (+)으로 나왔다면 이 사람에게 질병이 있다는 가설이 옳은 확률은 얼마인가? 검사결과가 나오기 이전 질병이 있다는 연구자의 믿음은 50%였다.

위의 예제에서 자료(검사결과가 (+))로부터 얻어지는 LR은 0.8/0.05 = 16이 된다. 이는 (+)의 검사결과가 '질병이 있다(H)'는 쪽을 '질병이 없다(H_0)'는 쪽보다 16배 더 지지한다는 의미가 된다. 그러나 연구자는 그러한 data를 얻기 전에도 이미 50%의 믿음을 가지고 있었으므로 LR이 그 선확률 0.5를 무조건 16배로 증가시키는 것이 아니라 Bayes' theorem에 따라 후확률은 $1/\{1 + [(1 - 0.5) / 0.5 / 16]\} = 0.94$, 즉 양성결과에 의해 50%의 믿음이 94%로 높아지게 되는 것이다. 한편 반대로 검사결과가 (−)로 나왔을 때 '질병이 있다'가 옳을 후확률도 구할 수 있는데 이 경우 $LR = 0.2 / 0.95 = 0.21$이 되어 선확률 50%는 식 (2-6)에 의하여 후확률 15%로 낮아지게 된다.

식 (2-6)에서 $P'' = (P'LR) / \{P'LR + (1 - P')\}$가 되어 $P' = 0$이면 LR이 어떤 값이 되든지간에 $p'' = p' = 0$이 되고 만약 $P' = 1$이면 역시 LR 값에 무관하게 $P'' = P' = 1$가 됨을 알 수 있다. 이는 즉 H에 대한 선믿음이 전혀 없거나($P' = 0$, 바꾸어 말하면 H_0를 전적으로 믿는다는 상황임) 반대로 H를 전적으로 옳다고 믿고 있는 상황($P' = 1$)에서는 연구관찰로부터 얻어지는 자료의 증거가 후확률(믿음의 변화)에 아무런 영향을 주지 못함을 나타내고 있다.

또한 $LR = 1$인 경우에 있어서도 $P''= P'$가 되어 연구관찰로부터 얻은 자료의 증거가 연구 주제에 대한 견해에 아무런 변화도 일으키지 못함을 보이고 있는 것이다. 예를 들어 〈예제 2-3〉에서 (+) 결과에 대한 $LR = (1-\beta)/\alpha$인데 여기서 자료의 정보량(sample size)이 매우 적은 경우에는 $(1-\beta) \rightarrow \alpha$에 가까워져 $LR \rightarrow 1$이 되고, 반대로 정보량이 매우 많으면 $\beta \rightarrow 0$가 되어 이론적으로는 $LR \rightarrow \infty$, 즉 $P'' \rightarrow 1$이 되나 실제 상황에 있어서의 $\alpha^* \rightarrow 1$에 접근되기 때문에 $LR \rightarrow 1$이 된다.

---

*비환자군분포(null 값)와 환자군분포(non-null 값)가 매우 가깝게 근접되어 있는 상황으로 이론적으로는 구분이 된다고 하나 그러한 차이가 실제에 있어서는 의미를 찾지 못한다거나 또는 예를 들어 매우 사소한 연구방법상의 결함으로 하여 그러한 차이를 보일 수도 있기 때문에 실제의 α는 1에 접근한다고 할 수 있다.

3

평균치의 통계적 분석
Analysis of Means

표본대상 개개로부터 연구하고자 하는 현상이나 사상을 관찰하고 그 관측의 결과를 일정한 척도로 표현하게 되는데, 이 경우 표기되는 척도의 수리적 속성이 무엇인가에 따라서 통계적 분석에 이용되는 분포함수의 선택도 달라진다는 것은 제1장에서 설명한 바와 같다. 관측이 어떤 종류의 척도(질적 또는 양적척도)에 의존하여 이루어졌다 하더라도 최종분석하고자 하는 내용의 척도가 질적이냐 혹은 양적이냐에 따라 통계적 분석기법의 적용이 달라진다.

본장에서는 최종 분석코자 하는 내용이 수량적 척도(예: 평균이나 분산 등)인 경우에 적용하는 통계적 기법을 다루게 되는데 대체로 정규분포(Z-test), 혹은 그로부터 유도된 분포(표본평균치들의 분포, Student t-분포, F-분포)들이 이용된다.

제 1 절 단일 평균치의 통계적 분석

단일 평균치를 통계적으로 분석하는 경우에도 그 평균치들이 어떤 분포를 하는가를 선험적으로 혹은 경험적으로 파악하여 그 특성에 맞는 적절한 통계모형을 찾아내야 분석이 가능하다.

일반적으로, x란 변수(특성)에 대해 n명의 표본을 단순 임의 추출하여 관찰하였다 했을 때, 통상적으로 가장 흔히 생각할 수 있는 통계모형은 정규분포이다. 즉 n명이 속하고 있는 모집단은 x의 모평균이 μ이고 모분산이 σ^2인 정규분포를 따르는 집단이라 간주하면(이를 $d(x) = N(\mu, \sigma^2)$으로 표시한다) 이러한 모집단으로부터 추출된 단일 표본평균치(empirical mean) $\bar{X}$는 이미 제1장에서 언급한 대로 정규분포를 하는 변수 중의 일개 값이며, 구체적으로는 다음과 같이 표시되는데 그 평균치들의 평균은 μ이고, 분산은 σ^2/n이 된다.

$$d(\bar{X}) = N(\mu, \sigma^2/n)$$

또한 다음과 같이 계산되는 통계량은 제1장에서 설명한 대로 표준정규분포(Z-분포) 또는 χ^2-분포를 따른다.

$$\chi_\mu^2 = \frac{(\bar{X} - \mu)^2}{\sigma^2 / n} \quad \text{또는} \quad Z = \frac{(\bar{X} - \mu)}{\sqrt{\sigma^2 / n}} \tag{3-1}$$

그러나 이러한 분포는 일반적으로 잘 응용되지가 않는다. 왜냐하면 실제의 연구에서 관측된 자료를 분석할 때 모집단의 분산 σ^2을 미리 알 수는 거의 없기 때문이다. 그럼에도 불구하고 n이 너무 작지만 않다면(실용적인 측면에서 n이 30 이상이면) 모분산 σ^2의 불편추정치(unbiased estimator)로 표본분산 s^2을 대용하여 식 (3-2)를 사용할 수가 있으며, 이 함수는 x변수가 정규분포가 아니더라도 중심극한의 정리에 의해 그의 표본평균치 $\bar{X}$들은 정규분포에 유사하기 때문에 실제 자료분석에의 응용이 가능하다.

$$\chi_\mu^2 = \frac{(\bar{X} - \mu)^2}{\hat{\sigma}^2 / n} = \frac{(\bar{X} - \mu)^2}{s^2 / n} \tag{3-2}$$

단,

$$s^2 = \frac{1}{n-1}\Sigma(x_i - \bar{X})^2$$

이와 같이 표본의 크기가 충분히 크기만 하면 설사 모분산(σ^2)을 모른다 하더라도 표본평균치들의 분포가 정규분포를 따른다고 가정을 할 수 있으므로 식 (3-2)를 이용할 수가 있다. 그러나 만약 n이 작은 경우에는 표본평균치들의 분포가 정규분포와 많이 다르기 때문에 정규분포를 이용함이 불가능해진다. 이러한 경우에는 식 (3-2)의 수정이 불가피한데, 표본의 수가 적은 경우에는 자유도 1의 χ^2-분포를 따르지 않고 자유도 1, $n-1$인 F-분포를 더 근사적으로 따른다.

$$F_\mu = \frac{(\bar{X} - \mu)^2}{s^2 / n} \quad \text{또는} \quad t = \frac{(\bar{X} - \mu)}{\sqrt{s^2 / n}} \tag{3-3}$$

위의 통계량은 실제로는 자유도 $n-1$인 t-통계량의 제곱의 형태이다. 실용적인 면에서 표본의 수가 적은 단일 평균치의 통계적 분석 때 t-분포를 가장 널리 사용되는 것은 바로 이러한 이유 때문이다.

$$F_\mu = (t_\mu)^2 = \left(\frac{\bar{X} - \mu}{\sqrt{\hat{\sigma}^2 / n}}\right)^2 = \frac{(\bar{X} - \mu)^2}{s^2 / n}$$

$$t = \frac{\bar{X} - \mu}{\sqrt{s^2 / n}} = \frac{\bar{X} - \mu}{s / \sqrt{n}}$$

【예제 3-1】

특정 A질병 환자 25명에 대하여 radioimmunassay를 통하여 혈청 IgG_4를 측정한 결과 평균 182μg/ml, 표준편차 82.5μg/ml로 나왔다. 이 자료로부터 A질환자들의 IgG_4의 혈청농도는 정상인(평균 150μg/ml)에 비하여 어떻다고 판단하겠는가?(유의수준은 5%)

① χ^2-function을 적용하면

$$\chi^2 = \frac{(182-150)^2}{(82.5)^2 / 25} = 3.76$$

은 자유도가 1일 때 $\alpha = 0.05$에 해당하는 χ^2 값 3.84보다 작다(부록 표 6 참조). 따라서 정상인에 비해 높다고 할 수 없다($p > 0.05$).

(주의) 이때 정상인의 표준편차(σ)까지도 알고 있다면 $(82.5)^2$ 대신에 σ^2을 사용해야 한다.

② F-function을 적용하면

$$F = \frac{(182-150)^2}{(82.5)^2 / 25} = 3.76$$

은 자유도가 (1, 24)일 때 $\alpha = 0.05$에 해당하는 F-값인 4.26보다 작다(부록 표 7 참조). 따라서 p 〉 0.05가 된다.

한편 t-function을 적용하면

$$t = \frac{(182-150)}{82.5 / \sqrt{25}} = 1.94$$

로 자유도 24일 때 $\alpha = 0.05$에 해당하는 t-값 2.06보다 작다(부록 표 5 참조). 따라서 p 〉 0.05가 된다.

한편 표본평균치($\bar{X}$)로부터 모평균치(μ)의 신뢰구간을 추정하고자 하는 분석에서 보면(모집단분산 = σ^2)

$\mu - Z_{\frac{\alpha}{2}} \cdot (\sigma / \sqrt{N}) = \bar{X}$ 가 되는 μ값 (상한값, upper limit)과

$\mu + Z_{1-\frac{\alpha}{2}} \cdot (\sigma / \sqrt{N}) = \bar{X}$ 가 되는 μ값 (하한값, lower limit)

이 된다. 따라서 그 구간은 다음과 같이 구해진다.

$$\mu_{upper-tail},\ \mu_{lower-tail} = \bar{X} \pm Z_{\frac{\alpha}{2}} \cdot (\sigma / \sqrt{N}) \qquad (3\text{-}4)$$

그러나 n이 작으면 $\bar{X}$들의 분포가 정규분포보다는 t-분포를 따르게 되므로 식 (3-5)과 같이 구하게 된다.

$$\mu_{upper-tail},\ \mu_{lower-tail} = \bar{X} \pm t_{\frac{\alpha}{2}} \cdot (s / \sqrt{n}) \qquad (3\text{-}5)$$

【요약 3-1】

1. 표본에서 얻어진 평균치 $\bar{X}$와 모평균 μ와의 비교

$$\chi^2 = \frac{(\bar{X} - \mu)^2}{\sigma^2 / n}$$, 단 자유도는 1, 또는 $Z = \dfrac{\bar{X} - \mu}{\sigma / \sqrt{n}}$

$$F = \frac{(\bar{X} - \mu)^2}{s^2 / n}$$, 단 자유도는 $(1,\ n-1)$

또는 $t = (\bar{X} - \mu) / \sqrt{s^2 / n}$, 단 자유도는 $n-1$

계산된 χ^2, Z, F, t 값이 유의수준에 해당되는 χ^2, Z, F, t 값보다 크면 차이가 인정된다($p < \alpha$).

2. 표본평균치 $\bar{X}$로부터 모평균 μ의 구간추정

$\bar{X} \pm Z_{\frac{\alpha}{2}} \cdot (\sigma / \sqrt{N})$ 또는

$\bar{X} \pm t_{\frac{\alpha}{2}} \cdot (s / \sqrt{N})$ 단, 자유도는 $n-1$

〈부록 표 1〉에서 $\frac{\alpha}{2}$에 해당하는 Z값(예: $\alpha = 0.05$면 $Z = 1.96$)을 대입한다. 〈부록 표 5〉에서 자유도 $n-1$일 때의 해당 t값을 찾아 대입한다.

제 2 절 두 평균치의 통계적 분석

2.1. 독립된 두 표본평균치의 분석

【예제 3-2】

실험동물 20마리에게는 glucagon을 투여하고, 대조군 20마리에게는 생리식염수를 투여하여 gastric juice내의 pH를 비교한 결과, 실험군은 3.8 ± 0.4, 대조군은 3.0 ± 0.4였다. 두 집단간의 차이를 인정하겠는가?

서로 독립된 다른 두 집단으로부터 추출된 표본을 관찰하여 두 개의 표본평균치를 구하고, 이 자료로부터 두 모평균치간의 차이에 대한 통계적 추론을 하게 된다. 이를 위해서 필요한 정보는 두 표본평균치들의 차들의 분포가 어떤 확률모형을 따르는가에 관한 사항이다. 이는 제1장에서 언급한 바 있는데, 요약하여 다시 설명하면 다음과 같다. 중심극한의 정리에 의하여 표본평균치들의 분포는 정규분포를 하는데 이를 아래와 같이 표시할 수 있으며,

$$d(\bar{X}_{1i}) = N(\mu_1,\ \sigma_1^2 / n_1)$$
$$d(\bar{X}_{2i}) = N(\mu_2,\ \sigma_2^2 / n_2)$$

($\bar{X}_{1i}$, $\bar{X}_{2i}$는 독립된 두 모집단에서 각각 n_1, n_2의 표본으로 이루어지는 표본평균이다.)

또한 이들 표본평균치의 차의 분포는 그 평균이 $\mu_1 - \mu_2$이고 분산은 $\sigma_1^2/n_1 + \sigma_2^2/n_2$인 정규분포를 한다. 즉,

$$d(\bar{X}_{1i} - \bar{X}_{2i}) = N(\mu_1 - \mu_2,\ \sigma_1^2 / n_1 + \sigma_2^2 / n_2) \qquad (3\text{-}6)$$

따라서 식 (3-6)을 이용하여 표본에서 얻어진 $\bar{X}_1$, $\bar{X}_2$의 차를 비교하

기 위한 통계적 분석은 아래와 같이할 수 있다($Z = N(0,\ 1)$).

$$Z = \frac{(\bar{X}_1 - \bar{X}_2) - (\mu_1 - \mu_2)}{\sqrt{\sigma_1^2 / n_1 + \sigma_2^2 / n_2}} \tag{3-7}$$

그런데 통상 $\mu_1 - \mu_2 = 0$, 즉 두 평균간에는 차이가 없다는 귀무가설(null hypothesis, H_0)에서 통계적 분석이 이루어지므로 위 식 (3-7)은 다음과 같이 된다.

$$Z = \frac{(\bar{X}_1 - X_2) - 0}{\sqrt{\sigma_1^2 / n_1 + \sigma_2^2 / n_2}} \tag{3-8}$$

〈예제 3-2〉에서의 값들을 대입하면,

$$Z = \frac{3.8 - 3.0}{\sqrt{\frac{\sigma_1^2}{20} + \frac{\sigma_2^2}{20}}}$$

이 된다.

그러나 여기에서 σ_1^2과 σ_2^2에 관한 자료가 없으므로 위와 같은 방법(Z-test)을 적용하려면 σ_1^2과 σ_1^2을 추정해야 한다. n_1, n_2가 어느 정도 이상인 경우(보통 ≥ 30)는 표본에서 얻어지는 s_1^2, s_2^2을 각각 σ_1^2, σ_2^2의 불편추정량으로 사용하여 근사적으로 분석할 수 있다.

따라서

$$Z = \frac{3.8 - 3.0}{\sqrt{\frac{(0.4)^2}{20} + \frac{(0.4)^2}{20}}} = 6.3$$

$\alpha = 0.05$에 해당하는 값 1.96보다 크므로 $p < 0.05$로서 두 집단간의 평균 pH 값의 차이는 인정된다(부록 표 1 참조).

한편 표본의 수가 적은 경우(n_1과 n_2가 모두 < 25)에는 σ_1^2과 σ_2^2은 같다는 가정을 하고($\sigma_1^2 = \sigma_2^2 = \sigma^2$) 그 등분산 σ^2은 s_1^2과 s_2^2의 자유도

(n_1-1과 n_2-1)에 따른 가중평균치(weighted mean)로서 추정하는데 이를 σ^2에 대한 합병추정치(pooled estimator, s_p^2)라고 한다. 즉,

$$s_p^2 = \frac{(n_1-1)s_1^2 + (n_2-1)s_2^2}{(n_1-1)+(n_2-1)} \tag{3-9}$$

$\sigma_1^2 = \sigma_2^2 \doteq \sigma^2$을 가정하면 식 (3-8)은 다음과 같이 되는데

$$Z = \frac{\bar{X}_1 - \bar{X}_2}{\sqrt{\sigma^2\left(\frac{1}{n_1}+\frac{1}{n_2}\right)}}$$

여기에서 σ^2 대신 s_p^2을 사용하면 정규분포(Z-분포)가 아닌 자유도가 $(n_1-1)+(n_2-1)$인 t-분포를 적용한다.

$$t = \frac{\bar{X}_1 - \bar{X}_2}{\sqrt{s_p^2\left(\frac{1}{n_1}+\frac{1}{n_2}\right)}}\text{, 단 자유도는 }(n_1+n_2-2) \tag{3-10}$$

고로 〈예제 3-2〉에서

$$s_p^2 = \frac{19 \times 0.4^2 + 19 \times 0.4^2}{19+19} = 0.16$$

$$t = \frac{3.8 - 3.0}{\sqrt{0.16\left(\frac{1}{20}+\frac{1}{20}\right)}} = 6.3$$

$\alpha = 0.05$에 해당하는 t값은 자유도 38에서 약 2.02이므로 $p < 0.05$로 평균 pH 값의 차이는 인정된다(부록 표 5 참조).

그러나 한편 표본수가 작다 하더라도 $\sigma_1^2 = \sigma_2^2$이라는 등분산 가정을 받아들일 수 없는 명백한 경우가 있다. 이때에는 제7장에 나오는 non-parametric 방법을 적용하게 된다.

한편 표본평균치의 차($\bar{X}_1 - \bar{X}_2$, 이를 $\triangle\bar{X}$라 하자)로부터 모평균의 차($\mu_1 - \mu_2$, 이를 $\triangle\mu$라 하자)에 대한 신뢰구간을 추정하는 분석은 다음과 같다. 예를 들어 95% 신뢰구간(confidence interval, CI)을 추정한다고 하면 관측치 $\triangle\bar{X}$의 출현빈도가 각각 2.5% 이상이 되는 $\triangle\mu$의 상한값(upper limit)과 하한값(lower limit)은 정규분포를 이용하여 아래와 같이 구할 수 있다. 즉,

$$\Delta\mu - 1.96 \cdot \left(\sqrt{\sigma_1^{\,2} / n_1 + \sigma_2^{\,2} / n_2}\right) = \Delta\bar{X}$$ 가 되는 $\triangle\mu$ 값은

95% CI의 상한치가 되고,

$$\Delta\mu + 1.96 \cdot \left(\sqrt{\sigma_1^{\,2} / n_1 + \sigma_2^{\,2} / n_2}\right) = \Delta\bar{X}$$ 가 되는 값은 하한치가 된다.

따라서 $\mu_1 - \mu_2$의 95% CI는 다음과 같다.

$$\Delta\bar{X} \pm 1.96\left(\sqrt{\sigma_1^{\,2} / n_1 + \sigma_2^{\,2} / n_2}\right) \tag{3-11}$$

$$= (\bar{X}_1 - \bar{X}_2) \pm 1.96\left(\sqrt{\sigma_1^{\,2} / n_1 + \sigma_2^{\,2} / n_2}\right)$$

【요약 3-2-1】

1. σ_1^2과 σ_2^2을 아는 경우:

$$Z = \frac{\bar{X}_1 - \bar{X}_2}{\sqrt{\sigma_1^2 / n_1 + \sigma_2^2 / n_2}}$$

2. σ_1^2과 σ_2^2을 모르는 경우:

2-1. n_1 및 $n_2 \geq 30$일 때:

$$Z = \frac{\bar{X}_1 - \bar{X}_2}{\sqrt{s_1^2 / n_1 + s_2^2 / n_2}}$$

2-2. n_1 및 $n_2 < 25$일 때, $\sigma_1^2 = \sigma_2^2$의 가정을 받아들이면:

$$t = \frac{\bar{X}_1 - \bar{X}_2}{\sqrt{s_p^2\left(\frac{1}{n_1} + \frac{1}{n_2}\right)}}, \text{ 자유도는 } (n_1 - 1) + (n_2 - 1)$$

단, $$s_p^2 = \frac{(n_1 - 1)s_1^2 + (n_2 - 1)s_2^2}{(n_1 - 1) + (n_2 - 1)}$$

2-3. n_1 및 $n_2 < 25$이고 $\sigma_1^2 \neq \sigma_2^2$가 명백하면:
non-parametric 방법을 적용한다(제7장 참조).

3. 표본평균치 차$(\bar{X}_1 - \bar{X}_2)$로부터 $\mu_1 - \mu_2$의 구간추정:

$$(\bar{X}_1 - \bar{X}_2) \pm Z_{\frac{\alpha}{2}} \cdot (\sqrt{\sigma_1^2 / n_1 + \sigma_2^2 / n_2})$$

또는

$$(\bar{X}_1 - \bar{X}_2) \pm t_{\frac{\alpha}{2}} \cdot \sqrt{s_p^2\left(\frac{1}{n_1} + \frac{1}{n_2}\right)}$$

단, 자유도 $= (n_1 - 1) + (n_2 - 1)$

자료분석 s/w의 하나인 PC-SAS를 이용하는 예를 제시한다. 독립된 두 평균치의 차이를 분석하는 명령어는 "PROC TTEST"가 된다.

【예제 3-3】

정상인 25명(GR = 1)과 만성 위축성 위염 환자 20명(GR = 2)에서 위점막조직내 히스타민 농도를 각각 측정하였다(자료: A:\HIST.DBF). 두 집단의 히스타민 농도는 차이가 있는가?

【프로그램】

```
OPTIONS PS = 60 LS = 80;
PROC DBF DB3 = HIST OUT=HIST;
RUN;
PROC TTEST DATA=HIST;
CLASS GR;
VAR HIST;
RUN;
```

- OPTIONS PS = 60 LS = 80; → 출력지 1page에 40줄까지 담으라는 명령
- PROC DBF DB3 = HIST OUT=HIST; → DBase로 저장된 data(HIST)를 SAS data로 바꾸라는 명령

【출력내용】

TTEST PROCEDURE

Variable: HIST

GR	N	Mean	Std Dev	Std Error	Minimum	Maximum
1	25	7.28400000	3.25802599	0.65160520	2.00000000	15.20000
2	20	10.56000000	5.66535176	1.26681116	2.30000000	22.50000

Variances	T	DF	Prob >|T|
Unequal	-2.2996	28.8	0.0289
Equal	-2.4353	43.0	0.0191

For H0: Variances are equal, F' = 3.02 DF = (19,24) Prob > F' = 0.0115

출력내용에서 보면 두 집단(GR)의 히스타민 농도 분포에서 분산은 같지 않고(p = 0.0115), 따라서 분산이 서로 다른 상황에서의 t-test 결

과 p = 0.0289로 산출되어 차이가 인정된다.

2.2. 한 표본에서 나오는 두 평균치의 분석

【예제 3-4】

마취 보조제로 또는 마취 시작시에 사용하는 morphine이 맥박에 미치는 영향을 보고자 10명의 환자를 대상으로 마취시작 전 맥박을 측정하고 morphine 1mg / kg 근육주사와 함께 마취를 개시한 후 10분 경과 후에 맥박을 측정하였다.

구 분	환자 번호 및 측정맥박수									
	1	2	3	4	5	6	7	8	9	10
마 취 전	108	95	129	96	104	84	99	98	93	102
주사 후 10분	110	90	128	92	92	72	84	82	87	90

예제의 내용에서 보면 하나의 표본에서 모르핀 투여 전 · 후의 두 개 평균치(100.8 ± 11.9와 92.7 ± 15.7)가 산출되고 그 차이 8.1이 분석대상이 된다. 이 경우 앞에서 설명한 두 평균치 분석방법인 식 (3-10)을 적용하면 이는 잘못이다. 왜냐하면 상기 예제에서의 두 평균치는 독립된 두 표본에서 나온 것이 아니기 때문이다. 다시 설명하면 주사 후 10분에 측정한 맥박수(X_{after}, X_{ai})는 마취 전에 측정한 맥박수(X_{before}, X_{bi})에 의해 영향을 받는 의존적 현상(dependent phenomena)이기 때문에 서로 독립된 두 표본(independent samples)에서 나온 평균치의 분석방법을 적용할 수가 없다.

따라서 서로 짝을 이루는 자료의 분석은 그 방법도 달라져야 하는데 그 일반적인 방법은 X_{ai}와 X_{bi}를 각각 별도로 다루는 것이 아니라 개개 대상에서의 변화정도(예: 차 또는 비, X_{ai}-X_{bi}, X_{ai} / X_{bi})로 자료를 변환시키면 원래의 자료가 갖고 있던 정보도 그대로 남아 있을 뿐만 아니라 그 변화량을 나타내는 값들은 독립성을 지니게 된다.

변화량을 비(X_{ai} / X_{bi})로 표시하는 경우에는 그 귀무상태(null status, 변화가 없다는 상태)는 1로 표현되어 이에 대한 통계적 분석은 특수한 방법, 예를 들면 log치(log 1 = 0이 된다)로 다시 변환시킨다든가 하는 것이 요구된다. 그러므로 통상 차$(X_{ai} - X_{bi}, d_i)$로써 변화정도를 분석한다.

개개 대상에서의 모르핀 투여 전과 후의 차이(di, $X_{ai} - X_{bi}$)들의 평균 $\bar{d}$와 차들의 분산 σ_d^2으로서 분석한다. $\bar{d}$의 귀무상태는 0이고 이의 실측치는 $\bar{X}_a - \bar{X}_b$의 값과 같으며, 이는 다시 $\mu_a - \mu_b$의 불편추정치가 된다. d_i 들의 분산 σ_d^2는 알 수 없으므로 표본분산(S_d^2)을 이용 t-분포를 적용하여 분석한다.

$$S_d^2 = \Sigma(d_i - \bar{d})^2 / (n - 1) \tag{3-12}$$

$$t = \frac{\bar{d} - 0}{\sqrt{S_d^2 / n}} \quad \text{단, 자유도는 } n - 1$$

또는

$$F = \bar{d}^2/(S_d^2/n), \quad \text{단 자유도는 } (1,\ n - 1)$$

상기 예제에서 보면 $\bar{d} = 8.1$, $S_d^2 = 37.7$이 되므로

$$t = \frac{8.1}{\sqrt{37.7 / 10}} = 4.2 \tag{3-13}$$

자유도 9에서 $\alpha = 0.05$에 해당하는 t 값은 2.26이므로 $p < 0.05$로서 맥박수의 변화가 인정된다.

(주의) 식 (3-12)가 아닌 (3-10)으로 잘못 적용하였을 경우 자유도는 18로 되고 $t = 1.3$으로 산출되어 $p > 0.05$로 맥박수의 변화가 인정되지 않는다.

한편 변화정도 $\mu_a - \mu_b$에 관한 구간추정은 다음과 같이한다.

$$\bar{d} \pm t_{\frac{\alpha}{2}} \cdot \left(S_d / \sqrt{N}\right),\ \text{단 자유도는 } n-1$$

상기 예제에서 맥박수 평균 변동량에 대한 95% 신뢰구간은

$$8.1 \pm 2.26 \times 6.1 / \sqrt{10} = (3.7,\ 12.5)$$

이다.

【요약 3-2-2】

1. 쌍을 이루는 관측치들의 차(d_i)를 만들고 $\bar{d}$와 S_d^2를 구하여

$$t = \frac{\bar{d}}{\sqrt{S_d^2 / n}},\ \text{단 자유도는 } (n-1)$$

또는

$$F = \frac{\bar{d}^2}{S_d^2 / n},\ \text{단 자유도는 } (1,\ n-1)$$

2. $100(1-\alpha)\%$의 신뢰구간 측정은

$$\bar{d} \pm t_{\frac{\alpha}{2}} \cdot \left(S_d / \sqrt{N}\right),\ \text{단 자유도는 } (n-1)$$

PC-SAS를 이용하여 한 표본에서 나오는 두 평균치를 분석한 예를 제시한다.

【예제 3-5】

심실 중격 결손증 환자 18명에서 수술 전(PRE), 수술 후(POST) 폐동맥 압력을 측정하였다(자료: A:\VSD.DBF). 수술 전 · 후에 폐동맥 압력에 의한 차이가 있다고 하겠는가?

【프로그램】

```
OPTIONS PS = 60 LS = 80;
PROC DBF DB3 = VSD OUT = VSD;
RUN;
DATA VSDIFF;
SET VSD;
DIFF = POST-PRE;
RUN;
RPOC UNIVARIATE DATA  VSDIFF;
VAR DIFF;
RUN;
PROC MEANS DATA= VSDIFF T PRT;
VAR DIFF;
RUN;
```

DBASE로 저장된 자료를 SAS data(이름은 VSD)로 변환한 후 개개인에서의 수술 전 · 후의 폐동맥압의 차이를 구하는 명령과 함께 그 자료(이름은 VSDDIFF가 됨)를 만들고 이 자료를 "PROC UNIVARIATE" 또는 "PROC MEANS"라는 명령어로 paired *t*-test를 한다.

【출력내용】

UNIVARIATE PROCEDURE

Variable = DIFF

Moments

N	18	Sum Wgts	18
Mean	-23.2778	Sum	-419
Std Dev	20.09626	Variance	403.8595
Skewness	-0.8247	Kurtosis	0.203235
USS	16619	CSS	6865.611
CV	-86.3324	Std Mean	4.736733
T: Mean = 0	-4.91431	Prob > |T|	0.0001

```
Sgn Rank          -82.5        Prob > |S|        0.001
Num ^ = 0          18

                  Quantiles (Def = 5)

100% Max           10           99%               10
 75% Q3           -13           95%               10
 50% Med          -17.5         90%               -2
 25% Q1           -28           10%              -62
  0% Min          -63            5%              -63
                                 1%              -63

               Analysis Variable: DIFF

    N Obs             T Prob > |T|
--------------------------------------------------
     18          -4.9143109           0.0001
--------------------------------------------------
```

"PROC UNIVARIATE"의 출력결과는 윗부분의 것이고 'PROC MEANS'의 출력결과는 맨 아래의 내용이다. 폐동맥압은 평균하여 약 4.9mmHg 감소하였고 이는 통계적으로도 유의하다(p = 0.0001).

제 3 절 3개 이상의 평균치 분석: 분산분석

3.1. 분산분석의 기본개념

【예제 3-6】

임신경과에 따른 모체혈장 β-endorphin치의 변화양상을 관찰하고자 1986년 4월부터 1986년 9월까지 서울대학교병원 산부인과 외래에 내원한 정상임부 중 초기 12례, 중기 14례, 말기 17례 등 43명을 중복되지 않게 임의선정하여 대상으로 하였다. 혈장 β-endorphin의 측정은 RIA법을 사용하였는데 그 결과는 다음과 같았다.

1st trimester	2nd trimester	3rd trimester
($n_1 = 12$)	($n_2 = 14$)	($n_3 = 17$)
80, 90, 72	140, 50, 92	28, 40, 90
45, 92, 80,	68, 74, 60	80, 64, 82
110, 40, 30	72, 68,105	90, 64, 88
105, 40, 82	42, 38,110	82,105,112
$\Sigma X_{1i} = 866$	74, 72	70,102, 80
$\bar{X}_1 = 72.2$	$\Sigma X_{2i} = 1,065$	62, 50
$S_1^2 = 729.6$	$\bar{X}_2 = 76.1$	$\Sigma X_{3i} = 1,289$
	$S_2^2 = 773$	$\bar{X}_3 = 75.8$
		$S_3^2 = 515.5$

임신경과기간에 따라 혈장 β-endorphin의 농도는 차이가 있는가? 있다면 어느 기간간에 차이가 있는가?

상기의 예제에 대한 분석에 있어 만약 앞 절의 두 평균치 분석방법(식 3-10)을 적용하여 $\bar{X}_1$과 $\bar{X}_2$, $\bar{X}_1$과 $\bar{X}_3$, 그리고 $\bar{X}_2$와 $\bar{X}_3$로 각각 구분하여 3개의 *t*-test로 하였다 할 때는 소위 overtesting이 되어 α-error가 현저히 증가하게 된다. 다시 설명하여 만일 5% 유의수준으로 하여 3번의 *t*-test를 했다고 할 때 개개 *t*-test에 의한 판정의 α-error(차이가 없음에도 차이가 있다고 주장하게 되는 오류)는 5%이겠지만 전체적인 판정, 즉 3번의 판정이 동시에 가지는 α-error는 약 14%$(1-(.95)^3)$로 증가하게 된다.

따라서 세 개 이상의 평균치를 분석함에 있어서는 먼저 ① 전체적으로 그 평균치들은 차이가 있는 것인가?(같은 모집단에서 표본추출된 것인가, 아닌가)를 검정하고, ② "차이가 있는 평균치들이다."라는 판정(예: $p < 0.05$)이 나오면 어느 평균치들간에 차이가 있는가 하는 개별비교를 하며, ③ 차이가 없는 "같은 모집단에서 나온 것이다."라는 판정(예: $p > 0.05$)이 나오면 특정 평균치들간에 큰 차이가 있는 것처럼 보일지라도 더 이상의 개별비교는 불필요하다.

세 개 이상의 평균치들을 동시에 직접 수식에 대입하여 분석하는 방법은 없다. 이러한 경우에는 평균치가 아닌 분산을 가지고 분석하게 되거나 (Analysis of Variance, ANOVA), 다중비교(multiple comparison)를 하는 기법을 적용한다.

하나의 모집단(μ, σ^2)에서 표본추출되어 나오는 평균치($\bar{X}_j$)들의 분산은 σ^2/n이 된다. 그리하여 σ^2이 크면 클수록 표본평균치($\bar{X}_j$)들도 멀리 흩어져 있는 양상이 되고 σ^2이 작으면 작을수록 표본평균치($\bar{X}_j$)들은 더욱 몰려 있는 양상이 될 것이다. 또한 이들 표본평균치들이 가지는 분산(이를 집단간 분산, variance between groups, B라 하자)은 측정치들이 가지고 있는 원래의 분산(이를 집단내 분산, variance within groups, W라 하자)에 비례하여 나오게 될 것이다. 이 두 분산의 비, B/W를 F-ratio라고 하는데 그 확률분포는 제1장에서 설명한 F-분포가 된다.

일정한 자유도에서 F-값이 크면 클수록 이는 평균치간의 분산(B)이 측정치 개개가 가지는 원래의 분산(W)에 비하여 크다는 뜻으로, 이는 표본평균치들이 서로 다른 모집단에서 뽑혀 나왔을 가능성이 높아 표본평균치들간의 차이가 있다는 쪽으로 판정하게 된다.

3.2. 분산분석을 위한 계산

3.2.1. 집단간 분산(B)의 산출

개개의 표본을 모두 통합하여 한 개의 집단으로 하였을 때 전체 평균을 $\bar{X}$라 하면 개개의 표본평균치 $\bar{X}_j$가 $\bar{X}$에 대하여 가지는 분산이 집단간 분산이다.

$$B = \frac{\sum n_j (\bar{X}_j - \bar{X})^2}{k - 1} \quad \text{또는}$$

$$= \frac{\sum \frac{T_j^2}{n_j} - \frac{T^2}{N}}{k - 1} \qquad (3\text{-}14)$$

단, n_j: 개개 표본에서의 관측치의 수
k: 표본의 수
T_j: 개개 표본에서의 관측치의 합
T: 전체의 합, 즉 ΣT_j
N: Σn_j

상기 예제에서 보면 $\bar{X} = 74.9$이므로

$$B = \frac{12(72.2-74.9)^2 + 14(76.1-74.9)^2 + 17(75.8-74.9)^2}{2} \quad \text{또는}$$

$$= \frac{\left[\frac{866^2}{12} + \frac{1{,}065^2}{14} + \frac{1{,}289^2}{17}\right] - \frac{3{,}220^2}{43}}{2} = 61.7$$

3.2.2. 집단내 분산(W)의 산출

집단내 분산, 즉 모집단의 σ^2은 $S_j{}^2$들의 가중평균으로 구한다.

$$W = \frac{\Sigma\Sigma(X_{ij} - \bar{X}_j)}{\Sigma n_j - k} = \frac{\Sigma(n_j - 1)s_j^2}{N - k} \qquad (3\text{-}15)$$

상기 예제에서 보면

$$W = \frac{(12-1)\cdot 729.6 + (14-1)\cdot 773 + (17-1)\cdot 515.5}{(12-1) + (14-1) + (17-1)} = 658.1$$

3.2.3. F-ratio 및 자유도 산출

$F = \dfrac{B}{W}$가 되고 자유도는 $(k-1,\ N-k)$이다.

상기 예제에서 보면

$F = \dfrac{61.7}{658.1} = 0.09$, 자유도는 (2, 40)이다.

자유도 (2, 40)에서 $\alpha = 5\%$에 해당되는 F-값은 〈부록 표 7〉에서 3.23이므로 3개 평균치의 차이는 인정되지 않는다($p > 0.05$).

3.2.4. 개별비교(individual comparisons)

〈예제 3-6〉의 경우에서는 분산분석을 통하여 산출한 값이 유의수준 5%에 해당하는 값에 미치지 못하였으므로 더 이상의 개별비교는 필요하지 않다. 그러나 F-ratio 값이 유의한 수준으로 나왔다면 그 다음의 분석과정은 어느 평균치들간에 차이가 있는가를 비교하여야 한다.

개별 평균치들을 2개씩 비교함에 있어 2개 이상의 t-test를 하는 것은 overtesting이 되어 틀린 방법이라는 설명은 앞에서 있었다. 따라서 전체적인 유의수준(예: 5%)을 유지하면서 개별비교를 하는 기법이 필요하다. 지금까지 소개된 기법은 약 5~6개 정도이다. 이중 Tukey방법과 Duncan방법이 가장 널리 이용되고 있으며 SAS 및 SPSS 통계패키지에 내장되어 있어 이용에 편리하다. 이들의 방법은 원래 세 개 이상의 평균을 비교하는 분산분석 이외의 다중비교(multiple comparison) 기법으로 소개된 것인데 그 적용범위가 확장되어 개별비교에 쓰이고 있다.

Tukey 및 Duncan의 다중비교 기법의 주요 착안점은 표본평균치들의 산포도로 분산을 이용하지 않고 가장 큰 표본평균치와 가장 작은 표본평균치와의 차이(즉 범위로서, 이것은 가장 초보적인 산포도지표이다)를 이용한 것이다. 구체적으로는 그 범위를 $S_p / \sqrt{n}$ 으로 나눈 값인 소위 "q-분포"를 적용한다(부록 표 8 참조). q를 일명 Studen-tized range라고도 부른다.

$$q = w / (S_p / \sqrt{n}) \tag{3-16}$$

w: 최대표본평균치와 최소표본평균치의 차이

S_p: 측정치분산의 합병추정치, 또는 집단내 평균제곱합 $S_E/N - k$

n: 각 군에서의 표본수(각 군의 표본수는 동일하다)

예를 들어 각 군의 표본이 9($n = 9$)인 집단($k = 3$)의 표본평균이 $\bar{X}_1 = 3.5$, $\bar{X}_2 = 2.5$, $\bar{X}_3 = 7.0$이며 $S_p{}^2 = 9.8$이라고 하면(자유도 ν는 $27 - 3 = 24$이다) 이때 $w = 7.0 - 2.5 = 4.5$이고, 따라서

$$q = 4.5 / (\sqrt{9.8 / 9}) = 4.3 \text{ 이다.}$$

〈부록 표 8〉에서 $k = 3$, $\nu = 24$, $q_{.95}$를 보면 3.53이므로 세 개의 표본평균치는 서로 같지 않다고 할 수 있다($0.01 < p < 0.05$). 분산분석을 하지 않고 세 개의 평균치를 비교한 것이다.

한편 개별비교에서는 각 평균치에 가중치(이를 α_i로 표시하고 'contrast' 또는 'comparisons'라고 부른다)를 주는 방법을 이용한다. 즉 다음과 같은 선형식을 생각할 수 있다.

$$\alpha_1 \mu_1 + \alpha_2 \mu_2 + \cdots + \alpha_k \mu_k \tag{3-17}$$

단, $\alpha_1 + \alpha_2 + \cdots + \alpha_k = 0$이며 양수 α_i의 합은 1이 된다.

그리고 다음과 같은 관계가 성립하는데,

$(\alpha_1 \bar{X}_1 + \alpha_2 \bar{X}_2 + \cdots + \alpha_k \bar{X}_k) - (\alpha_1 \mu_1 + \alpha_2 \mu_2 + \cdots + \alpha_k \mu_k)$의

$$95\%\ CI \text{ 는 } \pm\ q_{.95} \times \frac{S_p}{\sqrt{N}} \text{ 이다.}$$

위의 예에서 $\bar{X}_1$과 $\bar{X}_3$를 비교하고자 한다면, α_1에는 -1을 α_2에는 0, α_3에는 $+1$의 가중치를 주면 이 관계식을 이용하여 개별비교를 할 수 있다.

$$q_{.95} \times \sqrt{\frac{9.8}{9}} = 3.53 \times 1.04 = 3.68 \text{ 이 되고,}$$

따라서

$$(\bar{X}_3 - \bar{X}_1) - 3.68 < \mu_3 - \mu_1 < (\bar{X}_3 - \bar{X}_1) + 3.68$$
$$-0.18 < \mu_3 - \mu_1 < 7.18$$

…0을 포함하고 있어 차이를 인정할 수 없다($p > 0.05$).

한편 $\bar{X}_2$와 $\bar{X}_3$의 비교에서도 같은 방식으로 하면
$0.82 < \mu_3 - \mu_2 < 8.18$이 되어 이 둘간의 차이가 인정된다($p < 0.05$).

각 집단의 표본수가 동일하여야 하지만 SAS 프로그램에서는 표본수가 동일하지 않더라도 결과를 출력해 주고 있다.

3.3. 집단내 및 집단간 분산과 관측치의 편차

하나의 관측치는 몇 개의 요소로 분해할 수 있다. 예를 들어 〈예제 3-6〉에서 개개의 관측치 혈장 β-endorphine의 농도와 총평균 74.9와의 차이($X_{ij} - \bar{X}$)는 임신경과기간에 의한 것($\bar{X}_j - \bar{X}$)과 원래의 오차(잔차, residuals, $X_{ij} - \bar{X}_j$)로 분해할 수 있다.

관측치 = 총평균 + 집단간 효과 + 잔차

$$X_{ij} = \bar{X} + (\bar{X}_j - \bar{X}) + (X_{ij} - \bar{X}_j) \tag{3-18}$$

따라서

$$\Sigma\Sigma(X_{ij} - \bar{X})^2 = \Sigma n_i(\bar{X}_j - \bar{X})^2 + \Sigma\Sigma(X_{ij} - \bar{X}_j)^2 \tag{3-19}$$

이 되는데 좌변의 $\Sigma\Sigma(X_{ij} - \bar{X})^2$은 개개 관측치가 총평균으로부터 떨어져 있는 거리의 제곱합으로 총제곱합(total sum of square, S_T)이라 하는데 이는 관측치가 나타내고 있는 변동량의 총합이 된다. 이러한 변동량의 총합은 두 가지 요소로 분해된다. 하나는 소속된 집단(요인, 여기서는 임신경과기간)이 달라서 오는 변동량, 즉 집단간 제곱 또는 요인제곱합(treatment sum of square, S_A, $\Sigma n_j(\bar{X}_j - \bar{X})^2$))과 관측치가 원래 가지고 있는 변동량, 즉 오차 제곱 또는 잔차 제곱합(error or residual sum of square, S_E, $\Sigma\Sigma(X_{ij}-\bar{X}_j)^2$)이 된다.

요인제곱합은 관측치의 전체 변동량 중에서 요인 때문에 일어났으리라고 설명할 수 있는 부분으로 집단간 분산 *B*의 산출수식 (3-14)의 분자에 해당하는 것이고, 한편 잔차제곱합은 전체변동량 중에서 설명되지 않는 부분을 나타내는데 식 (3-15)의 분자에 해당된다.

【요약 3-3】

ANOVA table

변동요인	제곱합	자유도	Mean square	F
집단간(B)	$S_A=\Sigma n_j(\bar{X}_j-\bar{X})^2$	$k-1$	$S_A/k-1$	$F=\dfrac{B}{W}$
집단내(W)	$S_E=\Sigma\Sigma(X_{ij}-\bar{X}_j)^2$	$N-k$	$S_E/N-k$	
총변동	$S_T=\Sigma\Sigma(X_{ij}-\bar{X})^2$	$N-1$	$S_T/N-1$	

$$S_A=\Sigma\frac{T_j^2}{n_j}-\frac{T^2}{N}$$

$$S_E=\Sigma(n_j-1)S_j^2$$

3.4. 2개 요인의 동시효과에 대한 분산분석

앞 절에서의 분산분석 예는 집단을 구분하는 요인(factor)이 하나인 경우이다(이를 One-way ANOVA라 부른다). 그러나 2개 이상의 요인효과를 동시에 분석하여야 하는 경우가 있는데 특히 실험실적 연구에서 그 예가 많다.

【예제 3-7】

골종양세포는 열(heat)에 약한 것으로 알려져 있다. 그리하여 골종양의 치료법의 하나로 종양부위의 골을 절제한 후 이를 가열시켜 종양세포를 괴사시킨 후 다시 자가이식하는 방법을 고안하였다. 이를 위한 실험적 연구를 시행하였는데 토끼 12마리를 사용 가열조건(요인 1)과 절제범위(요인 2)를 달리하여 골절제 후 다시 자기이식하여 골유합능력을 관찰하였다. 그 결과는 다음과 같다.

가열조건	골절제범위(전체 길이에 대한 %)			
	10%	15%	20%	25%
아무 조작 없이 재이식	7	6	8	7
저온가열 후 재이식	4	6	5	3
고온가열 후 재이식	2	4	4	4

*표 안의 숫자는 골유합능을 표시한 것임.

위의 예제에서 연구자의 관심사는 재이식한 골의 유합능력이 ① 가열조건에 따라 차이가 있는가? ② 절제범위에 따라 차이가 있는가? ③ 가열조건과 절제범위간에 상호작용(interaction)이 있는가이다. 여기에서 ③의 interaction 여부는 분석할 수가 없는데 그 이유는 개개 조건의 관측치가 하나(single observation)이기 때문이다(개개 조건에서의 관측치가 복수로 있어야 한다). 이와 같이 요인계획법(factorial design)에 의한 관측결과를 분석하는 경우를 '2원 분산분석법' (Two-way ANOVA)이라고 한다. 그 분석기법의 기본은 다음과 같다.

	10%	15%	20%	25%	계
무 조 작	7	6	8	7	28
저온가열	4	6	5	3	18
고온가열	2	4	4	4	14
계	13	16	17	14	60

의 자료를 이용하여 다음과 같은 계산과정을 밟는다.

3.4.1. 집단간 제곱합의 산출

골절제범위에 따른(column menas) 집단간 제곱합은

$$\frac{(13)^2}{3}+\frac{(16)^2}{3}+\frac{(17)^2}{3}+\frac{(14)^2}{3}-\frac{(60)^2}{12}=3.33$$ (자유도는 3)이고

가열조건에 따른(row means) 집단간 제곱합은

$$\frac{(28)^2}{4}+\frac{(18)^2}{4}+\frac{(14)^2}{4}-\frac{(60)^2}{12}=26.0$$ (자유도는 3)이다.

3.4.2. 집단내 제곱합의 산출

집단내(개개 관측치) 제곱합은

$$(7)^2+(4)^2+(2)^2+(6)^2+\cdots+(4)^2-\frac{(60)^2}{12}=36.0$$

(자유도는 11)이다.

이상의 산출결과를 아래와 같이 요약할 수 있다.

변동요인	제곱합	자유도	평균제곱합	*F*-ratio
가열조건	26.0	2	13.0	11.7
절제범위	3.33	3	1.11	1.0
잔 차	6.67	6	1.11	
총 변 동	36.0	11		

요인 1(가열조건)에 대한 *F*-ratio는 잔차의 평균제곱합을 분모로 하여 산출하고, 요인 2에 대하여도 같은 방법으로 산출한다.

〈부록 표 7〉로부터 $F_{.95}(2,\ 6)=5.14$, $F_{.95}(3,\ 6)=4.76$이므로 가열조건에 따른 골유합능력의 차이는 인정되나 절제범위에 따른 골유합능

력에는 차이가 없다고 판단한다.

분산분석에 관한 PC-SAS를 이용하는 예를 제시한다. 분산분석을 수행하라는 명령어는 "PROC ANOVA"와 "PROC GLM"이 있다. 각 집단간의 표본수가 서로 다르면 "PROC GLM"을 이용한다.

【예제 3-8】

대동맥 판막 이식수술 환자 161명을 대상으로 PULSE PRESSURE를 측정한 결과 다음과 같은 결과를 얻었다(자료: A:\ANOVA.DBF).

AGE: 수술시의 연령,

NAGE: 연령군(1: 30세 미만/ 2: 30~49세/ 3: 50세 이상)

PULSEPR: PULSE PRESSURE in mmHg

연령에 따라 PULSE PRESSURE가 다르다고 하겠는가? 분산분석을 이용하여 검정하고 차이가 있다면 어떤 연령군간에 차이가 있는가?

【프로그램】

```
OPTIONS PS=60 LS=80;
OPTIONS REPLACE;
PROC DBF DB3 = ANOVA  OUT=ANOVA;
   RUN;
PROC GLM DATA=ANOVA;
   CLASS NAGE;
   MODEL PULSEPR=NAGE;
   MEANS NAGE/DUNCAN TUKEY;
   QUIT;
```

각 연령군별 대상수가 다르기 때문에 "PROC GLM"을 사용하였다. 개별비교를 하도록 DUNCAN TUKEY를 지시한다.

【출력내용】

General Linear Models Procedure

Class Level Information

Class	Levels	Values
NAGE	3	1 2 3

Number of observations in data set = 161

General Linear Models Procedure

Dependent Variable: PULSEPR

Source	DF	Sum of Squares	Mean Squares	F Value	Pr > F
Model	2	39969.305379	19984.652689	14.97	0.0001
Error	158	210888.955491	1334.740225		
Corrected Total	160	250858.260870			

R-square	C.V.	Root MSE	PULSEPR Mean
0.159330	48.79699	36.534097	74.86956522

Source	DF	Type I SS	Mean Square	F Value	Pr > F
NAGE	2	39969.305379	19984.652689	14.97	0.0001

Source	DF	Type III SS	Mean Square	F Value	Pr > F
NAGE	2	39969.305379	19984.652689	14.97	0.001

Pulse pressure는 연령군에 따라 차이가 있다고 판단한다(p = 0.0001). 다음 단계는 어떤 연령군간에 차이가 있는지를 분석한다. Duncan 또는 Tukey방법에 의한 결과를 본다. 3집단 모두에서 서로 다르다는 분석결과를 보이고 있다.

【출력내용】

General Linear Models Procedure

Duncan's Multiple Range Test for variable: PULSEPR

NOTE: This test controls the type I comparisonwise error rate, not the experimentwise error rate

Alpha = 0.05 df = 158 MSE = 1334.74

WARNING: Cell sizes are not equal.

Harmonic Mean of cell sizes = 48.02229

Number of Means	2	3
Critical Range	14.81	15.57

Means with the same letter are not significantly different.

Duncan Grouping	Mean	N	NAGE
A	99.605	38	1
B	73.568	81	2
C	55.000	42	3

General Linear Models Procedure

Tukey's Studentized Range (HSD) Test for variable: PULSEPR

NOTE: This test controls the type I experimentwise error rate, but generally has a higher type II error rate than REGWQ.

Alpha = 0.05 df = 158 MSE = 1334.74

Critical Value of Studyentized Range = 3.346

Minimum Significant Difference = 17.641

WARNING: Cell sizes are not equal.

Harmonic Mean of cell sizes = 48.02229

Means with the same letter are not significantly different.

Tukey Grouping	Mean	N	NAGE
A	99.605	38	1
B	73.568	81	2
C	55.000	42	3

4

회귀 및 상관분석
Regression and Correlation

회귀(regression)의 개념은 진화문제를 처음 통계학적으로 다루었던 생물·유전학자 Francis Galton(1822~1911)에 의해 도입되었다. Darwin의 수제자이기도 한 그는 선대와 후대의 신장 사이에 밀접한 관계가 있다는 것을 입증하면서, 신장이 큰 유전자끼리 교합을 계대하면 신장이 계속 커지는 것이 아니라 오히려 점차 작아지며 신장이 작은 유전자끼리의 경우에선 점차 신장이 커진다는 사실을 발견한 것이다. 이와 같이 분포의 양끝에 있는 값들은 중앙(또는 평균) 값으로 되돌아오려는(회귀) 경향이 자연적으로 존재함을 regression 현상이라 하였다.

앞 장에서 설명한 분산분석은 세 개 이상의 평균치들을 한꺼번에 비교하는 기법이다. 세 개 이상의 평균을 한꺼번에 비교한다는 것은 다시 말하면 세 개 이상의 집단을 구분하게 하는 변수(*X*라 하자. 제3장 제3절 예제에서 보면 '임신경과기간')와 관찰측정하게 되는 변수(*Y*라 하자. 같은 예제에서 'β-endorphine 농도')와의 연관성을 분석하는 것이 된다. 쉽게 말하여 *X*와 *Y*가 관계가 있는가, 즉 *X*의 조건에 따라 *Y*의 값이 달라지는가 하는 내용을 통계적으로 검토하는 것이다.

여기에서 *X*가 명칭척도가 아니고 연속적인 변수라고 한다면 분산분석 대신 *X*와 *Y*와의 관계를 어떤 수식으로 나타내어 이를 분석하는 방법을 생각할 수 있을 것이다. 그런데 *X*와 *Y*와의 관계에 있어 이론상이나 또는 실제에 있어서 *Y*의 변동이 *X*의 변동에는 영향을 미치지 못한다고 믿어지면(예: *X*의 변동이 시간적으로 *Y*의 변동에 앞선다든가) *X*에 대한 *Y*의 regression을 분석하게 되고, 만약 *X*와 *Y*와의 선후가 불분명하여 상호 영향을 미칠 수 있다면 *X*와 *Y*와의 상관분석을 하게 된다.

제 1 절 회귀분석법의 적용예

회귀분석법은 한 가지 이상의 독립변수(예측변수)와 연속적인 한 개의 종속변수(결과변수)와의 관계를 평가하는 통계학적 방법이다. 역학적 연구에서처럼 원하지 않는 특정 독립변수의 영향을 연구계획단계에서 통제하지 못하는 경우, 혹은 실험적 연구에서도 결과에 미치는 선행요인의 영향을 계량적으로 분석하는 경우 등 이용될 수 있는 경우가 다음과 같이 매우 다양하다.

〈응용 1〉: '연령에 따라 혈압이 달라지는가?'를 알아보기 위하여 종속변수인 혈압이 연령에 의해 설명되는 범위(extent), 방향(direction), 그리고 관련성의 정도(strength)를 평가하고자 할 때

〈응용 2〉: '출생시 체중을 결정하는 요인의 하나인 재태기간과의 관련성'에서처럼 독립변수와 종속변수와의 관계를 특정한 함수식으로 계량화하고자 할 경우

〈응용 3〉: '연령, 체중 등의 영향을 배제한 채 흡연이 단독으로 혈압에 미치는 영향'을 보고자 하는 경우와 같이 연구계획단계에서 통제하지 못한 변수의 영향을 분석단계에서 통계학적 기법으로 통제하고자 할 경우

〈응용 4〉: '여러 요인 중에서 어떤 것이 혈압을 결정하는 중요한 인자인가?'를 알아보고자 하는 경우

〈응용 5〉: 특정 독립변수와 종속변수의 관계를 가장 잘 설명해 주는 함수식을 찾고자 할 때

〈응용 6〉: '연령에 의한 혈압의 영향이 남녀별로 차이가 있는가?'의 경우처럼 어떤 특성에 따라 회귀관계들간에 유의한 차이가 있는가를 검정하고자 하는 경우

〈응용 7〉: '흡연과 음주에 의한 혈압 변동'의 경우에서 독립변수인 음주와 흡연 사이에 있을 수 있는 교호작용(interaction)을 평가하고자 할 때

〈응용 8〉: 특정 독립변수의 종속변수에 대한 관련성의 정도를 표시해 주는 coefficients를 구하고자 할 때

제 2 절 회귀분석의 단계

회귀분석법을 설명하기 위하여 여기서는 독립변수가 한 개인 가장 단순화한 형태를 예로 설명하고자 한다. n명을 대상으로 하여 특정 독립변수 X와 종속변수 Y에 관해 측정된 자료가 있다 하자. 같은 대상으로부터 측정된 값이므로 이는 n개의 짝으로 이루어질 것이고 따라서 $(X_1, Y_1), (X_2, Y_2), \cdots, (X_n, Y_n)$의 형태로 표시될 수 있다. 이 단계에서 다음과 같은 두 가지 의문이 생긴다. 즉 ① '이 자료를 가장 잘 설명해 주는 수학적 모델은 무엇일까?(선형, 이차함수, 혹은 대수함수 등)', 그리고 ② '그 수학적 모델의 함수식을 찾기 위해선 어떤 방법을 써야 하는가?'에 대한 의문을 해결해야 한다.

그 첫번째 의문에 대한 사항으로 회귀분석법을 이용하여 두 변수간의 관계를 추구하는 데 있어 '연구자료를 가장 잘 설명해 주는 수학적 모델'을 선정하는 전략에는 몇 가지 방법이 가능하다. 가장 흔하게 이

용되는 방법은 '더해 가는 방법' (forward method)으로 이는 가장 단순한 모델(보통은 선형모델, linear model)을 선정하여 연구자료의 적합도를 평가한 다음 점차 복잡한 다차원 모델로 접근해 들어가는 것을 말한다. 또 다른 방법의 하나는 '빼 가는 방법' (backward method)으로 '더해 가는 방법'과는 반대로 복잡한 모델(예: 다차원 다항 모델, high-degree polynomial model)에의 적합도를 먼저 평가한 후에 필요없다고 판단되는 변수를 제거하면서 점차로 단순형 모델로 이행해 들어가는 방법을 말한다. 또 다른 방법으로 '경험적 혹은 이론적 모델을 선정하는 방법'도 있다. 연구자료에 가장 합당한 모델을 구하는 방법으로 이상의 방법 중 어떤 방법을 택할 것인가에 대한 정설은 없으며 분석의 전략은 연구의 가설과 연구자료의 규모나 형태에 따라 결정된다.

일반적으로 많이 사용하며 또한 이해하기가 비교적 쉬운 '더해 가는 방법'을 이용하여 모델선정의 과정을 단계별로 설명하면 다음과 같이 된다.

① 선형모델이 적당한 모델이라 가정한다.

② 연구자료가 표시하는 점 사이를 지나는 직선 중 연구자료를 가장 잘 반영하는 직선을 찾는다.

③ '위에서 선정한 선형모델이 종속변수 Y에 대하여 유의성을 가지고 있는가?'를 평가한다. 이 단계에서 '연구자료가 향후 적용할 통계학적 기법의 가정(예: 정규분포)에 위배되는가?'도 동시에 평가한다.

④ '선형모델의 가정이 적합한가?'를 평가한다.

⑤ 연구자료가 선형모델을 잘 따르지 않는 것으로 판단되면 다른 모델(예: 이차 모델 등)을 고려하면서 앞의 과정을 반복한다.

⑥ 이상의 과정을 반복하면서 가장 잘 맞는 모델(best-fitted model)을 선정한다.

제 3 절 선형회귀모델에서의 통계학적 가정

회귀분석에 가장 많이 이용되는 것이 일차함수로 표현되는 선형모델이다. 직선은 수학적으로 [$y = \beta_0 + \beta_1 x$]와 같이 표현된다. 여기서 β_0와 β_1는 상수이며 β_0는 y축의 절편을, 그리고 β_1은 직선의 기울기로 x의 단위변화량에 대한 y의 변화량을 의미한다.

분석하려 하는 연구자료를 가장 잘 설명해 주는 모델을 찾기 위하여 우선 선형모델을 설정하고 여기서부터 '더해 가는 방법'으로 적합도가 가장 높은 모델을 선정하려 한다 하자. 이러한 경우에도 가장 적합도가 높은 선형모델을 구해야 한다. 만약 분석하려는 연구자료가 상관도를 그려 보니 모두가 일직선상에 놓여 있다면 소위 'best-fitting model'을 찾는 데 별로 걱정을 하지 않아도 된다. 그러나 실제로 이러한 경우는 거의 없다. 한날 한시에 출생한 경우라 하더라도 신장, 체중, 혈압 등이 같을 수는 없기 때문이다. 회귀분석에서 구하고자 하는 직선은 따라서 진정한 상태의 직선을 근사적으로 반영하는 직선이라는 사실을 분명히 해야 한다(이는 비록 모집단내에서 X와 Y를 직접 측정한다 해도 마찬가지임). 여기서 관심의 대상이 되는 모수는 모집단의 (X_i, Y_i)를 가장 잘 설명해 주는 바로 β_0과 β_1이다. 표본에서 관찰된 이 직선으로부터 모집단에서의 직선에 관해 추론을 하기 위해서는 다음과 같은 몇 가지 통계학적 가정이 필요하다.

【가정 1: *Existence*】: X의 고정값 모두에 대해 Y는 변동을 가지는 임의적 변수(random variable)로 평균이 $\mu_{Y|X}$이고 분산이 $\sigma^2_{Y|X}$인 확률분포를 따른다. 이 가정은 선형모델인 경우뿐만 아니라 비선형모델인 경우에도 모두 적용된다. 〈그림 4-1〉에서 보는 바와 같이 각각의 X값에 따라 Y값들이 가지는 분포는 서로 다를 수 있다. 이들 각각 분포의 평균

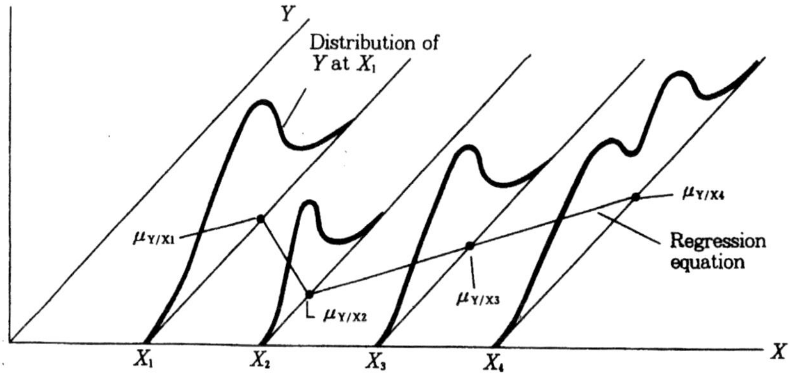

그림 4-1. 선형회귀분석의 통계학적 가정(existence)

$\mu_{Y|X}$을 연결한 선이 바로 선형모델하에서의 모회귀직선이 된다.

【가정 2: ***Independence***】: 모든 Y값들은 서로 독립적이어야 한다. 이는 첫번째 가정과 마찬가지로 거의 모든 회귀모델에 적용된다. 이 가정은 '같은 개체에서 시간을 달리하면서 측정한 자료의 경우'에 종종 위배된다. 이 가정을 위배할 수 밖에 없는 경우에는 모델을 찾기 위한 특별한 다른 방법을 적용하여야 한다.

【가정 3: ***Linearity***】: Y값들의 평균 $\mu_{Y|X}$는 X에 대하여 선형적이어야 한다. 즉 $\mu_{Y|X}$ 점들을 서로 연결하면 〈그림 4-2〉에서 보는 바와 같이 직선이 되어야 한다. 이 가정을 수학적으로 표현하면

$$\mu_{Y|X} = \beta_0 + \beta_1 \cdot X$$

이 되며 동시에

$$Y = \beta_0 + \beta_1 \cdot X + E$$

의 형태로도 표시할 수 있는데 여기서 E는 모든 고정값 X에 대해 평균이 0인 random variable을 의미한다($\mu_{E|X} = 0$

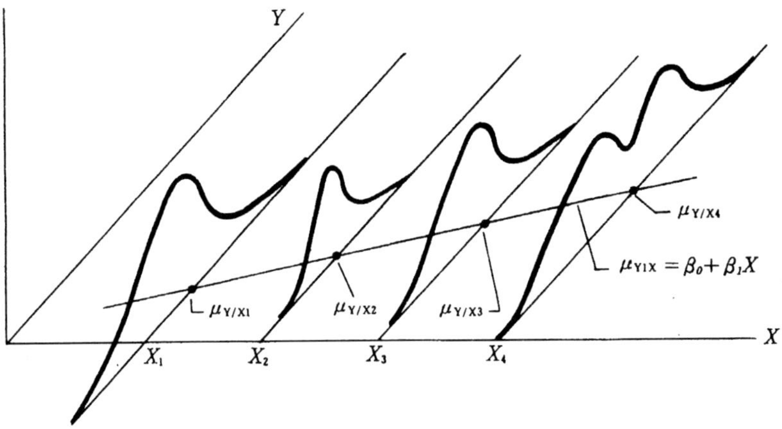

그림 4-2. 선형회귀분석의 통계학적 가정(linearity)

for any X). 후자의 경우 X는 고정된 값으로 임의변수가 아니므로(fixed and not random) 결국 $(\beta_0 + \beta_1 \cdot X)$는 상수이며 E만이 random variable이 된다.

〈그림 4-3〉에서 보는 바와 같이 변량 E는 '각 X값에 따른 종속변수 Y의 측정치가 모회귀직선으로부터 얼마나 떨어져 있는가?'를 표시하고 있는데, 다시 말해서 직접 측정한 값 (Y)은 모회귀직선으로부터 추정된 평균 기대값 $(\mu_{Y|X})$으로부터 임의로 변동하는 값(E)만큼 잘못 측정된 값이 된다는 뜻이다. 그런 의미에서 E를 error component라 한다.

수학적으로는 E를 다음과 같이 표현한다. 이 error component는 다음에 설명할 적합도 검정을 이해하는 데 특히 중요한 개념이므로 잘 이해해 두기 바란다.

$$E = Y - (\beta_0 + \beta_1 \cdot X) \text{ 혹은 } E = Y - (\mu_{Y|X})$$

【가정 4: *Homoscedasticity*】: X의 모든 값에 대해 Y가 가지는 분산은 동일해야 한다. 〈그림 4-2〉는 이 가정을 위배하는 heteroscedasticity의 예로 X_1에 대응되는 Y의 분산 $\sigma^2_{Y|X1}$이 X_2에

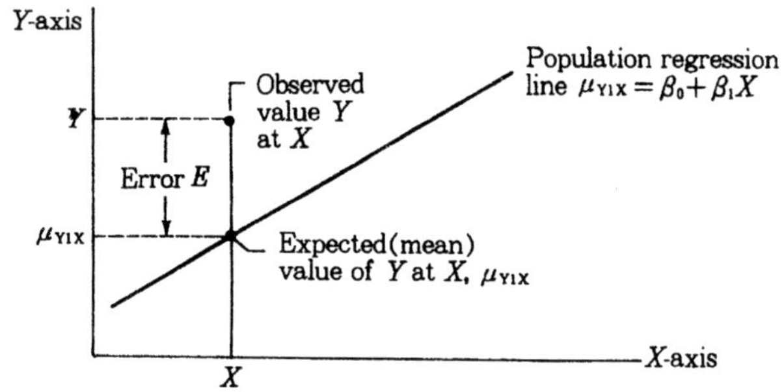

그림 4-3. 모회귀직선 추정상의 error component

대응되는 Y의 분산 $\sigma^2_{Y|X2}$에 비해 월등히 큼을 알 수 있다. 이 가정을 수학적으로 표현하면

$$\sigma^2_{Y|X} = \sigma^2 \text{ for all } X$$

가 되는데, 분석자료의 이 가정 위배여부는 몇 가지 통계학적 분석법을 이용하면 판단이 가능하다.

【가정 5: ***Normal Distribution***】: 모든 X값에 대해 Y는 정규분포를 따라야 한다. 이 가정이 있어야지만 회귀분석법에 의한 가설검정이나 구간 추정이 비로소 가능해진다. 〈그림 4-2〉에서 볼 수 있듯이 대칭적이지 못하고 양극단으로 편이되어 있는 분포나 봉우리가 두 개인 분포들은 이 가정을 명백히 위반하고 있다. 분포의 정규성을 평가하는 방법론은 여러 가지가 있다.

그러나 여기서 특별히 강조하고 싶은 사항은 자료가 정규분포 가정을 크게 위배하고 있지 않는 한 회귀분석에 의한 결과는 일반적으로 믿을 만하고 정확한 값이란 사실이다. 반면에 자료가 이 가정을 크게 명백히 위배하고 있을 경우에는 연구자료를 대수치환하든지 등의 방법을 사용하여 정규성을 가질 수 있도록 변수변환한 후에 선형회귀분석을 시도하면 된다. 이 경우 물론 변수변환에 의해 다른 가정(예:

등분산 가정)이 오히려 위배되는지도 주의하여야 한다.

제 4 절 모회귀직선의 추정

4.1. 최소자승법(Least-Square Method)

최소자승법은 〈그림 4-4〉에서 보듯이 각 관찰점과 추정 회귀직선과의 수직거리의 제곱의 합을 최소화하는 직선을 결정하는 방법이다. 즉, 이 추정 직선으로부터 관찰치가 편이되어 있는 정도가 작으면 작을수록 이 직선의 자료에 대한 적합도는 더 근접적일 것이다. 이를 수학적으로 표현하면 다음과 같다.

$\hat{Y}_i$를 X_i에 대응하는 추정 회귀직선상의 반응값이라 하면 $\hat{Y}_i = \hat{\beta}_0 + \hat{\beta}_1 \cdot X_i$가 된다. 이때 실제 관측치$(X_i, Y_i)$와 이에 대응하는 회귀직선상의 점 (X_i, Y_i) 사이의 수직거리는 $|Y_i - \hat{Y}_i|$ 혹은 $|Y_i - (\hat{\beta}_0 + \hat{\beta}_1 \cdot X_i)|$가 된다. 이 거리의 제곱의 합은 따라서 다음과 같이 표현된다.

$$\sum_{i=1}^{n}\left(Y_i - \hat{Y}_i\right)^2 = \sum_{i=1}^{n}(Y_i - \hat{\beta}_0 - \hat{\beta}_1 \cdot X_i)^2 = SSE$$

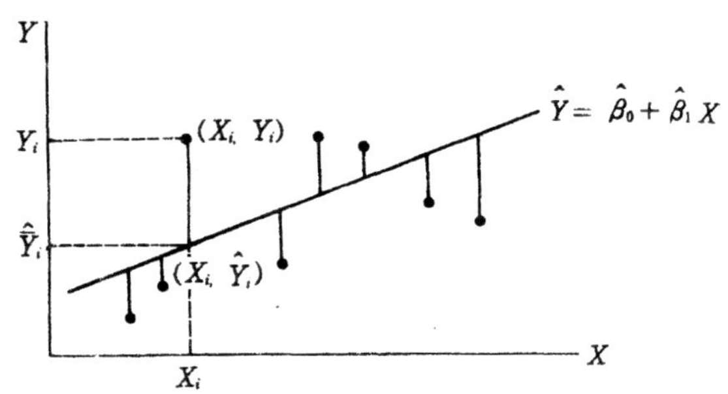

그림 4-4. 최소자승법에 의한 모회귀직선의 추정

최소자승법은 바로 상기한 이 통계량을 최소화하는 $\hat{\beta}_0$와 $\hat{\beta}_1$을 산정하는 방법이라 할 수 있으며, 여기서 구한 $\hat{\beta}_0$ 및 $\hat{\beta}_1$은 모수 β_0와 β_1 각각의 least-square estimates가 된다. 이 최소자승법에 의한 추정치 $\hat{\beta}_0$와 $\hat{\beta}_1$에 대응하는 minimum sum of squares를 통상 sum of squares about the regression line, the residual sum of squares, 혹은 sum of squares due to error라 하여 SSE로 표기하는데, 이는 다음에 설명할 선형모델에의 적합도를 판정하는 데 매우 중요하다.

4.2. 최소분산법(Minimum-Variance Method)

보다 고전적인 통계학적 방법으로 $\hat{\beta}_0$와 $\hat{\beta}_1$를 추정하는 방법이다. 앞서 설명한 바와 같은 가정하에서 $\hat{\beta}_0$ 및 $\hat{\beta}_1$를 추정하고 이를 추정하고자 하는 모수 β_0와 β_1의 불편추정치(unbiased estimators)로 산정하는 방법이다.

4.3. 모회귀계수의 추정

이상의 두 가지 방법 이외에도 maximum likelihood method가 있는데 모집단의 정규성을 가정으로 한다면 이들 세 가지 방법 각각에 의한 추정치 $\hat{\beta}_0$ 및 $\hat{\beta}_1$는 모두 같다. 여기서 $\bar{Y}$를 표본에서의 Y_i의 평균치라 하고 마찬가지로 $\bar{X}$를 X_i의 표본평균이라 할 때, 궁극적으로 구하고자 하는 최소자승법에 의한 모수추정치 $\hat{\beta}_0$와 $\hat{\beta}_1$은 다음과 같은 공식에 의해 구할 수 있다.

$$\hat{\beta}_1 = \frac{\sum_{i=1}^{n}(X_i - \bar{X})(Y_i - \bar{Y})}{\sum_{i=1}^{n}(X_i - \bar{X})^2} = \frac{\sum_{i}^{n} X_i Y_i - (\sum_{i}^{n} X_i)(\sum_{i}^{n} Y_i)/n}{\sum_{i=1}^{n} X_i^2 - (\sum_{i=1}^{n} X_i)^2/n}$$

$$\hat{\beta}_0 = \bar{Y} - \hat{\beta}_1 \cdot \bar{X}$$

최소자승법에 의해 구한 모회귀직선의 추정회귀직선은 다음과 같이 표시된다.

$$\hat{Y} = \hat{\beta}_0 + \hat{\beta}_1 \cdot X$$

혹은,

$$\hat{Y} = \overline{Y} + \hat{\beta}_1 \cdot (X - \overline{X})$$

【예제 4-1】

수축기 혈압(SBP)과 연령(AGE)과의 관계를 30명의 성인 남자를 대상으로 하여 선형회귀분석한 결과는 다음과 같았다.

$$\hat{Y} = 97.08 + 0.95X$$

SBP	AGE	SBP	AGE	SBP	AGE
144	39	162	64	136	36
220	47	150	56	142	50
138	45	140	59	120	39
145	47	110	34	120	21
162	65	128	42	160	44
142	46	130	48	158	53
170	67	135	45	144	63
124	42	114	17	130	29
158	67	116	20	125	25
154	56	124	19	175	69

제 5 절 추정회귀직선의 평가

최소자승법에 의해 구한 추정회귀직선이 '실제로 Y값을 추정하는데 도움이 되는가?'를 평가해야 한다. 이 경우 도움이 되는 방법은 앞절에서 설명한 바 있는 SSE를 이용하면 된다. SSE = 0이면 관측치들은 모두 추정회귀직선상에 위치하게 되므로 완전한 추정이 된다. 그러나 적합도가 낮아지게 되면 SSE는 점차 커지게 된다. 이와 같이 SSE가 커지게 되는 데는 두 가지 요인이 작용한다. 하나는 관측자료가 가지는 고유의 변이성으로 관측결과의 산포도가 원래부터 크면 σ^2 이 크게 되어 SSE가 증가하게 된다. 반면에 자료의 변이성이 아무리 적다 해도 원래의 성격이 직선이 아니라 곡선이라면 기본가정에 위배되어 SSE는 증가하게 된다. 여기서의 관심은 첫번째 변이성으로, 이때 발생하는 σ^2의 추정치 S^2를 계량화하면 다음과 같다.

$$S_{Y|X}^2 = \frac{1}{n-2}\sum_{i=1}^{n}(Y_i - \hat{Y}_i)^2 = \frac{1}{n-2}SSE$$

'측정된 자료가 선형모델을 따르는가?' 를 합리적으로 평가하는 방법에는 여러 가지가 있다. 이에 대하여는 다음 절에서 설명하기로 한다.

제 6 절 회귀분석법을 이용한 가설검정

6.1. 절편에 대한 가설검정

$X = 0$인 조건에서 Y값의 평균은 β_0(표본에선 $\hat{\beta}_0$)인데 $\hat{\beta}_0$의 분산 $S_{\hat{\beta}_0}^2$는 다음과 같이 구해진다.

$$S_{\hat{\beta}_0}^{\ 2} = S_{Y|X}^{\ 2}\left(\frac{1}{n} + \frac{\overline{X}^2}{(n-1)S_x}\right)$$

단, $$S_x = \frac{1}{n-1}\sum_{i=1}^{n}(X_i - \overline{X})^2$$

$$= \frac{1}{n-1}\left(\sum_{i=1}^{n}X_i^{\ 2} - \frac{\left(\sum_{i=1}^{n}X_i\right)^2}{n}\right)$$

① 절편 β_0에 대한 가설검정: 다음의 검정통계량은 자유도가 $n-2$인 t-분포를 따른다.

$$t = \frac{\hat{\beta}_0 - \beta_0}{S_{\hat{\beta}_0}}$$

여기서 절편을 $\beta_0 = 0$으로 하면 이 식은 다음과 같이 변형된다.

$$t = \frac{\hat{\beta}_0}{S_{\hat{\beta}_0}}$$

② β_0에 대한 95% 신뢰구간: 자유도가 $n-2$인 t-분포를 이용한다. 즉 절편 β_0의 95% 신뢰구간은 다음과 같다.

$$\hat{\beta}_0 \pm t_{.025} \cdot S_{\hat{\beta}_0}$$

6.2. 회귀계수에 대한 가설검정

'Y의 변동이 X의 영향(dependency)을 받는가?' 하는 분석은 $\beta_1 = 0$에 대한 가설검정으로 한다. 또한 β_1에 대한 신뢰구간(confidence interval)을 구하기도 한다. β_1의 가설검정을 위하여는 $\sigma_{\beta_1^2}$이 구해져야 하는데 다음과 같다.

$$\sigma_{\beta_1^2} = \frac{\sigma^2_{Y|X}}{S_{XX}} = \frac{\frac{1}{n-2}\Sigma e_i^2}{\Sigma(X_i - \overline{X})^2} \quad \begin{matrix} \text{...... 거의 일정} \\ \text{...... } n\text{이 커지면 커진다.} \end{matrix}$$

즉 $\sigma_{\beta_1^2}$은 표본수에 의하여 영향을 많이 받게 됨을 알 수 있다.

β_1에 대한 가설검정: 다음과 같은 검정통계량은 자유도가 $n-2$인 t-분포를 따른다.

$$t = \frac{b - \beta_1}{S_{\beta_1}} = \frac{b - \beta_1}{\frac{S_{Y|X}}{S_x\sqrt{N-1}}} = \frac{(b-\beta_1)S_x\sqrt{N-1}}{S_{Y|X}}$$

기울기 β_1의 특정값, 즉 $\beta_1 = 0$에 대하여는 다음과 같은 검정통계량을 이용한다.

$$t = \frac{b \cdot s_x \sqrt{n-1}}{s_{Y|X}}$$

6.3. 가설검정 결과의 해석

선형회귀분석법에서 가장 중요한 관심사항은 '회귀직선의 기울기가 0인가?' 혹은 똑같은 의미로 '선형모델로서의 X가 Y를 예측하는 데 유용한가?'이라 할 수 있다. 이 경우의 적당한 가설은 $[H_0: \beta_1 = 0]$이지만 그 결과를 해석하는 데는 주의를 기울여야 한다.

1 귀무가설 $[H_0: \beta_1 = 0]$이 채택되는 경우의 두 가지 해석

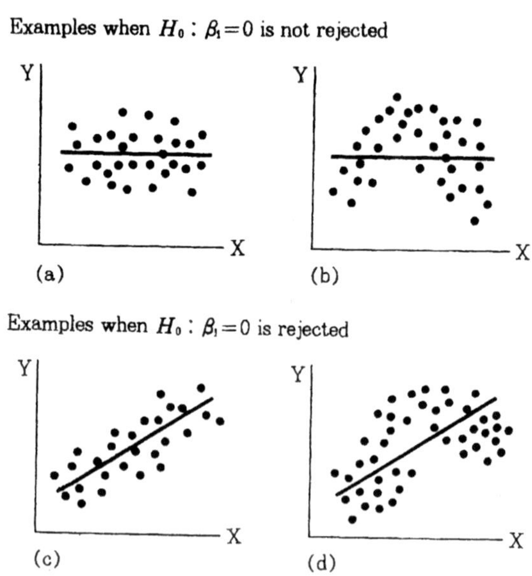

그림 4-5. 가설검정 결과의 해석

① 선형모델이 사실인 경우에 한해서 X는 Y를 예측하는 데 전혀 도움이 되지 않는다.

② X와 Y와의 관계는 선형모델을 따르지 않으며, 비선형의 보다 복잡한 모델을 근거로 한다.

☞ "이들 두 변수의 관계는 직선적이지 않으며 따라서 독립변수는 종속변수를 전혀 설명해 주지 못하고 있다."라고 결론을 내린다.

2 귀무가설 [H_0: $\beta_1 = 0$]이 기각되는 경우의 두 가지 해석

① X는 Y를 설명하는 데 유의하게 도움이 되었으며, [$\bar{Y}$] 단독보다는 [$\bar{Y} + \hat{\beta}_1{}^* (X - \bar{X})$]로 구성되는 선형모델이 Y를 예측하는 데 훨씬 낫다.

② 선형모델로 잘 설명이 되지만, 비선형모델의 성분을 가지고 있을지도 모른다.

☞ "선형모델이 절편만으로 구성된 null model에 비해서 훨씬 좋으며 따라서 이들 두 변수의 관계는 비록 비선형성분이 추가되면 적합도가 더 좋아질 수는 있을지 몰라도 이 상태로도 충분히 직선적이라 할 수 있다."라고 결론을 내린다.

6.4. 회귀계수에 대한 구간추정

선형회귀방정식에서 추정한 회귀계수의 95% 신뢰구간은 자유도가 $n-2$인 t-분포를 이용한 아래와 같은 식을 이용하여 구할 수 있다.

$$\hat{\beta}_1 \pm t_{n-2,\ 1-\alpha/2} \frac{S_{Y|X}}{S_X \sqrt{n-1}}$$

6.5. 두 가지 회귀계수간의 가설검정

두 가지 선형회귀방정식에서 추정한 두 가지 회귀계수간에 유의한 차이가 있는가를 검정하는 것은 의학적으로 중요하다. 실험의 조건에

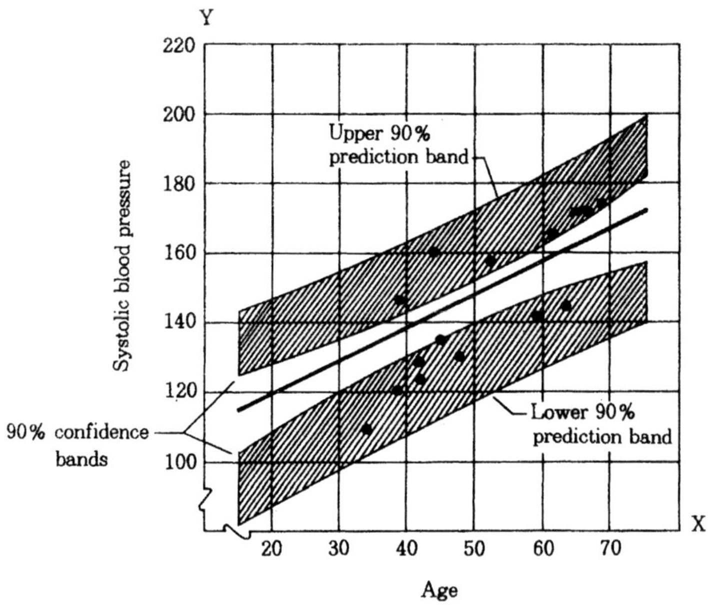

그림 4-6. 회귀계수의 구간추정

따라 두 가지 회귀직선의 기울기가 유의하게 차이가 나는가를 검정함으로써, 실험의 조건(치료법의 종류, pH의 차이, 남녀간의 차이 등)이 선형적으로 결과적 현상을 유의하게 변동시키는가 판정하는 경우가 많기 때문이다. 이 경우에는 아래에서 보는 바와 같이 자유도가 n-2인 t-분포를 이용하여 검정할 수 있다.

$$T = \frac{(\hat{\beta}_1 - \hat{\beta}_1^{(0)})Sx\sqrt{n-1}}{S_{Y|X}}$$

【예제 4-2】

지금까지 설명한 선형회귀분석법의 기울기 및 절편에 관한 여러 가지 가설검정법과 구간추정법을 요약하면 다음과 같다.

모수	$100(1-\alpha)\%$ 신뢰구간	귀무가설	검정통계량	귀무가설상 분포
β_1	$\hat{\beta}_1 \pm t_{n-2,\ 2-\alpha/2} \dfrac{S_{Y\mid X}}{S_X \sqrt{n-1}}$	$\beta_1 = \beta_1^{(0)}$	$T = \dfrac{(\hat{\beta}_1 - \beta_1^{(0)}) S_X \sqrt{n-1}}{S_{Y\mid X}}$	t_{n-2}
β_0	$\hat{\beta}_0 \pm t_{n-2,\ 1-\alpha/2} S_{Y\mid X} \sqrt{\dfrac{1}{n} + \dfrac{\overline{X}^2}{(n-1)S_X^2}}$	$\beta_0 = \beta_0^{(0)}$	$T = \dfrac{\hat{\beta}_1 - \beta_0^{(0)}}{S_{X\mid Y} \sqrt{\dfrac{1}{n} + \dfrac{\overline{X}^2}{(n-1)S_X^2}}}$	t_{n-2}

단, 모회귀직선은 $\mu_{Y\mid X} = \beta_0 + \beta_{1X}$ 라 가정함.

$\beta_1^{(0)}$ 및 $\beta_0^{(0)}$은 귀무가설상의 특정한 값, 혹은 0을 지칭함.

여기서,

$$\hat{\beta}_1 = \frac{\sum_1^n (X_i - \overline{X})(Y_i - \overline{Y})}{\sum_1^n (X_i - \overline{X})^2} = \frac{\sum_1^n X_i Y_i - \left(\sum_1^n X_i\right)\left(\sum_1^n Y_i\right)/n}{\sum_1^n X_i^{\ 2} - \left(\sum_1^n X_i^{\ 2}\right)/n}$$

$$\hat{\beta}_0 = \overline{Y} - \hat{\beta}_1 \overline{X}$$

$$\hat{Y} = \hat{\beta}_0 + \hat{\beta}_1 X = \hat{Y} + \hat{\beta}_1 (X - \overline{X})$$

단, $t_{n\text{-}2,\ 1\text{-}\alpha/2}$는 자유도$(n-2)$인 t-분포상에 $100(1-\alpha/2)\%$에 해당하는 값임.

$$S_{Y\mid X}^2 = \frac{1}{n-2} \sum_1^n (Y_i - \hat{Y}_i)^2 = \frac{n-1}{n-2}(S_Y^{\ 2} - \hat{\beta}_1^{\ 2} S_X^{\ 2})$$

$$S_Y^{\ 2} = \frac{1}{n-1} \sum_1^n (Y_i - \overline{Y}_i)^2 = \frac{\sum_1^n Y_i^{\ 2} - \left(\sum_1^n Y_i\right)^2 / n}{n-1}$$

$$S_X^{\ 2} = \frac{1}{n-1}\sum_1^n (X_i - \overline{X}_i)^2 = \frac{\sum_1^n X_i^{\ 2} - \left(\sum_1^n X_i\right)^2 / n}{n-1}$$

【예제 4-3】

앞서 예시한 수축기 혈압과 연령과의 선형회귀방정식을 이용하여 기울기 및 절편에 관한 가설검정법과 구간추정법을 연습해 보시오.

단, $n = 30,\ \hat{\beta}_0 = 98.71,\ \hat{\beta}_1 = 0.97,\ \overline{Y} = 142.53,\ \overline{X} = 45.13,$

$S_{Y|X} = 17.31,\ S_X = 15.29$

〈풀이 1〉: 기울기의 95% 신뢰구간 추정

$\alpha = 0.05$에서 기울기 β_1의 95% 신뢰구간은 다음과 같다.

$$0.97 \pm 2.0484\left(\frac{17.31}{15.29\sqrt{30-1}}\right) = (0.54,\ 1.40)$$

〈풀이 2〉: 절편의 95% 신뢰구간 추정

$\alpha = 0.05$에서 기울기 절편 β_0의 95% 신뢰구간은 다음과 같다.

$$98.71 \pm (2.0484)(17.31)\sqrt{\frac{1}{30} + \frac{(45.13)^2}{(30-1)(15.29)^2}}$$

$$= (78.23,\ 119.20)$$

〈풀이 3〉: 기울기의 특정값에 대한 가설검정

귀무가설 $\beta_1 = 0$ 하에서 $T = \dfrac{(0.97-0)(15.29)\sqrt{30-1}}{17.31}$

$= 4.62$

$T_{28,\ 0.975} = 2.0484$이므로 5% 유의수준으로 가설 기각 $(p < 0.001)$.

〈풀이 4〉: 절편의 특정값에 대한 가설검정

귀무가설 $\beta_0 = 75$ 하에서

$$T = \frac{98.71 - 75}{17.31}\sqrt{\frac{1}{30} + \frac{(45.23)^2}{(30-1)(15.29)^2}} = 2.37$$

$T_{28,\ 0.975} = 2.0484$이므로 5% 유의수준으로 가설 기각 $(0.02 < p < 0.05)$.

제 7 절 상관계수와 선형회귀분석법

7.1. 상관계수의 정의

Y와 X와의 관계에서 두 변수가 서로 상호의존적(interdepencent)이라면,

$\hat{Y}_i = \hat{\beta}_0 + \hat{\beta}_1 \cdot X_i$ 혹은

$\hat{X}_i = \hat{\beta}_0 + \hat{\beta}_1 \cdot Y_i$ 가 되는데

이때 상관계수 $\rho(r)$은,

$$r = \sqrt{r^2} = \sqrt{1 - \frac{S_{Y|X}^2}{\sigma_Y^2}}$$

$$= \frac{S_{X|Y}}{\sqrt{S_{XX} \cdot S_{YY}}}$$ 이다.

또는

$$= b\sqrt{\frac{S_{XX}}{S_{YY}}} = b \cdot \sqrt{\frac{S_X^2}{S_Y^2}}$$ 이 된다.

상관계수는 다음과 같은 식에 의해 직접 계산할 수 있다.

$$r = \frac{\sum_{i=1}^{n}(X_i - \overline{X})(Y_i - \overline{Y})}{\sqrt{\sum_{i=1}^{n}(X_i - \overline{X})^2 \sum_{i=1}^{n}(Y_i - \overline{Y})^2}}$$

$$= \frac{\sum_{i=1}^{n} X_i Y_i - \left(\sum_{i=1}^{n} X_i\right)\left(\sum_{i=1}^{n} Y_i\right) / n}{\sqrt{\left[\sum_{i=1}^{n} X_i^2 - \left(\sum_{i=1}^{n} X_i\right)^2 / n\right]\left[\sum_{i=1}^{n} Y_i^2 - \left(\sum_{i=1}^{n} Y_i\right)^2 / n\right]}}$$

7.2. 상관계수의 의미

이미 설명한 바와 같이 선형회귀모델에서의 독립변수 X는 고정된 값으로 random variable이 아니다. 그러나 실제의 많은 연구에서는 두 변수 X와 Y 모두를 random variable로 간주하면서 회귀분석이 이해되고 이용되고 있다. 두 변수 X와 Y 사이의 상관계수 r은 '두 변수간의 상관도 지표'로 다음과 같은 의미를 갖는다(그림 4-7 참조).

① r이 양의 값을 가지면 가질수록 두 변수는 양의 상관성을 가진다. 즉 한 변수의 값이 크면 클수록 이에 대응되는 다른 변수의 값도 같이 크게 된다는 뜻이며, r이 1에 가까울수록 두 변수간의 상관도는

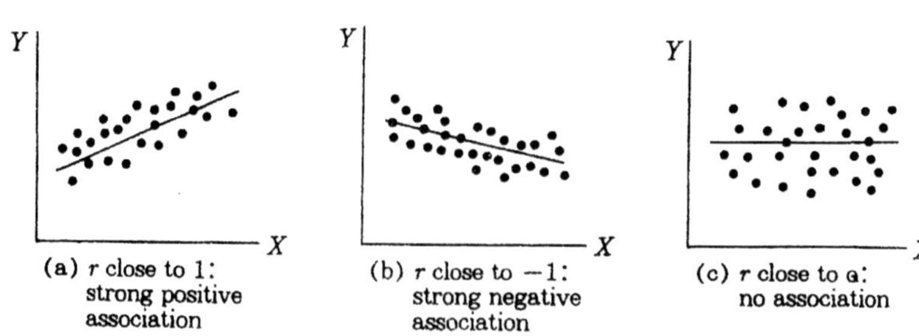

그림 4-7. 상관계수의 의미

완전해진다.

② r이 음의 값을 가지면 가질수록 두 변수는 음의 상관성을 가진다. 즉 한 변수의 값이 크면 클수록 이에 대응되는 다른 변수의 값은 작아진다는 뜻이며, r이 -1에 가까울수록 두 변수는 완전한 역상관관계에 있게 된다.

③ r이 0에 가까운 값을 가지면 가질수록 두 변수간의 관계는 직선적이지 못하다는 뜻이다.

상관계수 r은 표본에서의 통계량을 지칭하며, 모집단의 모상관계수는 ρ로 표시하는데, 엄밀한 의미에서는 ρ_{XY}로 표현함이 옳다. σ_X와 σ_Y를 각각 random variable X와 Y의 모표준편차라 하고 σ_{XY}를 두 변수의 공표준편차라 할 때 모상관계수는 $\rho_{XY} = \sigma_{XY}/\sigma_X\sigma_Y$로 표현된다. 공표준편차 σ_{XY}는 모집단내에서 두 변수가 서로 같이 변하는 (퍼져 있는) 정도를 표시하는데, 실제로는 random variable $(X-\overline{X})(Y-\overline{Y})$의 모평균치이다.

상관계수 r의 산출공식에서 분자만을 가지고 상관계수를 좀더 이해해 보기로 하자(여기서 분모는 항상 양의 값을 가지며 상관계수의 단위를 없게 만드는 역할을 하는 positive scaling factor이다)

$$\sum_{i=1}^{n}(X_i-\overline{X})(Y_i-\overline{Y})$$

다음의 〈그림 4-8〉과 같이 두 변수의 산포도를 두 변수의 평균에 따라 네 가지 구역으로 구분하면, 이 측정치들은 주로 B와 C구역에 위치하게 됨에 따라서 $r = 0.89$라는 비교적 1에 가까운 값을 보이고 있음을 알 수 있다. 어떤 값 (X_i, Y_i)가 B구역에 위치하게 되면 $X_i > \overline{X}$ 그리고 $Y_i > \overline{Y}$가 되며, 반대로 C구역에 위치하게 되는 경우에는 $X_i < \overline{X}$ 그리고 $Y_i < \overline{Y}$가 되어 분모는 양의 부호를 가지게 된다. A구역의 경우에는 $X_i < \overline{X}$ 그리고 $Y_i > \overline{Y}$가 되며, D구역의 경우에는 $X_i > \overline{X}$ 그리고 $Y_i < \overline{Y}$가 되기 때문에 음의 부호를 보이게 되는 것이다.

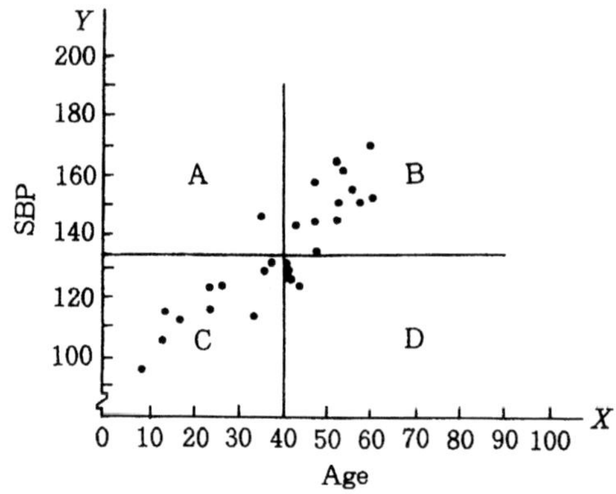

(*f*) $r=.894$: $\overline{X}=40.33$, $\overline{Y}=135.7$
$S_X=15.07$, $S_Y=18.67$

그림 4-8. 상관계수의 부호를 결정하는 요소

7.3. 선형관계와 상관계수

상관계수로부터 어떤 통계학적 추론을 하기 위해서는 분포를 알아야 한다. 특히 선형회귀모델에서 상관계수가 가지는 의미를 이해하기 위해서는 다음과 같은 bivariate normal distribution을 이해하여야 한다. 두 변수 X와 Y가 각각 정규분포를 따를 때 두 변수의 joint density function은 〈그림 4-9〉와 같은 모양을 보인다.

이 분포는 선형회귀모델과 관계하여 다음과 같은 특성을 가진다. 위의 그림에서 X를 특정한 값에 고정시킨 채 YZ 단면을 생각해 보면 이는 X가 고정된 조건하에서 Y의 정규분포 하나를 생각할 수 있다. 이 분포(conditional distribution of Y at X)의 평균과 분산을 각각 $\mu_{Y|X}$, $\sigma^2_{Y|X}$라 할 때 그 평균과 분산은 아래와 같이 된다.

$$\mu_{Y|X} = \mu_Y + \rho_{XY} \frac{\sigma_Y}{\sigma_X}(X - \mu x) = \beta_0 + \beta_1 \cdot X$$

$$\sigma_{Y|X}^2 = \sigma_Y^2 (1 - \rho_{XY}^2)$$

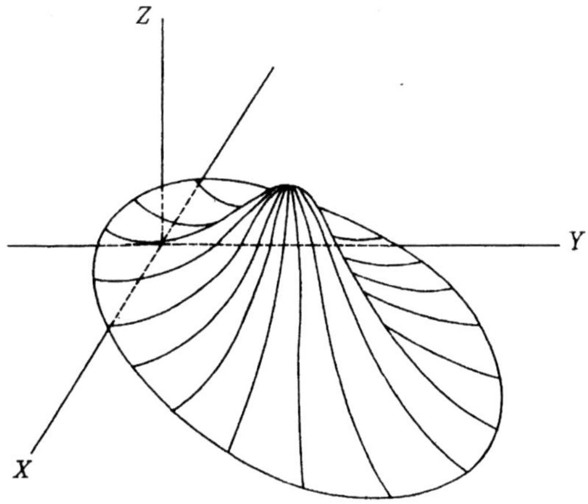

그림 4-9. 선형회귀모델에서 상관계수를 이용한 통계학적 추론에 이용되는 bivariate normal distribution

여기서 모든 모통계량을 표본통계량으로 바꾸면, 표본회귀계수 $\hat{\beta}_1$와 표본상관계수 r 사이에는 다음과 같은 관계가 성립함을 알 수 있다.

$$\hat{\beta}_1 = r\,\frac{S_Y}{S_X}$$

이는 "선형회귀모델에서 최소자승법에 의해 구한 회귀계수 $\hat{\beta}_0$와 $\hat{\beta}_1$은 두 random variable X와 Y가 bivariate normal distribution을 따른다는 가정하에서 모평균, 모분산, 그리고 모상관계수를 조건부 평균 $\mu_{Y|X}$으로 대치시켜 줌으로써 산출해 낼 수 있다."라는 의미이다.

한편 모분산 $\sigma^2_{Y|X}$의 추정치 $S^2_{Y|X}$도 아래와 같이 유도되는데, 이 식은 n이 충분히 크면 이는 $S^2_Y(1-r^2)$에 근접하므로 다음과 같은 관계가 성립하게 된다.

$$S^2_{Y|X} = \frac{n-1}{n-2} S_Y^2 (1-r^2)$$

이 식은 두 변수의 선형관계의 정도(strength of the straight-line relationship)를 상관계수로 표시하는 데 중요하다.

$$\rho_{XY}^{2} = \frac{\sigma_{Y}^{2} - \sigma_{Y|X}^{2}}{\sigma_{Y}^{2}}$$

7.4. 선형관계의 정도와 상관계수

'두 변수 *X*와 *Y*가 얼마나 선형적 관계에 있는가?'를 계량화하기 위해서는 우선 *X*가 전혀 없는 상태에서 *Y*를 가장 적절히 반영해 주는 값을 생각해야 하는데 이는 *Y*의 표본평균치 $\overline{Y}$이다. 이때 *Y* 각각의 값이 평균치 $\overline{Y}$로부터 떨어져 있는 정도는 SSY = $\Sigma(Y_i - \overline{Y})^2$와 같이 표시된다. 한편 *Y*를 예측하는 변수로서 X 를 고려하기 시작할 때 추정으로 인해 발생되는 변이의 정도는 SSE = $\Sigma(Y_i - \hat{Y}_i)^2$와 같이 계량화된다. 이때 SSE는 SSY에 비해 상당히 작은 값일 수밖에 없는데, 따라서 최소자승법에 의한 선형모델 $\hat{Y} = \hat{\beta}_0 + \hat{\beta}_1 \cdot X$가 직선 $\hat{Y} = \overline{Y}$보다 적합함을 알 수 있다. 이와 같이 *X*를 모델에 넣어 줌으로 해서 선형모델에의 적합도가 향상되는 정도를 SSE와 SSY를 이용하여 평가하기 위해서는 상관계수를 제곱함으로써 계량화할 수 있는데 다음의 식으로 표시되며 이 값은 0에서 1까지의 범위를 가지게 된다.

$$r^2 = \frac{SSY - SSE}{SSY}$$

여기서 r^2가 의미하는 바는 *Y*를 추정하는 데 *X*를 사용함으로 해서 기인된 SSY의 차이(SSY – SSE)를 원래 SSY의 크기만큼 비례적으로 나누어 준 값(proportionate reduction)이므로 결국 'r^2는 *X*와 *Y*간의 선형관계의 정도'를 표시해 주는 지표가 된다. 다시 말해서 'r^2는 두 변수가 서로 얼마나 선형적 관계에 있는가?'를 의미한다는 뜻이며, 특히 이때 r^2 대신 *r*을 잘못 사용하는 일이 없도록 주의해야 한다.

r^2의 의미를 해석하는 데 있어서 흔히 범할 수 있는 오류는 ① 'r^2를 회귀직선의 기울기의 정도로 잘못 해석하여 r^2가 크면 클수록 직선의

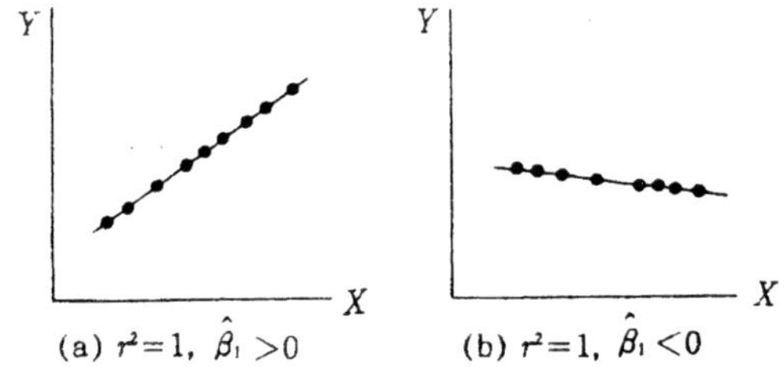

그림 4-10. r^2의 잘못된 해석

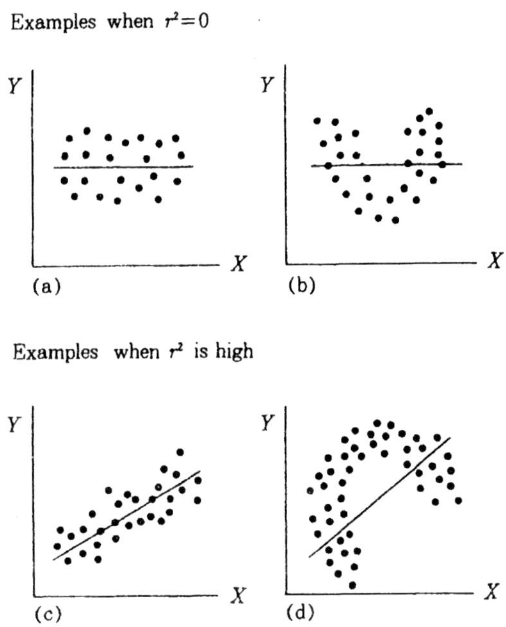

그림 4-11. r^2의 잘못된 해석

기울기도 커진다고 잘못 해석하는 경우' 인데, 〈그림 4-10〉에서 보듯이 두 직선의 기울기는 서로 다르지만 r^2는 1로 서로 같음을 보면 이해가 된다. ② 두번째 흔한 오류는 'r^2가 선형모델에의 적합도를 측정하는데 이용되는 것으로 잘못 이해되고 있는 사실' 인데 〈그림 4-11〉에서 보면 왼쪽 산포도는 선형모델이 적합할 것으로 판단되는 자료이며, 오른쪽 산포도는 선형이 아니라 비선형모델로 판단되는 경우임에도 불구하고 r^2 값은 0 혹은 1에 가까운 높은 값을 가질 수 있다.

7.5. 상관계수에 대한 가설검정

① $\rho = 0$에 대한 가설검정

$\rho = 0$에 대한 가설검정은 $\beta_1 = 0$의 가설검정과 같은 내용이 된다(왜냐하면 $r = b(s_x / s_y)$이므로). 그런고로 $\beta = 0$에 대한 가설검정을 시행하면 된다. 간편한 방법으로는 자유도 $n-2$로 하여 표를 찾는다(부록 표 9 참조).

② 특정값 ρ_0에 대한 가설검정

$r = \rho_0$에 대한 가설검정방법은 매우 복잡하나 다음과 같이 Z-test로 한다.

$$Z = \frac{z - z_0}{\sqrt{1/(n-3)}}$$

여기서 $z = \frac{1}{2}\ln[(1+r)/(1-r)]$

$z_0 = \frac{1}{2}\ln[(1+\rho_0)/(1-\rho_0)]$ (부록 표 10 참조)

7.6. 상관계수에 대한 구간추정

r은 정규분포를 따르지 않으므로 다음과 같이 scale을 치환하면 정규분포를 한다(= Fisher's transformation).

$$z = \frac{1}{2}\ln\left[\frac{(1+r)}{(1-r)}\right]$$

이때 $\sigma_z^2 = 1/(n-3)$

이 된다.

따라서 z의 95% CI는

$$\{z-(1.96)\sigma_x,\ z+(1.96)\sigma_x\}$$

이 되므로 z의 95% CI를 구한 후,

$\rho = \dfrac{e^{2z}-1}{e^{2z}+1}$ 에 의해 다시 환산한다(또는 부록 표 10에 의한다).

제 8 절 선형회귀분석에서 분산분석표의 의미

모든 형태의 회귀분석 결과는 그것이 선형이든 아니면 비선형이든간에 분산분석표 형태로 요약될 수 있다. 분산분석표는 원래 분산분석의 결과를 요약하기 위하여 이용되는 것이지만 회귀분석과 분산분석은 서로 밀접히 연관되어 있고, 사실은 분산분석은 회귀분석의 범주 안에서 이루어지는 분석법이다. 분산분석표에는 여러 가지 분산의 추정치가 제시되는데 이를 이용하면 선형회귀분석에서 가졌던 다음과 같은 문제에 관한 답을 얻을 수 있다. 즉 ① '선형회귀모델의 모회귀계수 β_1가 0은 아닌가?' ② '선형관계의 정도(strength)는 얼마나 되는가?' 그리고 ③ '선형회귀모델은 적합한가?'

8.1. 선형회귀분석시 분산분석표의 작성

대부분의 컴퓨터 프로그램은 회귀분석 결과의 하나로 다음과 같은 분산분석표를 제시해 준다.

앞 절에서 설명한 상관계수를 다시 한번 기억해 보면 r^2 = (SSY − SSE)/(SSY)인데 여기서 SSY는 전체 평균치로부터 실측치 Y_i 각각이 떨어져 있는 정도의 제곱합으로 $\Sigma(Y_i-\overline{Y})^2$이며, SSE는 실측치 Y_i가

Source	Degrees of freedom(df)	Sum of squares (SS)	Mean square (MS)	Variance ratio (F)
Regression (*X*)	1	SSY-SSE = 6394	6394	21.33 ($p < .001$)
Residual	28	SSE = 8394	300	
Total	29	SSY = 14788		

corrected for the mean ($SS_{regression}/SS_{total}$): $r^2 = 0.43$

구한 회귀직선으로 떨어져 있는 수직거리의 제곱합으로 $\Sigma(Y_i - \hat{Y})^2$가 된다. SSY는 독립변수 *X*의 *Y*에 대한 선형관계를 고려하기 이전 상태에서 *Y*가 가지는 전체 변이이므로 SSY = total unexplained variation 혹은 total sum of squares about (or corrected for) the mean이라고 표현된다. 반면에 SSE는 변수 *X*의 선형관계를 고려한 후에 가지는 측정치 *Y*의 변이를 의미하므로(SSY - SSE) = sum of squares due to (or explained by) regresion이라 한다. 후자는 $\Sigma(\hat{Y}_i - \overline{Y})^2$와 같다. 따라서 다음과 같은 등식이 성립하게 된다.

total unexplained variation	=	variation due to regression	+	unexplained residual variation

$$\Sigma(Y_i - \overline{Y})^2 = \Sigma(\hat{Y}_i - \overline{Y})^2 = \Sigma(Y_i - \hat{Y}_i)^2$$

: fundamental equation of regression analysis

〈그림 4-12〉는 이 관계를 잘 표시하고 있는데 이러한 fundamental identity는 어떤 형태의 회귀분석에도 다 적용된다.

$S^2_{Y|X}$로 표시되는 mean-square residual term (mean SSE)은 앞에서 설명한 바와 같이 두 변수의 선형관계의 정도를 표시하므로 선형관계가 사실이면 σ^2의 추정치가 되는 반면에 mean-square regression term (mean SSY - SSE)는 [H_0: $\beta_1 = 0$]가 사실인 경우, 즉 *X*가 *Y*를 예

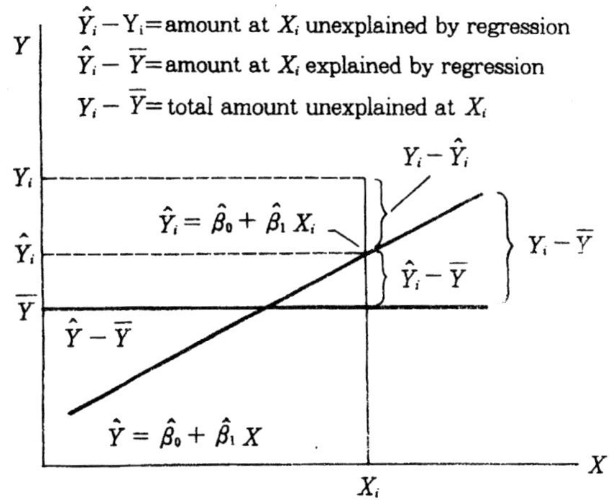

그림 4-12. 회귀로 설명되는 변이와 설명되지 못하는 변이

측하는 데 전혀 도움이 안 되는 경우에 한해서만 σ^2의 추정치가 된다. 더군다나 이 두 가지 통계량은 서로 완전히 독립적이므로 〔H_0: $\beta_1 = 0$〕가 사실이라면 같은 분산을 가지는 이 두 가지 통계량의 비를 귀무가설의 검정에 이용할 수 있다. Y가 정규분포를 따른다면 이들의 비(F ratio)는 F-분포를 따르는데, 이를 이용하면 바로 〔X와 Y는 서로 선형적인 관계에 있지 않다〕, 혹은 〔H_0: $\beta_1 = 0$〕, 혹은 〔H_0: $\rho = 0$〕의 귀무가설을 검정할 수 있는 것이다.

제 9 절 중회귀분석

중회귀분석(multiple regression analysis)은 선형회귀분석을 독립변수가 두 가지 이상의 경우로 확장시킨 것이다. 그러나 독립변수가 두 가지 이상으로 구성되는 중회귀모델은 단변수 모델의 경우에 비해 다음과 같은 이유로 인해 상당히 복잡하다. 즉 ① 변수가 여러 가지로 가능성 있는 경우의 수가 다양해 측정자료를 가장 잘 반영해 주는 모델을 설정하는 데 있어 어려움이 따른다. ② 측정자료에의 적합도를 가시적으로 구성하는 데 있어 삼차원 이상의 도표를 작성해야 하므로 이해가 어렵다. ③ 가장 잘 반영하는 모델을 찾는다 해도 실제 상황에서 그 결과의 의미를 해석하는 데 어려움이 있다. ④ 계산을 하는 데 특별한 기능을 가진 고속 컴퓨터나 통계용 프로그램의 힘을 빌어야만 한다.

9.1. 중회귀모델(multiple regression model)

중회귀모델이라 함은 독립변수가 한 가지 이상인 경우를 지칭하는데, 예를 들어 다차원 중회귀모델(polynomial regression model)은 단변수 선형회귀모델(linear regression model)에 이차함수 이상의 독립변수를 추가한 것이 된다.

first-order linear regression model: $Y = \beta_0 + \beta_1 \cdot X + E$

second-order polynomial regression model:

$$Y = \beta_0 + \beta_1 \cdot X + \beta_2 \cdot X_2 + E$$

중회귀모델의 일반식은 다음과 같다. 예를 들어 체중에 영향을 주는 요소로 연령과 신장을 고려한다면 일차적으로는 [Y(체중) $= \beta_0 + \beta_1 \cdot X_1$(연령) $+ \beta_2 \cdot X_2$(신장)]과 같은 중회귀모델을 설정할 수 있다.

$$Y = \beta_0 + \beta_1 \cdot X_1 + \beta_2 \cdot X_2 + \cdots + \beta_k \cdot X_k + E$$

여기에 신장의 이차함수를 추가로 고려하려 한다면 이 모델은 [Y(체중) $= \beta_0 + \beta_1 \cdot X_1$(연령) $+ \beta_2 \cdot X_2$(신장) $+ \beta_3 \cdot X_3$(신장^2)] 형태로 되며, 더 나아가서 연령도 이차함수로 표현하면서 동시에 신장과 연령의 교호작용까지도 함께 고려하고 싶으면 [Y(체중) $= \beta_0 + \beta_1 \cdot X_1$(연령) $+ \beta_2 \cdot X_2$(연령^2) $+ \beta_3 \cdot X_3$(신장) $+ \beta_4 \cdot X_4$(신장^2) $+ \beta_5 \cdot X_5$(연령 · 신장)]의 모델을 구축하면 된다. 이러한 다양한 모델 중에서 측정

자료를 가장 잘 반영해 주는 모델을 선정하는 방법은 나중에 설명하기로 한다.

9.2. 중회귀모델의 가정

중회귀모델을 이용한 회귀분석이 가지는 가정은 원칙적으로는 단변수 선형회귀모델의 경우와 동일하다. 이를 간략히 정리하면 다음과 같다.

【가정 1: *Existence*】: *k*개의 독립변수 *X*의 조합 각각에 대해 *Y*는 임의변수(random variable)로 특정한 평균과 분산을 가지는 확률분포를 따른다.

【가정 2: *Independence*】: 모든 *Y* 값들은 서로 독립적이어야 한다.

【가정 3: *Linearity*】: *k*개의 독립변수 *X*의 조합 각각에 대해 *Y*의 평균들은 선형적이어야 한다. 즉,

$$\mu_{Y|X1,\ X2,\ \cdots,\ Xk} = \beta_0 + \beta_1 \cdot X_1 + \beta_2 \cdot X_2 + \cdots + \beta_k \cdot X_k$$

혹은,

$$Y = \beta_0 + \beta_1 \cdot X_1 + \beta_2 \cdot X_2 + \cdots + \beta_k \cdot X_k + E$$

【가정 4: *Homoscedasticity*】: *k*개의 독립변수 *X*의 조합 각각에 대해 *Y*가 가지는 분산은 동일해야 한다. 이 가정은 매우 엄격한 것으로 보이지만 실제로는 분산들이 서로 크게 다르지 않는 한 결과에 별 영향이 없다.

【가정 5: *Normal Distribution*】: *k*개의 독립변수 *X*의 조합 각각에 대해 *Y*는 정규분포를 따라야 한다. 이 가정은 최소자승법에 의한 모수 추정에는 전혀 관계가 없지만 회귀분석법에 의한 가설검정이나 구간추정에는 필수적이다.

9.3. 모회귀계수 추정 및 분산분석표의 이용

중회귀모델에서의 모회귀계수 추정은 단변수 선형모델의 경우와 마찬가지로 최소자승법과 최소분산법을 이용한다. 그 수식은 매우 복잡하기 때문에 여기서는 생략한다. 분산분석표를 이용하여 중회귀분석의 결과를 요약하는 방법이나 내용도 단변수분석의 경우와 마찬가지이다.

9.4. 중회귀분석의 가설검정

자료분석을 위한 중회귀모델이 설정되면 여기서 구한 추정치를 통해 독립변수(들)이 종속변수 Y를 예측하는 데 얼마나 도움이 되는지 알아야 한다. 중회귀모델을 이용하여 가설검정을 하면 이와 같은 문제를 해결할 수 있는데, 보통 다음과 같은 세 가지 검정방법이 있다.

① Test for significant overall regression: 모델에 포함된 독립변수 모두가 Y를 유의하게 예측할 수 있는가?

② Partial F-test: 독립변수 하나를 기존의 독립변수들에 추가할 때 그 변수의 첨가로 인해 Y의 예측이 유의하게 좋아지는가?

③ Multiple-partial F-test: 독립변수 몇 개를 기존의 독립변수들에 추가할 때 그 변수의 첨가로 인해 Y의 예측이 유의하게 좋아지는가?

일반적으로 중회귀분석에서의 가설검정법은 두 개의 모델을 서로 비교하면서 수행하게 되는데, 검정하고자 하는 독립변수(X_2)까지를 포함한 모델을 full model이라 하며 기존의 모델에서 관심 있는 독립변수(X_2)만을 제외한 모델을 reduced model이라 한다. 귀무가설 [H_0: $\beta_2 = 0$] 하에서 full model이 reduced model로 변하는 것이며, 이 귀무가설에 대한 가설검정은 '이 두 가지 모델 중 어떤 모델이 더 적합한가?'를 판정하는 것과 본질적으로 같다.

full model: $Y = \beta_0 + \beta_1 \cdot X_1 + \beta_2 \cdot X_2 + E$
reduced model: $Y = \beta_0 + \beta_1 \cdot X_1 + E$

9.4.1. Test for significant overall regression

중회귀모델 [$Y = \beta_0 + \beta_1 \cdot X_1 + \beta_2 \cdot X_2 + \cdots + \beta_k \cdot X_k + E$]이 있을 때 귀무가설은 [$H_0$: k개의 독립변수 모두가 Y의 변동을 전혀 설명하지 못함] 혹은 [H_0: there is no significant overall regression using all k independent variables in the model] 혹은 [H_0: $\beta_1 = \beta_2 = \cdots = \beta_k = 0$]로 표현된다. 이 경우의 full model은 k개의 독립변수 모두를 포함하고 있는 모델이며, 반면에 reduced model은 절편 β_0만을 포함하고 있는 모델이 된다. 가설검정은 다음과 같은 F-값을 계산함으로써 가능하다. 분산분석표를 이용한 결과를 보면 아래와 같이 귀무가설이 기각되어 '신장-연령-연령²으로 구성된 독립변수는 체중이라는 종속변수의 변동을 유의하게 설명하여 주고 있음'을 알 수 있다.

$$F = \frac{MS_{regression}}{MS_{residual}} = \frac{(SSY - SSE)/k}{SSE/(n-k-1)}$$

Source	df	SS	MS	F	R^2
regression	k = 3	SSY-SSE = 693.1	231.02	9.47	0.7802
residual	n-k-1 = 8	SSE = 195.2	24.40		
total	n-1 = 11	SSY = 888.25			

그러나 이 검정의 결과가 '이 세 가지 변수가 Y를 설명하는 데 반드시 필요한 변수'라는 의미는 아님을 명심해야 한다. 다음에 설명하는 검정법을 이용하면 이 문제를 해결할 수 있다.

9.4.2. Partial *F*-test

중회귀분석에서 보다 세부적인 가설검정을 하기 위하여 제곱합을 다음과 같이 세분화할 수 있다. 다음의 분산분석표를 이용하여 '특정변수의 영향을 고려(통제)한 상태에서 관심 있는 변수가 *Y*의 예측에 얼마나 기여하는가?'의 문제를 해결해 보기로 하자.

① $SS(X_1)$: X_1(신장) 변수 단독으로 설명되는 제곱합

② $SS(X_2|X_1)$: X_1(신장) 변수 외에 X_2(연령) 변수를 추가로 더함으로써 야기되는 설명능력의 제곱합

③ $SS(X_3|X_1,X_2)$: X_1(신장)과 X_2(연령) 이외에 X3(연령^2) 변수를 추가함으로써 야기되는 설명능력의 제곱합

Source	df	SS	MS	F	R^2
regression		SSY-SSE = 0.7802			
X_1	1	588.92	588.92	19.67	
$X_2\|X_1$	1	103.90	103.90	4.78	
$X_3\|X_1,X_2$	1	0.24	0.24	0.01	
residual	8	SSE = 195.2	24.40		
total	11	SSY = 888.25			

위의 예에서 'X_1(신장) 변수 단독으로 *Y*를 얼마나 예측할 수 있는가?'의 문제는 바로 앞 절에서 설명한 바와 같이 $F = (588.92/1)/((103.90 + 0.24 + 195.2)/10) = 19.67$를 계산함으로 해서 해결이 가능하다. 그러나 '다른 기존의 변수를 모델에 그대로 둔 채 X_2(연령)의 기여도'를 평가하려 할 때는 소위 'partial F-test'를 사용해야 한다. 이 검정법을 이용하면 기존의 모델에서 종속변수에의 기여도가 작은 변수를 제거하여 궁극적으로는 경제적이면서 의미 있는 변수들로 구성된 모델을 만들 수 있다.

이 검정법의 귀무가설은 [H_o: p개의 독립변수로 구성된 모델에서 특정변수 X^*의 첨가는 Y의 변동을 전혀 향상시키지 못함] 혹은 [H_o: $\beta^* = 0$ in the model $Y = \beta_0 + \beta_1 \cdot X_1 + \beta_2 \cdot X_2 + \cdots + \beta_p \cdot X_p + \beta^* \cdot X^* + E$]로 표현된다. 여기서 p개의 독립변수로 구성된 기존 모델에 특정변수 X^*를 첨가시킴으로 해서 발생된 Y 변동의 제곱합은 기존 모델에 특정변수 X^*도 포함되어 있을 때의 제곱의 합에서 기존모델에서 특정변수 X^*만 제외된 경우의 제곱합을 빼어 줌으로 해서 계산할 수 있다. 즉,

$$\begin{aligned} SS(X^* | X_1, X_2, \cdots, X_p) &= \text{regression } SS(X_1, X_2, \cdots, X_p, X^*) \\ &\quad - \text{regression } SS(X_1, X_2, \cdots, X_p) \end{aligned}$$

$$\text{혹은 } \begin{aligned} SS(X^* | X_1, X_2, \cdots, X_p) &= \text{residual } SS(X_1, X_2, \cdots, X_p, X^*) \\ &\quad - \text{residual } SS(X_1, X_2, \cdots, X_p) \end{aligned}$$

위의 예에서 보면 $SS(X_2|X_1)$ = regression $SS(X_1, X_2)$ – regression $SS(X_1) = 692.82 - 588.92 = 103.90$이 되며, 한편 $SS(X_3|X_1, X_2)$ = regression $SS(X_1, X_2, X_3)$ – regression $SS(X_1, X_2) = 693.06 - 692.82 = 0.24$가 된다. 가설을 검정하기 위해서는 다음과 같은 F-statistic이 필요하다. 예제의 경우 $F(X_2|X_1) = SS(X_2|X_1)$ / MSresidual$(X_1, X_2) = 103.90/(195.19 + 0.24)/9 = 4.78$이 되며, $F(X_3|X_2, X_1) = SS(X_3|X_2, X_1)$/MSresidual$(X_1, X_2, X_3) = 0.24/24.40 = 0.01$이 된다. 이상의 결과로부터 '$X_1$(신장)의 영향을 고려한 상태에서 X_2(연령)의 첨가는 Y를 예측하는 데 유의하였지만 여기에 다시 X_3(연령^2)을 추가한다는 것은 의미가 없었다'고 결론을 내릴 수 있다.

$$F(X^* | X_1, X_2, \ldots, X_p) = \frac{SS(X^* | X_1, X_2, \ldots, X_p)}{MS_{residual}(X_1, X_2, \ldots, X_p, X^*)}$$

$$F(X_1{}^*, X_2, \ldots, X_k | X_1, X_2, \ldots, X_p) = \frac{regressionSS(full) - regressionSS(reduced)}{MS_{residual}(full)} = \frac{residualSS(full) - residualSS(reduced)}{MS_{residual}(full)}$$

9.4.3. Multiple partial *F*-test

기존의 모델에서 두 개 이상의 변수가 함께 기여하는 정도를 평가하는 데 이용되는 검정법으로 기본개념은 partial *F*-test와 같다. [Y(체중) $= \beta_0 + \beta_1 \cdot X_1$(신장) $+ \beta_2 \cdot X_2$(연령) $+ \beta_3 \cdot X_3$(연령2)]의 모델에서 신장의 영향은 그대로 둔 채 연령변수 모두의 영향을 평가하고자 한다는 뜻으로 귀무가설은 [H_o: X_2(연령)와 X_3(연령2) 변수는 X_1(신장)의 영향을 통제한 상태에서 Y를 예측하는 데 전혀 도움이 되지 않는다] 혹은 [H_o: $\beta_2 = \beta_3 = 0$]로 표현된다. 이때의 test statistics는 다음과 같다.

앞의 예제에서 제시된 분산분석표를 이용하면 [Y(체중) $= \beta_0 + \beta_1 \cdot X_1$(신장) $+ \beta_2 \cdot X_2$(연령) $+ \beta_3 \cdot X_3$(연령2)]의 모델에서 [H_o: $\beta_2 = \beta_3 = 0$]를 검정할 수 있다.

$$F(\text{연령, 연령}^2|\text{신장}) = \frac{\text{regression } SS(\text{신장, 연령, 연령}^2) - \text{regression } SS(\text{신장})}{MS_{\text{residual}}(\text{신장, 연령, 연령}^2)}$$

$$\frac{\{(588.92 + 103.90 + 0.24) - 588.92\} / 2}{24.40} = 2.13$$

SAS 시스템과 같은 통계 프로그램에서는 중회귀분석시 partial *F*-test의 결과와 multiple partial *F*-test의 결과를 동시에 제시해 주고 있는데, 이는 통계학적인 용어로 소위 'estimability'를 고려하여 보다 다양한 sum of squares를 출력해 주고 있다. 그 중에서도 실제로 많이 사용되고 있는 것은 Type I SS와 Type III SS인데, Type I SS는 sequential sums of squares로 각 독립변수가 모델에 순서적으로 추가될 때마다 발생하는 SSerror의 증가량으로 이는 특히 분석하고자 하는 변수가 두 가지 이상이어서 연구자료에 가장 잘 적합되는 모델을 선정하는 과정에서 매우 요긴하게 사용된다. 반면에 Type III SS는 partial sums of squares로 기존 모델에 특정변수가 추가될 때 그 결과로서 나타나는 SSmodel의 증가량을 말하는데, 이는 모델에 포함된 다른 covariates의 영향을 보정한 상태에서 특정 변수가 가지는 통계학적 유의성(기여도)을 의미한다. 근자에 와서는 모델의 선정과정에서도 Type III SS를 사용하는 것이 일반적인 추세에 있다. 모델이 $Y = X_1 + X_2 + X_3 + X_4$일 때 출력된 분산분석표에서 Type I SS와 Type III SS를 산정하는 과정을 요약하면 아래와 같다.

	Type I SS	Type III SS
X_1:	SSerror $(X_1 \vert \mu)$	SSmodel $(X_1 \vert X_2, X_3, X_4)$
X_2:	SSerror $(X_2 \vert \mu, X_1)$	SSmodel $(X_2 \vert X_1, X_3, X_4)$
X_3:	SSerror $(X_3 \vert \mu, X_1, X_2)$	SSmodel $(X_3 \vert X_1, X_2, X_4)$
X_4:	SSerror $(X_4 \vert \mu, X_1, X_2, X_3)$	SSmodel $(X_4 \vert X_1, X_2, X_3)$

9.5. 최적 모델의 선정방법

중회귀분석을 수행함에 있어서는 다음과 같은 대단히 중요한 사항 몇 가지를 고려하지 않으면 안 된다. 그 이유는 중회귀분석부터는 분석하고자 하는 변수의 종류가 두 가지 이상이 되기 때문인데, 그것이 독립변수이건 종속변수이건간에 한 가지 모델에 포함된 변수들은 예측하기 어려운 정도로 서로 상대방 변수에 영향을 주기 때문이다. 따라서 중회귀분석을 포함한 소위 다변량분석을 시도할 때는 최소한 다음과 같은 사항을 신중히 고려하면서 연구자료에 적합한 모델을 구축하여야 한다.

중회귀분석시 주의할 점

① 분석의 대상이 되는 연구자료는 이용하려 하는 분석법에서 요구하는 분석기법의 가정에 위배되어서는 안 된다. 따라서 모든 자료는 분석 이전에 가정 위배여부를 검토해야 한다.

② 분석자료에 가장 적합도가 높은 모델을 선정하여야 한다. 선험적 방법과 통계학적 방법이 있다.

③ 교란변수의 영향은 철저히 통제되어야 한다.

④ 변수의 종류(연속적 혹은 비연속적)에 따라 원래 성질에 맞는 형태로 입력되고 해석되어야 한다.

⑤ 변수간의 상호작용을 적절한 방법으로 평가해야 한다.

⑥ 서로 상관성이 높은 변수간에는 collinearity 현상이 있으므로 이를 반드시 통제하여야 한다.

통계학적 분석의 개념이 잘 정리되어 있지 않은 경우에는 연구자료에 적합한 모델을 선정하는 데 소홀하게 되기 쉬우며 따라서 조사된 변수 모두를 그냥 모델에 넣어 컴퓨터에 맡겨 버리는 경향이 흔한데, 앞서 주의사항에서도 지적하였듯이 그릇된 모델(보다 적합한 모델이 있음에도 불구하고 이를 간과하여 버릴 경우)을 적용하면 엉뚱한 결과를 얻게 될 수도 있음을 명심하여야 한다. 따라서 모델선정과정은 매우 신중히 생각하면서 수행해야 하는 부분이라 할 수 있다.

일반적으로 연구자료를 가장 잘 설명해 주는 모델을 찾는다는 일은 그리 간단한 작업이 아니며 분석과정에서 심지어는 수개월이 걸리는 경우도 있을 정도로 상당한 시간을 소요하게 되는 부분이다. 최적 모델을 선정하는 과정은 다음과 같은 단계로 이루어지는게 보통이다. 자료를 설명할 수 있는 가능한 큰 모델을 생각하면서 이 모델에 포함되어야 할 변수들의 목록을 작성한다. 이 모델에 포함되는 변수는 관심있는 변수는 물론 포함되어야 하며 동시에 교란변수로서의 가능성이 있는 변수도 포함되어야 한다. 또한 기존 변수의 다차원형(예: 연령^2, 신장^2), 대수변환 등의 변수변환(예: log연령, 신장$^{-1}$), 교호작용(예: 신장x연령)을 평가하기 위한 변수 등 모든 가능한 형태의 변수들로 이루어지는 모델을 일차로 선정한다.

변수의 목록이 작성되었으면 실제로 '어떤 변수들의 조합으로 구성된 모델이 연구자료와 가장 잘 적합될 것일까?'를 해결해야 한다. 여기에는 ① 경험 및 주관에 의해 실증적으로 모델을 선정하는 방법과 ② 통계학적 이론의 힘을 빌려서 모델을 선정하는 방법이 있다. 자료를 설명할 수 있는 가능한 큰 모델을 일차로 구축하는 과정은 두 방법 모두 동일하지만, 전자의 경우에는 앞서 설명한 partial *F*-test(혹은 Type I SS)를 이용하여 변수를 차례로 넣고 빼고 함으로써 기존 변수의 영향을 통제한 상태에서 해당 변수의 모델에의 기여도를 중심으로 적합도를 평가하는 방법이며, 후자는 가능한 큰 변수로 구성된 모델을 놓고 통계학적 확률론에 입각하여 연구자료를 가장 잘 설명하는 모델을 찾아가는 방법을 말한다. 연구자의 견해나 취향에 따라 두 가지 방법 중에서 모델선정법을 택하게 되는데 근래에는 전자를 선호하는 경향이 많다. 후자의 방법으로 모델을 선정하는 데는 다음과 같은 방법이 있다.

① Forward selection: 독립변수가 하나도 포함되지 않은 null model로부터 출발하여 분산분석표의 *F* 값에 가장 큰 기여를 하는 변수를 순서대로 하나씩 추가해 나가는 방법

② Backward elimination: 모든 독립변수를 모두 포함한 model에서 시작하여 전체 model에 가장 기여도가 적은 변수부터 하나씩 빼기 시작하여 model에 남아 있는 변수들 모두가 어떤 유의수준 이하가 될 때까지 빼 나가는 방법

③ Stepwise: 독립변수가 아무 것도 포함되지 않은 model로부터 출발하여 분산분석표의 *F* 값에 가장 큰 기여를 하는 변수를 순서대로 하나씩 규정된 유의수준 이하의 변수를 추가해 나가는 것은 forward selection과 비슷하지만, 한 변수가 추가될 때마다 각 변수의 *F* 값을 다시 계산하여 유의수준 이상의 변수는 빼 나간다는 점이 다르다.

④ Maximum R^2 improvement: 독립변수가 하나만 포함될 때, 두 개

만 포함될 때, 세 개만 포함될 때 등등에서 가장 그 설명력이 높은 model을 선택하는 방법이다.

⑤ All possible subsets selection: 각각의 독립변수의 *p*-value와는 관계없이 주어진 개수의 변수들로 이루어지는 가능한 모든 조합들의 R^2를 구하여 이들을 R^2가 감소하는 순으로 나열해 준다.

5

분율 및 비율의 통계적 분석
Analysis of Proportions and Rates

제 1 절 집단현상 자료로서의 분율과 비율

연구대상표본 개개의 개별현상을 관측하여 이를 집단현상으로 표현하는 방법에는 여러 가지가 있을 수 있다(제1장 참조). 그 중에서 개별현상을 명칭척도(nominal scale)나 순위척도(ordinal scale) 등으로 관측한 경우에는 비율(rate)이나 분율(proportion)의 형태로서 집단현상을 표시하게 된다.

【예제 5-1】

> 새로이 진단받은 100명의 암환자의 생존여부를 관찰하여 1년 후에는 70명이, 그리고 2년 후에는 60명이 생존하였다.

위 예에서 연구자가 관측한 개별현상은 암환자 개개인의 생존여부가 되겠지만 그러한 관측내용을 집단현상으로 표시 또는 분석자료화함에 있어서는 사망률 또는 생존율 등의 비율이나 분율 등으로 조작된다.

비율(rate)은 집단에서 일어난 현상의 발생정도를 표시하는 것으로 일반적으로 관찰한 현상을 시간의 함수로 표현하는데, 바꾸어 말하면 집단에서의 현상발생속도를 의미하는 지표이다. 보다 구체적으로 설명하면 y라는 현상(또는 실체)이 x라는 현상(주로 시간)에 의존하여 변하고 있다 할 때($y = f(x)$), 일정단위량의 x가 변하였을 때 이에 의존하여 변한 y의 변동량이 곧 rate이다.

위 예에서 보면 암환자 100명의 집단에서 2년 동안의 평균적 연간 사망률(annual death rate)은

$$\frac{(\text{사망자수})}{(\text{총관찰연수})} = \frac{40}{(70 + 1/2 \times 30) + (60 + 1/2 \times 10)} = 0.267$$

이 되는데 0.267이라는 수치는 "암환자 집단에서는 1년을 경과하는 동안에 생존자 중 평균적으로 0.267명(또는 1,000명 중 267명)씩 사망하게 된다."라는 내용을 뜻한다. 이는 단지 집단현상의 순간순간의 변동량을 평균적으로 표현하는 것이지 암환자 개개인이 사망할 확률이나 위험도를 나타내 주지는 않는다.

한편 분율(proportion)은 특정현상을 경험(발생 또는 보유)한 개체가 집단 전체에서 차지하는 점유정도를 표시하는 지수이다. 따라서 분율은 단위가 없고, 0~1의 범위를 지니며 확률적 예측치의 성질을 가지고 있다. 위 예에서 보면;

처음 2년 동안의 사망확률(또는 분율) = 40/100 = 0.40

첫 1년 동안의 사망확률(또는 분율) = 30/100 = 0.30

다음 1년 동안의 사망확률(또는 분율) = 10/70 = 0.14

가 되는데 0.40 또는 0.30이라는 수치는 암환자가 2년(또는 1년)을 앞으로 경과하는 동안에 사망할, 관찰시점에서의 확률을 의미하고 0.14는 관찰시작으로부터 1년을 생존한 환자 중 그 다음 1년을 경과하는 동안에 사망할, 1년 시점에서의 확률을 뜻하게 된다. 즉 집단현상의 지표로부터 개개인에서의 확률이나 위험도를 나타내고 있음이 비율과 구별되는 점의 하나가 된다.

제 2 절 단일분율 및 비율의 통계적 분석방법

통계적 분석을 통하여 최종적으로 얻게 되는 내용은 제2장에서 설명한 바와 같이 가설검정이나 추정이 되며, 한편 이를 위하여는 *p*-value function이나 *LR*-function으로 그 분석자료를 요약하게 되고 여기에는 적절한 통계적 모형 또는 확률분포의 적용을 필요로 하게 된다.

따라서 통계적 분석방법의 첫걸음은 자료형태에 따라 적용하게 되는 적절한 확률분포나 통계적 모형이 무엇인가를 아는 것이다.

> 분율에는 이항(binomial) 확률분포를 적용한다.
> 근사법으로 Z-분포, χ^2-분포를 사용한다.

> 비율에는 포아송(Poisson) 확률분포를 적용한다.
> 근사법으로 Z-분포, χ^2-분포를 사용한다.

2.1. 단일분율의 분석(analysis of single proportion)

【예제 5-2】

새로운 치료법을 10명에게 시행한 결과 3명에서 치료효과를 보였다. 기존의 치료효과는 10%로 알려져 있다. ① 새로운 치료법은 기존의 치료효과인 10%보다 높다고 할 수 있는가? ② 이번의 시행결과가 나오기 이전에 연구자가 새로운 치료법이 기존의 치료법보다 좋다고 생각한 것(prior credibility)은 50%이었다. 그 믿음이 얼마나 달라졌겠는가?

단일분율을 분석할 때의 자료의 형태는 아래와 같이 요약된다.

모 수: π
관찰치: $p = c/S$
c: 특정 현상이 관찰(발생 또는 보유)된 수, cases
S: 관찰 대상자 총수, Subjects

위의 예제에 적용하면,

$$\pi = 0.1$$
$$p = 3/10 = 0.3$$

이다.

첫번째 문제 "새로운 치료법의 효과는 기존의 치료효과 10%보다 높다고 할 수 있는가?"에 대한 답을 통계적(혹은 확률론적)으로 구하는 접근방법은 '관측치 3/10이 치료효과(참값)가 10%인 상황에서 출현하였다(이것이 곧 귀무가설이 된다)'고 하였을 때 그 출현빈도를 산출해 보는 것이다. 출현빈도(확률)를 산출하는 방법은 여러 가지가 있다.

2.1.1. 직접산출법(exact model)

이항분포(Binomial distribution)를 적용하여 $\pi = 0.1$이고 시행횟수 $n = 10$에서 성공결과(r)가 3 또는 그 이상이 나오는 확률을 직접 구한다. 즉 제1장 3.2.2.에서의

$$p[X \le r] = \sum_{r=0}^{n} {}_nC_r \pi^r (1-\pi)^{n-r}$$ 를 이용한다.

$r = 3$, $r = 4$, …, $r = 10$이 나올 각각의 확률을 구하여 합하거나, 아니면 $r = 0$, $r = 1$, $r = 2$, $r = 3$이 나올 확률을 구하여 이들의 합

을 1에서 뺀다. 그런데 r = 3인 경우는 양쪽 모두에서 산입하고 있으므로 그 1/2만 반영해 준다.

$$p = 1 - \left\{0.9^{10} + 10 \cdot 0.1 \cdot 0.9^{9} + {}_{10}C_2\, 0.1^2 \cdot 0.9^8 + \frac{1}{2}\; {}_{10}C_3\, 0.1^3 \cdot 0.9^7\right\}$$

$= 0.04$ 로 산출된다.

π = 0.1인 경우 관측결과가 특별한 이유 없이도 3/10 이상으로 나올 확률은 0.04 정도라는 의미이다. 다른 말로 표현하면 π = 0.1이라는 귀무상태(H_0)와 관측결과 3/10과의 일치정도를 p-value로 표시한다면 p = 0.04라고 할 수 있다(이를 p-value function이라고 한다).

2.1.2. 근사법(asymptotic model)

이항분포 대신 정규분포를 적용하여 그 출현빈도를 근사적으로 산출한다. 이항분포에서 n이 커지면 그 모양이 정규분포와 비슷해지고 그 평균은 $n\pi$이고 분산은 $n\pi(1-\pi)$가 되는데(분율을 그대로 사용하면 평균은 π, 분산은 $\pi(1-\pi)/n$이다) 이를 이용한다.

따라서,

$$Z = \frac{(c - n\pi)}{\sqrt{n\pi(1-\pi)}} \quad \text{또는} \tag{5-1}$$

$$Z = \frac{(p - \pi)}{\sqrt{\dfrac{\pi(1-\pi)}{n}}} \quad \text{또는} \tag{5-2}$$

$$\chi^2 = \frac{(c - n\pi)^2}{n\pi(1-\pi)} \quad \text{또는}$$

$$\chi^2 = \frac{\left(|c - n\pi| - \dfrac{1}{2}\right)^2}{n\pi(1-\pi)}$$ (⋯▸ continuity correction)로 구한다.

위 예제에 대입하면

$$\chi^2 = \frac{(3-1)^2}{10 \cdot 0.1 \cdot 0.9} = 4.4$$

$\Rightarrow p < 0.05$가 된다(부록 표 6 참조).

또는,

$$\chi^2 = \frac{\left(|3-1| - \frac{1}{2}\right)^2}{10 \cdot 0.1 \cdot 0.9} = 2.5$$

$\Rightarrow 0.1 < p < 0.25$이 된다.

2.1.3. 치환법(better approximation) : arc sin√로 치환

π가 0 또는 1에 가까우면 분산 $n\pi(1-\pi)$이 불안정(unstable)하여 정규분포에 잘 맞지 않는다. 그리하여 정규분포에 더 비슷해지도록 π와 p를 다른 모양으로 치환하여 사용한다. 분율인 경우에는 $\sin^{-1}\sqrt{\ }$로 치환한다. 즉 π 대신 $\sin^{-1}\sqrt{\pi}$로, p 대신 $\sin^{-1}\sqrt{p}$로 한다. 이렇게 치환하면 $\pi(1-\pi)$는 0.25가 된다($\pi = 0.5$일 때의 $\pi(1-\pi) = 0.25$와 같은 값이 된다). 그리하여,

$$\chi^2 = \frac{\left(\sin^{-1}\sqrt{p} - \sin^{-1}\sqrt{\pi}\right)^2}{1/4 \cdot n}$$

$$= 4 \cdot n \cdot (\sin^{-1}\sqrt{p} - \sin^{-1}\sqrt{\pi})^2 \text{ 을 적용한다.} \quad (5\text{-}3)$$

위 예제에 대입하면

$\chi^2 = 4 \cdot 10 \cdot (0.5796 - 0.3218)^2 = 2.66$

$\Rightarrow 0.1 < p < 0.2$이다(부록 표 6 참조).

2.1.4. LR-function

위 예제에서 연구자는 새로운 치료법(π)이 기존의 치료법(π_0)보다

그 효과가 좋다고 믿은 prior credibility가 50%라고 하였다. 그런데 10명에 대해 시행을 해 보니 3명에서 치료효과를 보였다. 이 결과가 연구자의 믿음에 어떤 변화를 주었겠는가를 분석하는 경우 Likelihood Ratio를 이용한다.

제2장 식 (2-6)에서

$$LR = \frac{p''/(1-p'')}{p'/(1-p')} \text{ 이고}$$

$$p'' = \frac{1}{1+\dfrac{(1-p')/p'}{LR}} \text{ 이었다.}$$

p': data가 얻어지기 전의 prior credibility

p'': data가 얻어진 이후의 posterior credibility

여기에서도 LR은 세 가지 방법(직접법, 근사법 및 치환법)으로 산출할 수 있다. 그리고 새로운 치료법의 치료효과(참값)는 관측결과 p와 같다고 할 때 LR은 최대값이 된다.

① 직접법에 의한 LR은

$\pi^c(1-\pi)^{s-c}/\pi_0^c(1-\pi_0)^{s-c}$인데 그 최대값은 $\pi = p$라고 할 때이다. 위 예제를 대입한 최대 $LR(LR_{max})$은

$$(0.3)^3(0.7)^7/(0.1)^3(0.9)^7 = 4.64$$

⇒ 관측치 3/10이 $\pi = 0.3$에서 출현한 확률과 $\pi_0 = 0.1$에서 출현한 확률의 비(ratio)가 4.64이다.

② 근사법에 의한 LR은

$$\sqrt{\frac{\pi_0(1-\pi_0)}{\pi(1-\pi)}} \cdot \exp\left[-\frac{1}{2}(\chi_{\pi}^2 - \chi_{\pi_0}^2)\right] \tag{5-4}$$

$$\text{여기서}\quad \chi_{\pi}^{2} = \frac{(p-\pi)^{2}}{\pi(1-\pi)/n},$$

$$\chi_{\pi_0}^{2} = \frac{(p-\pi_0)^{2}}{\pi_0(1-\pi_0)/n} \quad \text{이다.}$$

LR_{max}는 $\pi = p$일 때이므로 $\chi_{\pi}^{2} = 0$가 되어

$$LR_{max} = \sqrt{\frac{\pi_0(1-\pi_0)}{p(1-p)}} \cdot e^{\frac{1}{2}\chi_{\pi_0}^{2}} \quad \text{이다.} \qquad (5\text{-}5)$$

위 예제를 대입한 LR_{max}는

$$\sqrt{\frac{(0.1)(0.9)}{(0.3)(0.7)}}\; e^{\frac{1}{2}(4.4)} = 5.91 \text{ 이 된다.}$$

③ 치환법에 의한 LR은

$\pi(1-\pi) = \pi_0(1-\pi)_0 = 1/4$이 되기 때문에

$$LR = e^{-\frac{1}{2}(\chi_{\pi}^{2} - \chi_{\pi_0}^{2})} \quad \text{이다.} \qquad (5\text{-}6)$$

여기서 χ_{π}^{2} 및 $\chi_{\pi_0}^{2}$ 는 치환법에 의한 산출된 값이다.

위 예제를 대입한 LR_{max}는($\chi_{\pi}^{2} = 0$이므로)

$$e^{-\frac{1}{2}(2.66)} = 3.78 \text{ 이다.}$$

한편 posterior credibility는

$$p'' = \frac{1}{1 + \dfrac{(1-p')/p'}{LR_{max}}} \quad \text{로}$$

위 예제에 대입하면 ($p' = 0.5$, $LR_{max} = 3.78$) $p'' = 0.79$가 된다. 믿음이 79%로 높아졌다.

2.1.5. 95% 신뢰구간 추정

10명에게 시행하여 3명에서 치료효과를 보인 관찰결과(3/10)는 이론적(확률론적)으로 보면 치료효과의 참값(π)이 0인 경우에서도 출현할 수 있고 1(100%)인 경우에서도 출현할 수 있다(다만 그 출현확률이 거의 0에 가깝다). 〈제2장 3.2.〉 추정에서 설명한 바와 같이 95% 신뢰구간이라 함은 3/10이라는 관찰의 출현빈도가 95% 확률범위 안에 있게 되는 참값의 범위이다.

구체적으로 관찰치 3/10의 출현빈도가 2.5% 이상이 되는 참값 π의 상한치(0.3보다 큰 π값)와 하한치(0.3보다 작다)를 구하게 된다. 직접법, 근사법 및 치환법으로 풀 수 있다.

① 이항분포를 이용하여 직접법으로 풀면

$$1-\left\{\sum_{C=0}^{2} {}_{10}C_c \pi^2 (1-\pi)^{10-c} + \frac{1}{2}\ {}_{10}C_3 \pi^3 (1-\pi)^7\right\}$$ 의 값이 각각

0.025와 0.975가 되는 π값을 구한다.

⇒(0.083, 0.620)으로 산출되어 0.1을 포함하고 있다.

② 정규분포를 이용하여 근사법으로 풀면

$$Z = \frac{(3-10\pi)}{\sqrt{10\pi(1-\pi)}}$$ 값이 각각 1.96과 −1.96이 되는 π값을 구한다. Z를 자승한 χ^2로 풀면 쉽다.

$$\chi^2 = \frac{(3-10\pi)^2}{10\pi(1-\pi)} = 3.84$$ 가 되는 π값이 된다.

이것은 $Ax^2 + Bx + C = 0$인 방정식에서 x의 근을 찾는 방법과 같다. 즉,

$$x = \frac{-B \pm \sqrt{B^2 - 4AC}}{2A}$$ 인데,

여기서 $A = S^2 + 3.84S$

$B = -(2c + 3.84)S$

$C = c^2$이 된다.

더 간략화하면

$$\pi = \frac{c+1.92}{S+3.84} \pm \frac{\sqrt{0.96 \cdot S\left\{S(3.84+4c)-4c^2\right\}}}{S \cdot (S+3.84)}$$ 이다. (5-7)

위 예제에 대입하면($S = 10$, $c = 3$)

$$\pi = \frac{4.92}{13.84} \pm \frac{\sqrt{9.6 \cdot \{(10 \cdot 15.84) - 36\}}}{(10) \cdot (13.84)}$$

$\Rightarrow (0.108,\ 0.603)$

한편 continuity correction을 하면서 산출한 95% 신뢰구간은 (0.081, 0.646)이다(제2장 3.2. 참조).

③ 치환법으로 풀면

$\chi^2 = 4 \cdot S(\sin^{-1}\sqrt{p} - \sin^{-1}\sqrt{\pi})^2 = 3.84$가 되는 π값이 된다. 여기서 $\sin^{-1}\sqrt{p} = y$, $\sin^{-1}\sqrt{\pi} = x$라고 하면($\pi = (\sin x)^2$이 된다),

$4 \cdot S \cdot (y - x)^2 = 3.84$가 되고,

따라서

$Ax^2 + Bx + C = 0$의 근 x는 $\dfrac{-B \pm \sqrt{B^2 - 4AC}}{2A}$에서

$A = S$

$B = -2Sy$

$C = Sy^2 - 0.96$이다.

한편 $\pi = (\sin x)^2$이므로, 위 식을 간략히 하면

$$\pi = \left\{\sin(\sin^{-1}\sqrt{p}) \pm \sqrt{\frac{0.96}{S}}\right\}^2$$ 로 된다. (5-8)

$\Rightarrow (0.071,\ 0.603)$

2.2. 단일 비율의 분석(analysis of sigle rate)

【예제 5-3】

40명의 환자에게 새로운 치료법을 적용한 후 추구관찰을 시행하여 9명에서 질병이 재발되었다. 40명의 관찰기간은 각각 다른데 관찰기간의 총합은 4,000 person-months였다. 기존의 치료법에서의 치료 후 재발률은 $R = 1/1{,}000$ person-months였다. 새로운 치료법에서의 재발률은 기존 치료법의 그것과 차이가 있는가?

단일 비율을 분석할 때의 자료형태는 아래와 같이 요약된다.

모 수: R(rate의 첫 자 R)
관찰치: $r = c/T$
 c; 특정현상이 관찰(발생 또는 보유)된 수
 T; 대상자 관찰기간의 총합

위의 예제에 적용하면
$R = 1/1{,}000$, $r = 9/4{,}000$이다.

R과 r은 차이가 있는가 하는 문제를 확률적으로 분석하는 방법은 '재발률 참값이 1/1,000인 상황하에서 관측치 $r = 9/4{,}000$의 출현빈도'를 산출하는 것이 된다.

2.2.1. 직접산출법(exact model)

비율의 경우에선 포아송 분포(poisson distribution)를 적용한다.

$$p[X \le c] = \sum_{x=0}^{c} \frac{e^{-RT}(RT)^{x}}{x!} \quad \text{에서}$$

$c = 9$, $c = 10$, $\cdots$, $c = 4{,}000$ 이 나올 각각의 확률을 구하여 합하거나, 아니면 $c = 0$, $c = 1$, $\cdots$, $c = 8$이 나올 각각의 확률을 구하여 이들의 합을 1에서 뺀다.

$$p = 1 - \sum_{x=0}^{8} \frac{e^{-4} 4^{x}}{x!} = 0.0213 \cdots \quad p < 0.05$$

참값이 1/1,000인 상황에서 관측치 9/4,000 이상이 나올 확률은 0.02 정도이다. p-value function으로 표시하면 $p = 0.02$라고 할 수 있다.

2.2.2. 근사법(asymptotic model)

포아송 분포 대신 정규분포를 적용하여 그 출현빈도를 근사적으로 산출한다. 포아송 분포에서 r의 평균은 R(c의 평균은 RT)이고 그 분산은 $\frac{R}{T}$ (또는 RT)이다. 이를 이용하여,

$$Z = \frac{c - RT}{\sqrt{RT}} \quad \text{또는} \quad Z = \frac{r - R}{\sqrt{\frac{R}{T}}} \text{ 이고,} \tag{5-9}$$

이는 다시

$$\chi^2 = \frac{(c - RT)^2}{RT} \quad \text{또는} \quad \chi^2 = \frac{(r - R)^2}{R / T} \text{ 가 된다.}$$

위의 예제에 대입하면,

$$\chi^2 = \frac{(9 - 4)^2}{4} = 6.25,$$ 자유도 1에서 $p < 0.025$가 된다(부록 표 6 참조).

2.2.3. 치환법(better approximation): $\sqrt{\ }$로 치환

r 또는 c의 분포모양이 정규분포에 더욱 비슷해지도록 다른 형태로 치환하여 출현빈도를 산출한다. 여기에서는 r 대신에 $\sqrt{r}$, 또는 c 대신에 $\sqrt{c}$로 치환한다(분율에서는 $\sin^{-1}\sqrt{\ }$로 치환해서 사용한다). 이렇게

치환하면 c 분포의 분산($= RT$)은 0.25로 안정된다.

그리하여

$$\chi^2 = \frac{(\sqrt{r}-\sqrt{R})^2}{0.25/T} = (4T)(\sqrt{r}-\sqrt{R})^2 \quad \text{또는}$$

$$\chi^2 = \frac{(\sqrt{c}-\sqrt{RT})^2}{0.25} = 4(\sqrt{c}-\sqrt{RT})^2 \text{ 이 된다.} \qquad (5\text{-}10)$$

위의 예제에 대입하면

$$\chi^2 = 4\cdot(\sqrt{9}-\sqrt{4})^2 = 4 \Rightarrow p < 0.05$$

2.2.4. LR-function

관측치 9/4,000이 $H_0 : R_0 = 1/1,000$에서 출현한 빈도와 어떤 특정값(H)에서 출현한 빈도와의 상대적인 비(ratio)가 Likelihood Ratio이다. $H : R = r$이라고 할 때 LR은 최대값을 보인다($= LR_{\max}$).

① 직접법에 의한 LR

r이 H_0에서, 그리고 H에서 출현한 빈도를 포아송 분포를 적용하여 구한 후 그 ratio를 산출한다.

$$LR = \frac{e^{-RT}(RT)^c / c!}{e^{-R_0T}(R_0T)^c / c!} = e^{\{R_0 - R\}T} \cdot \left(\frac{R}{R_0}\right)^c \text{ 이다.} \qquad (5\text{-}11)$$

위의 예제에 대입하면

$$LR = e^{(1/1,000-9/4,000)\cdot 4,000} \times \left(\frac{9/4,000}{1/1,000}\right)^9$$

$$= e^{-5} \times \left(\frac{9}{4}\right)^9 = 9.958$$

$\Rightarrow r = 9/4,000$이 $R_0 = 1/1,000$에서 출현할 확률보다 $R = 9/4,000$에

서 출현할 확률이 약 10배 정도 높다.

② 근사법에 의한 LR은

$$\frac{1/\sqrt{2\pi}\cdot\sqrt{RT}\ e^{-\frac{1}{2}\left(\frac{c-RT}{\sqrt{RT}}\right)^2}}{1/\sqrt{2\pi}\cdot\sqrt{R_0T}\ e^{-\frac{1}{2}\left(\frac{c-R_0T}{\sqrt{R_0T}}\right)^2}}$$ 인데, 이는

$$\sqrt{\frac{R_0}{R}}\ e^{\frac{1}{2}\left\{\left(\frac{c-R_0T}{\sqrt{R_0T}}\right)^2-\left(\frac{c-RT}{\sqrt{RT}}\right)^2\right\}}$$ 로 약분되며

한편, $\chi_{R_0}^2=\dfrac{(c-R_0T)^2}{R_0T}$ 이고 $\chi_R^2=\dfrac{(c-RT)^2}{RT}$

$$LR=\sqrt{\frac{R_0}{R}}\ e^{\frac{1}{2}(\chi_{R_0}^2-\chi_R^2)}$$ 로 단순화된다. (5-12)

위의 예제에 대입하면, $\chi_{R_0}^2=6.25$, $\chi_R^2=0$를 이용하여

$LR_{\max}=\sqrt{\dfrac{R_0}{R}}\ e^{\frac{1}{2}\times 6.25}=15.17$이 된다.

③ 치환법에 의한 LR은 분산이 모두 1/4이 되므로

$$LR=e^{\frac{1}{2}(\chi_{R_0}^2-\chi_R^2)} \tag{5-13}$$

이다.

여기서 $\chi_{R_0}^2$ 및 χ_R^2은 치환법에 의해 산출한 값을 적용한다. 위 예제에 대입하면 $\chi_{R_0}^2=4$, $\chi_R^2=0$를 이용하며 $LR_{\max}=e^{\frac{1}{2}\cdot 4}=7.36$ 이 된다.

2.2.5. 95% 신뢰구간 추정

4,000 months 동안 시행하여 9명에서 치료효과를 보인 관찰결과 (9/4,000)는 이론적(확률적)으로 보면 치료효과의 참값(R)이 0인 경우에서도 출현할 수 있고, 1(100%)인 경우에서도 출현할 수 있다(다만 그 출현확률이 거의 0에 가깝다). 구체적으로 관찰치 9/4,000의 출현빈도가 2.5% 이상이 되는 참값 R의 상한치(9/4,000보다 큰 R값)와 하한치(9/4,000보다 작은 R값)를 구하게 된다. 직접법, 근사법 및 치환법으로 풀 수 있다.

① 포아송 분포를 이용하여 직접법으로 풀면,

$$1-\left[\sum_{c=0}^{8}\frac{e^{-R}R^{c}}{c!}+\frac{1}{2}\times\frac{e^{-R}R^{9}}{9!}\right]$$ 의 값이 각각 0.025와 0.975가 되는 R 값을 구한다.

⇒(4.4/4,000, 16.5/4,000) ……으로 산출되어 1/1,000을 벗어나 있다.

② 정규분포를 이용하여 근사법으로 풀면

$$Z=\frac{9-4,000R}{\sqrt{4,000R}}$$ 값이 각각 1.96과 −1.96이 되는 R값을 구한다.

Z를 자승한 χ^2로 풀면 쉽다.

$$\chi^{2}=\frac{(9-4,000R)^{2}}{4,000\times R}=3.84$$ 가 되는 R값이 된다.

이것은 $Ax^2 + Bx + C = 0$인 방정식에서 x의 근을 찾는 방법과 같다. 즉,

$$x=\frac{-B\pm\sqrt{B^{2}-4AC}}{2A}$$ 인데

여기서 $A = T^2$

$B = -(2c + 3.84)T$

$C = c^2$이 된다.

더 간략화하면

$$R = \frac{(c+1.92) \pm \sqrt{0.96^2 + 3.84c}}{T} \qquad (5\text{-}14)$$

위 예제에 대입하면($T = 4{,}000,\ c = 9$)

$$R = \frac{(9+1.92) \pm \sqrt{0.96^2 + 3.84 \times 9}}{4{,}000}$$

$$= (4.8 / 4{,}000,\ 16.8 / 4{,}000)$$

③ 치환법으로 풀면

$\chi^2 = 4T(\sqrt{r} - \sqrt{R})^2 = 3.84$가 되는 R값이 된다. 여기서 $\sqrt{r} = y$, $\sqrt{R} = x$ 라고 하면($R = x^2$가 된다).

$4T(y - x)^2 = 3.84$

따라서 $\mathrm{A}x^2 + \mathrm{B}x + \mathrm{C} = 0$의 근 x는

$$x = \frac{-B \pm \sqrt{B^2 - 4AC}}{2A} \text{ 에서}$$

$A = 1$

$B = -2y$

$C = y^2 - \dfrac{0.96}{T}$ 이다.

한편 $R = x^2$이므로, 위 식을 간략히 하면

$$R = \left\{ \sqrt{r} \pm \sqrt{\frac{0.96}{T}} \right\}^2 \text{ 로 된다.} \qquad (5\text{-}15)$$

위 예제에 대입하여 산출한 95% CI는

$\Rightarrow (4.1 / 4{,}000,\ 15.8 / 4{,}000)$

2.3. 판정 일치도의 분석(analysis of reproducibility)

판정의 일치정도를 나타내는 지표로는 5～6가지 정도가 제시되고

있으나 그 중 가장 흔하게 사용하는 것이 kappa치이다.

【예제 5-4】

20례의 간접촬영 chest PA X-선 film을 2명의 판정자에게 판독을 하도록 하여 다음과 같은 결과를 얻었다.

판독자 B	판독자 A		계
	병소 유	병소 무	
병소 유	2	2	4
병소 무	1	15	16
계	3	17	20

판독자 A, B의 판정일치도에 관하여 어떠한 해석을 하겠는가?

〈예제 5-4〉의 예를 일반화시켜 아래 표와 같이 표현할 수 있다. 판정결과가 일치함에 있어, 두 판독자(또는 측정)의 판정기준 등이 전혀 같지 않더라도 판정결과가 같을 수 있는데, 즉 표에서 $p_1 \times p_2$와 $q_1 \times q_2$가 그 부분이다. 즉 우연에 의하여 일치할 수 있는 부분이다.

표 5-1. 측정일치도에 관한 가상적 자료

측 정 B	측 정 A		계
	유	무	
유	a	b	p_1
무	c	d	q_1
계	p_2	q_2	1.0

(주) a, b, c, d는 실수가 아니고 분율임.

k(kappa)는 우연에 의해서도 올 수 있는 일치정도($= p_e$)를 배제하여 산출한 일치율의 지표이다. 두 판독자의 판정결과의 일치도가

$$k = \frac{p_0 - p_e}{1 - p_e} = \frac{2(ad - bc)}{p_1 q_2 + p_2 q_1}$$
$$p_0 : a + d,$$
$$p_e : p_1 p_2 + q_1 q_2$$

우연에 의해 일치하는 정도보다도 높다면 $k \geq 0$이고 완전일치인 경우에는 1이 되며, 우연에 의한 일치정도보다도 낮다면 $k \leq 0$이 되나 그 최저값은 p_1, p_2(또는 q_1, q_2)에 의해 결정된다. $p_e = 0.5$인 경우 k의 최소치는 –1이고 그 외의 경우에선 최소값이 0~–1에 있게 된다.

한편 판정결과가 명칭척도가 아닌 연속척도나 순위척도인 경우에 그 일치정도를 분석하는 지표는 상관계수(intraclass correlation cofficient)를 사용한다. k 값은 명칭척도인 경우에서 이와 대등하게 사용할 수 있는 지표이다.

일반적으로 k값의 해석은 다음과 같다. 또는 값의 표준오차(이를 다른 말로 하면 표본 k값 평균치들의 표준편차이다)를 추정하여 Z-test한다.

$k \geq 0.75$: 일치도 아주 좋음(excellent)
$0.4 \leq k < 0.75$: 일치도 좋음(fair or good)
$k < 0.40$: 일치도 낮음(poor)

위의 예제에서의 k값은 0.48이다($p_0 = 17/20$, $p_e = 284/400$임).

판정결과가 2분적이 아니고 다원적(polytomy)인 경우에선 가중치를 적용한 전체 평균 k(overall kappa)를 산출하거나 또는 편의에 따라 수개의 2분적 조합을 만들어 개개의 k를 제시하기도 한다.

【예제 5-5】

100명 환자 진단의 결과표가 다음과 같았다.

판정자 B	판정자 A			Total
	Psychotic	Neurotic	Organic	
Psychotic	75	1	4	80
Neurotic	5	4	1	10
Organic	—	—	10	10
Total	80	5	15	100

① overall k 산출

$$p_0 = \sum p_{ii} = 0.75 + 0.04 + 0.10 = 0.89$$

$$p_e = \sum p_{i\cdot} p_{\cdot i} = (0.8 \times 0.8) + (0.1 \times 0.05) + (0.1 \times 0.15)$$
$$= 0.66$$

$$k = \frac{p_0 - p_e}{1 - p_e} = \frac{0.89 - 0.66}{1 - 0.66} = 0.68$$

한편,

$$s.e.(k) = \frac{1}{(1 - p_e)\sqrt{n}} \sqrt{p_e + p_e^2 - \sum\{p_{i\cdot} p_{\cdot i}(p_{i\cdot} + p_{\cdot i})\}}$$
$$= \frac{1}{(1 - 0.66)\sqrt{100}} \sqrt{0.66 + 0.66^2 - 1.0285} = 0.076$$ 이다.

고로,

$$Z = \frac{k}{s.e.(k)} = \frac{0.68}{0.076} = 8.95(p < 0.01)$$ ···▸ 일치도는 통계적으로 유의하다.

② 개개의 k산출

B	A		Total
	Psychosis	Others	
Psychosis	75	5	80
Others	5	15	20
Total	80	20	100

$k = 0.69,\ s.e. = 0.1 \Rightarrow Z = 6.9$

B	A		Total
	Neurotic	Others	
Neurotic	4	6	10
Others	1	89	90
Total	5	95	100

$k = 0.50,\ s.e. = 0.093 \Rightarrow Z = 5.4$

B	A		Total
	Organic	Others	
Organic	10	—	10
Others	5	85	90
Total	15	85	100

$k = 0.77,\ s.e. = 0.097 \Rightarrow Z = 7.9$

2.4. Ridit 분석

【예제 5-6】

A약제를 투여한 후 폐조직 절편에서 특정세포의 출현양상을 검색하여 아래와 같은 관찰결과를 얻었다. 대조군과 실험군간에 유의한 차이가 있는가?

출현정도	대조군	실험군 I	실험군 II
(−)	20	7	4
(±)	25	8	4
(+)	10	18	10
(++)	10	10	16
(+++)	7	4	7
(++++)	8	3	9
계	80	50	50

위 예의 자료가 보이는 몇 가지 특성을 살펴보면, 첫째 관측결과가 순위척도로 표시되어 있고, 둘째 그들간의 간격이 동일하다는 보장이 없어(−)→0, (±)→1, … 식으로 점수(scoring)를 매겨 계량화하는 것은 타당하지 않다. 따라서 관측된 순위 그대로를 두고 자료처리를 할 수밖에 없는데 이 경우 사용하는 방법이 ridit(relative to an identified distribution) 분석법이다. 이 경우에 있어서 그 순위는 연속적이나 단지 그 간격을 알 수 없다는 가정하에서 이루어진다.

자료처리과정은 다음과 같다.

1단계: 표준 또는 대조군의 각 순위범주의 ridit를 구한다. 즉 처음(lowest order)부터 각 순위범주의 중위수까지 점하고 있는 점유율이 각 순위범주의 ridit가 된다.

출현정도	대조군의 출현양상				
	관찰수(a)	누적수(b)	중위수(c)	$b + c(= d)$	ridit($d \div \Sigma a$)
(−)	20	—	10	10	0.125
(±)	25	20	12.5	32.5	0.406
(+)	10	45	5	50	0.625
(++)	10	55	5	60	0.750
(+++)	7	65	3.5	68.5	0.856
(++++)	8	72	4	76	0.950
계(Σa)	80	80			

전체의 평균 ridit는 $\Sigma(\text{Ridit} \times n_i)/n = 0.5$가 된다(= average ridit).

2단계: 비교하고자 하는 실험군의 average ridit($\bar{r}$)를 구한다.

출현정도	표준 ridit	실험군 I		실험군 II	
		수	수 × 표준 ridit	수	수 × 표준 ridit
(−)	0.125	7	0.875	4	0.500
(±)	0.406	8	3.248	4	1.624
(+)	0.625	18	11.250	10	6.250
(++)	0.750	10	7.500	16	12.000
(+++)	0.856	4	3.424	7	5.995
(++++)	0.950	3	2.850	9	8.550
계	—	50	29.147	50	34.91
$\bar{r}$	0.5	0.583		0.698	

3단계: 실험군 각각의 average ridit의 standard error ($s.e.$)를 구한다.

$$s.e.(\bar{r}) = \frac{1}{2\sqrt{3n}}\sqrt{1 + \frac{n+1}{N} + \frac{1}{N(N+n+1)} - \frac{\sum(N_i + n_i)^3}{N(N+n)(N+n+1)}}$$

N: 대조군 총수

n: 실험군 총수

N_i: 각 순위범주에서의 대조군 수

n_i: 각 순위범주에서의 실험군 수

여기에서 N이 n에 비해 매우 크면 $s.e.(\bar{r}) = \dfrac{1}{2\sqrt{3n}}$이 된다.

실험군 I에서의 $s.e.(\bar{r}) = 0.0512$

실험군 II에서의 $s.e.(\bar{r}) = 0.0514$

4단계: Z- 또는 χ^2-test에 의해 p-value를 구한다.

실험군 I: $Z = \dfrac{\bar{r} - 0.5}{s.e(\bar{r})} = \dfrac{0.083}{0.051} = 1.63 \Rightarrow P > 0.1$

$$\chi^2 = \left(\frac{\bar{r} - 0.5}{s.e.(\bar{r})}\right)^2 = 2.66$$

실험군 II: $Z = \dfrac{0.198}{0.051} = 3.88 \Rightarrow P < 0.001$

실험군 I과 실험군 II의 비교:

$$s.e.(\bar{r}_1 - \bar{r}_2) \equiv \frac{\sqrt{n_1 + n_2}}{2\sqrt{3n_1 n_2}} = 0.058$$

$$Z = \frac{(r_1 - r_2)}{s.e.(\bar{r}_1 - \bar{r}_2)} = \frac{0.115}{0.058} = 1.98 \Rightarrow P < 0.05$$

실험군 II에서의 출현양상은 대조군이나 실험군 I과는 차이가 있다.

제 3 절 두 분율 및 비율의 분석

두 개 이상의 비율이나 분율로 얻어진 자료를 비교 분석하고자 할 때에는 각각의 연구목적, 연구형태, 대상선정방법 등에 따라 적용하는 통계적 기법이 달라진다. 예를 들어 분석하고자 하는 두 개의 비율이나 분율이 두 독립표본으로부터 얻어진 것인지 또는 종속표본으로부터 얻어진 것인지에 따라 달라지고, 분석하고자 하는 내용이 두 개 율의 차이(rate difference, RD)인지, 두 개 율의 비(rate ratio, RR)인지에 따라 달라지며, 또한 관찰방법이 전향적이었는지 후향적이었는지에 따라 분석대상이 되는 자료가 달라지게 된다. 또한 대상을 선정할 때 층화 또는 짝짓기(matching)하여 뽑았거나, 특정변수에 따라 층화하여 분석하고자 할 때도 분석기법이 달라진다.

본절에서는 의학연구에 흔히 접하게 되는 두 개 이상의 분율의 차이에 대한 분석기법을 독립표본인 경우와 종속표본인 경우로 나누어 직접적인 확률분포에 의한 접근, 정규분포에 의한 접근 및 χ^2 분포에 의한 접근 등 세 가지 접근방법을 소개한다.

3. 1. 독립표본에서 얻은 두 분율의 차의 분석 (analysis of proportion difference from independent samples)

두 독립표본에서 얻어진 분율의 차이에 관한 통계적 검정은 직접적인 확률분포에 의하여 시행하는 것이 원칙이나, 표본의 크기가 큰 경우에는 정규분포 또는 χ^2분포에 의하여 근사적으로 접근할 수 있다.

3. 1. 1. 직접확률법에 의한 분석

2 × 2 분할표(또는 두 분율의 차이)에 대한 유의성 검정을 이항분포를 적용하여 직접 정확한 확률을 구하지 않고 χ^2-분포나 Z-분포에 의해서 접근하는 이유는 그 정확한 확률계산이 대단히 복잡할 뿐만 아니라 표본의 크기가 커지면 χ^2-분포에 의한 결과와 별로 차이가 나지 않기 때문이다. 그러나 표본의 크기가 작을 때는 χ^2-분포에 의한 접근은 그 오차가 크므로 직접적인 방법으로 확률을 계산할 수밖에 없다.

직접적인 확률계산방법은 R.A. Fisher가 발전시킨 것으로 제1장에서 소개했던 초기하분포(hypergeometric distribution)에 의하여 직접확률을 계산하여 검정하는 방법이며, 흔히 Fisher의 직접확률법(Fisher's exact test)이라고 부른다.

아래의 표에서 분석하고자 하는 내용은 두 분율 A/(A + B)와 C/(C + D)(또는 A/(A + C)와 B/(B + D))간에 나타난 차이가 통계적으로 유의한가 하는 것이 된다.

구분	속	성	계
	N_1	N_2	
K_1	A	B	$A+B$
K_2	C	D	$C+D$
계	$A+C$	$B+D$	N

Fisher의 직접확률법에서는 위 표에서 전체 집단 N에서 속성 K_1과 N_1을 함께 가진 A가 출현할 확률을 계산하는 것이다. A+B, C+D, A+C 및 B+D는 숫자적으로 고정되어 있는 상황에서, 다른 말로 바꾸면 크기가 N인 모집단에서 A+B만큼을 무작위 선정하였을 때 N_1의 속성이 A가 될 확률 P를 초기하분포를 적용하여 다음과 같이 산출된다.

$$P = \frac{\binom{A+C}{A}\binom{B+D}{B}}{\binom{N}{A+B}}$$

이는 다시

$$P = \frac{(A+B)!(C+D)!(A+C)!(B+D)!}{N!A!B!C!D!}$$

가 되는데 (A+B), (C+D), (A+C) 및 (B+D)의 수가 고정되어 있는 상황에서 A가 출현하는 빈도(확률)이다.

【예제 5-7】

아버지에 대한 공격성이 남녀에 따라 차이가 나는지를 알아보기 위하여 5세의 남아 5명과 여아 6명에 대해서 이야기를 꾸미게 한 뒤 그 내용을 분석하여 다음과 같은 결과를 얻었다. 남녀간에 공격성의 차이가 있는가? ($\alpha = 0.05$)

	남	여	
공격적	2	1	3
비공격적	3	5	8
	5	6	11

위 표로부터 주변도수가 일정한(3, 8, 5, 6) 조건하에서는 다음과 같이 네 가지의 도수분포가 가능하다.

(1)

0	3	3
5	3	8
5	6	11

(2)

1	2	3
4	4	8
5	6	11

(3)

2	1	3
3	5	8
5	6	11

(4)

3	0	3
2	6	8
5	6	11

위의 네 가지 특정한 도수분포를 이룰 수 있는 확률을 각각 계산하면,

(1) $P_1 = \dfrac{3!8!5!6!}{11!0!3!5!3!} = 0.1212$

(2) $P_2 = \dfrac{3!8!5!6!}{11!1!2!4!4!} = 0.4545$

(3) $P_3 = \dfrac{3!8!5!6!}{11!1!2!3!5!} = 0.3636$

(4) $P_4 = \dfrac{3!8!5!6!}{11!3!0!2!2!} = 0.0606$

계 $= 0.9999$

이중 연구에서 관찰된 경우(앞의 (3)에 해당)와 이보다 더 극단적인 경우(앞의 (4)에 해당)에서와 같이 cell의 수 중 제일 작은 것이 0까지 되는 경우)의 출현빈도 합이 *p*-value가 된다. 즉 0.3636 + 0.0606 = 0.4242이므로 $\alpha = 0.05$ 수준에서 "남녀간의 공격성에 차이가 없다."는 귀무가설을 기각할 수 없다.

2 × 2 분할표에서 모든 가능한 도수분포에 대한 확률을 일일이 계산할 필요 없이 현재 얻어진 관측도수와 이보다 더 극단적으로 치우친 분포를 가진 관측도수의 확률만 계산하여 *p*-value를 구한다(부록 표 11 참조).

3. 1. 2. χ^2분포에 의한 분석

가. 자료의 형태

표본집단 1: 관찰치 $p_1 = C_1/S_1$(모수: P_1)

표본집단 0: 관찰치 $p_0 = C_0/S_0$(모수: P_0)

여기서 $C = C_0 + C_1$

$S = S_0 + S_1$라고 한다.

두 분율의 차: 관찰치 $p_1 - p_0 = pd$

모 수 $P_1 - P_0 = PD$

나. $PD = 0$에 대한 pd의 유의성 판정(*p*-value function)

$$\chi^2 = \frac{(pd - PD)^2}{PD\text{의 분산}} = (pd - 0)^2 / \left\{ \frac{C \cdot (S - C)}{S \cdot (S - 1)} \cdot \left(\frac{1}{S_1} + \frac{1}{S_0} \right) \right\}$$

$$= (p_1 - p_0)^2 / \left\{ \frac{C \cdot (S - C) \cdot \left(\frac{1}{S_1} + \frac{1}{S_0} \right)}{S \cdot (S - 1)} \right\}$$

한편 *p* 대신 $\sin^{-1}\sqrt{p}$로 치환(angular transformation)하면 계산이 훨

씬 간편하다.

$$\chi^2 = (\sin^{-1}\sqrt{p_1} - \sin^{-1}\sqrt{p_0})^2 / \frac{1}{4}\cdot\left(\frac{1}{S_1}+\frac{1}{S_0}\right)$$

$$= 4(\sin^{-1}\sqrt{p_1} - \sin^{-1}\sqrt{p_0})^2 / \left(\frac{1}{S_1}+\frac{1}{S_0}\right)$$

다. 95% CI 풀이

기존의 간편법으로 제시하고 있는 $pd \pm 1.96\sqrt{V_{pd}}$ (V_{pd} 는 data에서 산출한 pd의 분산으로, 즉 $\left(\frac{p_1(1-p_1)}{S_1}+\frac{p_0(1-p_0)}{S_0}\right)$ 이다)에 의한 95% 신뢰구간 추정은 옳은 방법이 아니다. 정확한 추정은 $\chi^2_{PD} = (pd - PD)^2 / V_{pd\setminus PD} = 3.84$ 가 되는 PD 값이다. 여기서 PD의 분산인 $V_{pd\setminus PD}$는 아래와 같이 추정된다.

$$V_{pd\setminus PD} = \left\{P_1(1-P_1)/S_1 + P_0(1-P_0)/S_0\right\}\cdot\left(\frac{S}{S-1}\right)$$

그러나 P_1과 P_0 모두 모르기 때문에(단, $P_1 = P_0 + \text{PD}$) 다음의 likelihood equation에 의하여 연산으로 P_0를 구하여야 한다.

$$\frac{C_1 - P_1S_1}{P_1(1-P_1)}+\frac{C_0 - P_0S_0}{P_0(1-P_0)} = 0 \text{ 단, } \begin{Bmatrix} 0 \le P_0 \le 1 \\ 0 \le P_1 \le 1 \end{Bmatrix}$$

이는 계산과정이 매우 복잡하고 컴퓨터나 계산기의 도움을 필요로 한다.

여기에서는 극단적인 예로서 그 산출결과를 제시하고 또한 95% CI가 무엇인가에 대한 이해를 다시 높이고자 한다.

【예제 5-8】

$p_1 = 0/10$, $p_0 = 0/20$로 나와 $pd = 0$인데 이때 95% CI는 얼마인가?

기존의 간편법인 $pd \pm 1.96\sqrt{V_{pd}}$ 로 구하면 $V_{pd} = 0$이므로 95% CI도(0, 0)가 된다. 그러나 $PD \neq 0$인 상황에서도 95% 확률 이내로 표본관측치 $pd = 0$이 나타날 수 있음은 확실하다. 따라서 이러한 극단적인 경우에서 기존의 간편법은 적용되지가 않는다. 정확한 산출은 다음과 같다.

① upper bound는 $PD > 0$인 경우가 분명하므로 $P_1 > 0$, $P_0 = 0$이 된다. 따라서 $P_1 = PD$가 되며, 고로

$$\chi^2_{PD} = (pd - PD)^2 / \{P_1(1 - P_1)/S_1 + P_0(1 - P_0)/S_0\} \cdot \frac{S}{S-1}$$

$$= PD^2 / \{PD(1 - PD)/10 + 0\} \cdot \frac{30}{29}$$

$= 3.84$ 가 되는 양수이다 $\Rightarrow 0.2843$

② lower bound는 $PD < 0$일 때이고 $P_1 = 0, P_0 < 0$, 즉 $P_0 = -PD$ 이다.

$$\chi^2_{PD} = PD^2 / \{-PD(1 + PD)/20\} \cdot \frac{30}{29} = 3.84 \text{ 가 되는 음수이다.}$$

$\Rightarrow -0.17$

따라서 95% CI는 (−0.17, 0.28)이다. 이를 다시 설명하면 $-0.17 \leq PD \leq 0.28$인 경우, 표본 $pd = 0$으로 나올 수 있는 확률이 95% 범위에 있다는 것을 의미한다.

【예제 5-9】

남녀 대학생간에 태아 성감별에 관한 태도에 차이가 있는지를 알아보기 위하여, 무작위 표본추출을 통하여 설문조사한 결과 남자 140명 중 70명이 찬성하고 여자 60명 중 20명이 찬성하였다. 남녀간의 찬성률에는 차이가 있는가?($\alpha = 0.05$)

위 예에서 $p_1 = 70/140$, $p_0 = 20/60$이고 $C = 90$, $S = 200$이 된다.

$$\chi^2 = 0.0278 / \left\{ \frac{90 \cdot 110 \cdot \left(\frac{1}{140} + \frac{1}{60} \right)}{200 \cdot 199} \right\} = 4.70$$

한편 angular transformation으로 하면

$\sin^{-1}\sqrt{0.5} = 0.785$, $\sin^{-1}\sqrt{0.667} = 0.956$ 이므로

$$\chi^2 = 4(\sin^{-1}\sqrt{0.5} - \sin^{-1}\sqrt{0.667})^2 / \left(\frac{1}{140} + \frac{1}{60} \right) = 4.87$$

$\Rightarrow p < 0.05$ 차이가 인정된다.

3.2. 종속표본 또는 짝짓기 표본에서 얻은 두 분율의 차 (analysis of proportion differences from dependent samples)

【예제 5-10】

Pelvic inflammatory diseases(PID)의 과거력과 stillbirth(SB)간에 관련이 있을 것인가를 알아보기 위하여 SB가 있었던 부인이 clinic에 오면 연령이 ±2년 이내이며, parity가 같은 다른 환자(SB가 아닌)와 짝을 지은 후 PID의 과거력에 관한 조사를 하여 다음과 같은 결과를 얻었다. PID와 SB는 관련이 있는가?(α=0.05)

PID의 과거력 여부		쌍의 수
SB 환자	대조자	
유	유	5
유	무	25
무	유	15
무	무	5
계		50쌍

(주의) 실제조사는 100명이나 분석대상 자료의 수는 50으로 된다.

동일한 대상에 대하여 특정 처치 전의 검사결과와 처치 후의 검사결과(예: 양성률)의 차를 분석한다거나 시험대상환자 개개인별로 대조자를 짝지은 쌍을 단위로 관찰한 후 시험환자군과 대조군의 분율차를 분석하는 경우에는 앞서의 방법과 다른 기법을 적용하여야 한다.

SB환자를 S_1이라 하고 대조자를 S_0로 표시하여 위의 예에서 나온 결과를 다시 정리, 표현하면 아래와 같다.

S_1	S_0		계
	+	−	
+	a (5)	b (25)	$a+b$ (30)
−	c (15)	d (5)	$c+d$ (20)
계	$a+c$ (20)	$b+d$ (30)	N pairs (50)

S_1에서의 양성률은 $(a+b)/N = p_1$, ⇒ 30/50
S_0에서의 양성률은 $(a+c)/N = p_0$이다. ⇒ 20/50

$$p_1 - p_0 = (b-c)/N \text{ 이며,}$$

$$s.e.(p_1 - p_0) = \frac{\sqrt{b+c}}{N} \text{ 로 추정된다.}$$

고로,

$$\chi^2 = \{(b-c)/N\}^2 / \{s.e.(p_1 - p_0)\}^2 = \frac{(b-c)^2}{b+c}$$

(McNemar χ^2-test 라 한다)

위 예제에서 $\chi^2 = (25 - 15)^2/(25 + 15) = 2.5 \Rightarrow p > 0.05$

한편 환자 1명에 대하여 복수(R명)의 대조자를 짝짓기한 경우의 분석은 다음과 같다.

표 5-2. 1: R의 짝짓기에서의 관측결과

환 자 의 관 측 결 과 (u로 표현)	R명 중에서 (+)으로 나온 대조자 수(v로 표현)					계
	R명 모두	$R-1$	⋯	1	0	
$+(u = 1)$	$f_{1.R}$	$f_{1.R-1}$	⋯	$f_{1.1}$	$f_{1.0}$	f_{1+}
$-(u = 0)$	$f_{0.R}$	$f_{0.R-1}$	⋯	$f_{0.1}$	$f_{0.0}$	f_{0+}
계	F_R	F_{R-1}	⋯	F_1	F_0	N

환자에서의 양성률($u = 1$): $f_{1+}/N = p_1$

대조자에서의 양성률: $\Sigma F_i \cdot v/R \cdot N = p_0$

($R = 1$이면 $p_1 = f_{1+}/N$, $p_0 = F_1/N$)

$$\chi^2 = \frac{(p_1 - p_0)^2}{\Sigma f_{u.v}(u+v)(1+R-u-v)/(NR)^2}$$

만약 overall proportion, p가 0이나 1에 가까우면, 즉 $(f_{1+} + \Sigma F_i \cdot v)/N(1+R) \to 0$ 또는 1이면 p_1 대신에 $\sin^{-1}\sqrt{p_1}$, p_0 대신에 $\sin^{-1}\sqrt{p_0}$ 로 치환하여

$$\chi^2 = \frac{(\sin^{-1}\sqrt{p_1} - \sin^{-1}\sqrt{p_0})^2}{\frac{1}{4}\cdot\frac{\Sigma f_{u.v}(u+v)(1+R-u-v)}{(NR)^2 \cdot p(1-p)}}$$ 이 된다.

여기서

$p = (f_{1+} + \Sigma F_i \cdot v)/N(R+1)$

【예제 5-11】

1:4로 matching하여 관측한 결과는 다음과 같다(총조사는 90명에서 이루어졌다).

환자에서 관측결과(μ)	대조자 중에서 (+)인 대조자의 수					계
	4명 모두	3	2	1	0	
+	1	—	3	5	3	12
–	—	—	—	1	5	6
계	1	—	3	6	8	18

환자에서의 양성률: $12/18 = p_1$

대조자에서의 양성률:

$(1 \times 4) + (0 \times 3) + (3 \times 2) + (6 \times 1) + (8 \times 0) / (18 \times 4) = 16/72 = p_0$

$\sum f_{u.v}\,(u+v)(1+R-u-v)$는

① $u = 1$인 환자의 대조자에서 $f_{u.v}$ 및 Σ는

$$
\begin{aligned}
f_{1.4} &= 1;\; 1\cdot(1+4)\cdot(1+4-1-4) &&= 0\\
f_{1.3} &= 0; &&= 0\\
f_{1.2} &= 3;\; 3\cdot(1+2)\cdot(1+4-1-2) &&= 18\\
f_{1.1} &= 5;\; 5\cdot(1+1)\cdot(1+4-1-1) &&= 30\\
f_{1.0} &= 3;\; 3\cdot(1+0)\cdot(1+4-1-0) &&= 12
\end{aligned}
$$

② $u = 0$인 환자의 대조자에서 $f_{u.v}$ 및 Σ는

$$
\begin{aligned}
f_{0.4} &= 0; &&= 0\\
f_{0.3} &= 0; &&= 0\\
f_{0.2} &= 0; &&= 0\\
f_{0.1} &= 1;\; 1\cdot(0+1)\cdot(1+4-0-1) &&= 4\\
f_{0.0} &= 5;\; 5\cdot(0+0)\cdot(1+4-0-0) &&= 0
\end{aligned}
$$

총계 64

overall proportion $p = (12 + 16)/90 = 0.31$로 arc sin√ 변환은 필요하지 않다. 고로,

$$\chi^2 = \frac{(12/18 - 16/72)^2}{64/(4 \times 18)^2} = 16.8 \Rightarrow p < 0.01$$

3.3. 독립표본에서 얻은 두 비율의 차의 분석 (analysis of rate difference from independent samples)

비율과 분율의 차이점에 관하여는 제1절에서 설명한 바 있다. 수식상의 차이점을 다시 말한다면 분율은 분자, 분모가 모두 같은 실체(entity, 예: 사람)이나 비율에서는 분모가 대부분 시간이 된다.

또한 통계분석을 위한 확률분포의 적용에 있어서도 분율에는 이항분포를, 비율에는 포아송 분포를 적용하는 다른 점이 있는데 이 차이점은 근사법으로 Z- 또는 χ^2-분포를 사용할 때 적용하는 분산의 추정치가 다르다는 것이다.

직접확률법이 있으나 여기서는 생략하기로 하고 χ^2-분포를 이용하는 근사법을 제시한다.

가. 자료의 형태

표본 1: 관찰치 $r_1 = C_1 / T_1$(모수 R_1)

표본 0: 관찰치 $r_0 = C_0 / T_0$(모수 R_0)

여기서 $C = C_0 + C_1$, $T = T_0 + T_1$, $r = C/T$라 한다.

두 비율의 차: 관찰치 $r_1 - r_0 = rd$

모 수 $R_1 - R_0 = RD$

나. $RD = 0$에 대한 rd의 유의성 판정

$$\chi^2 = (rd - 0)^2 / r\left(\frac{1}{T_1} + \frac{1}{T_0}\right)$$

치환법을 적용하면 훨씬 간편하다.

$$\chi^2 = 4 \cdot \left(\sqrt{r_1} - \sqrt{r_0}\right)^2 / \left(\frac{1}{T_1} + \frac{1}{T_0}\right)$$

다. 95% CI 추정

$$\chi^2 = (rd - RD)^2 / \left(\frac{R_1}{T_1} + \frac{R_0}{T_0}\right) = 3.84$$

가 되는 RD 값이 되나 분율의 차 경우에서와 마찬가지로 R_1, R_0를 모두 모르기 때문(다만 $R_1 = R_0 + RD$임)에 likelihood equation에 의한 연산으로 R_0를 구한다.

$$\frac{C_1 - T_1 R_1}{R_1} + \frac{C_0 - T_0 R_0}{R_0} = 0$$ 이 되는 R_0.

간이법으로는,

$$\chi^2 = (rd - RD)^2 / \left(\frac{r_1}{T_1} + \frac{r_0}{T_0}\right) = 3.84$$

가 되는 RD값으로 구한다.

3.4. 두 분율 및 비율의 비의 분석 (analysis of proportion or rate ratios)

3.4.1. 단순비의 분석

가. 자료의 형태

구 분	분율의 비	비율의 비
모 수	$PR = \frac{P_1}{P_0}$	$RR = \frac{R_1}{R_0}$
관찰치	$p_0 = C_0 / S_0$ $p_1 = C_1 / S_1$ $pr = \frac{p_1}{p_0}$	$r_0 = C_0 / T_0$ $r_1 = C_1 / T_1$ $rr = \frac{r_1}{r_0}$
Null 값	$PR = 1$	$RR = 1$

비(ratio)로 표현되는 분석대상 자료는 그 귀무 상태(차이가 없다는 상태)의 값은 0이 아닌 1이기 때문에 곧바로 Z- 또는 χ^2-분포를 적용할 수가 없다. 왜냐하면 Z- 내지는 χ^2-분포에서는 그 귀무값이 0이기 때문이다. 따라서 분석대상 자료의 귀무값이 0이 되도록 변환(transformation)하여 χ^2-분포를 적용한다.

PR 또는 *RR*(*pr* 또는 *rr*)에 대한 χ^2-분포를 이용하는 통계적 분석기법에는 어떤 분산을 사용하느냐에 따라 간편법(quick method)과 기본법(basic method)으로 구분되는데 기본법의 적용은 그 계산과정이 매우 복잡하고 연산을 하여야 하기 때문에 컴퓨터의 도움이 필요하다.

나. 간편법에 의한 분석(*PR*, *pr*을 각각 *RR*, *rr*로 통일 표기함)

간편법에서는 χ^2값을 산출할 때 그 분모에 해당하는 분산을 관찰치에서 계산하여 사용한다.

$$\chi^2 = \frac{[\ln(rr) - \ln(RR)]^2}{V_{\ln(rr)}}$$

여기서 $V_{\ln(rr)}$은

분율인 경우: $\dfrac{1-p_1}{C_1} + \dfrac{1-p_0}{C_0}$

비율인 경우: $\dfrac{1}{T_1} + \dfrac{1}{T_0}$

95% CI도 간편법으로 다음과 같다.

$$\chi^2 = \frac{[\ln(rr) - \ln(RR)]}{V_{\ln(rr)}} = 3.84$$

가 되는 *RR*값이다.

$$\ln(RR) = \ln(rr) \pm \sqrt{3.84 \cdot V_{\ln(rr)}}$$ 이고,

고로,

$$RR = Exp\left[\ln(rr) \pm 1.96\sqrt{V_{\ln(rr)}}\right]$$

【예제 5-12】

$r_1 = 8/10$, $r_0 = 5/20$에서 $pr = 3.2$의 $PR = 1$에 대한 p-value와 95% CI를 구해 본다.

분율의 비이므로 간편법에 의한 χ^2값은 다음과 같다.

$$\chi^2 = \frac{[\ln(3.2) - 0]^2}{\frac{0.2}{8} + \frac{0.75}{5}} = \frac{1.353}{0.175} = 7.73 \Rightarrow p < 0.025$$

한편 95% CI는

$$e^{\left[\ln(3.2) \pm 1.96\sqrt{0.175}\right]} \Rightarrow (1.4,\ 7.3)$$

【예제 5-13】

$r_1 = 4/400PT$, $r_0 = 2/80PT$에서 $rr = 1.6$의 $RR = 1$에 대한 p-value와 95% CI를 구해 본다. (PT = Person-time)

비율의 비이므로 간편법에 의한 χ^2값은 다음과 같다.

$$\chi^2 = \frac{[\ln(1.6)]^2}{\left[\frac{1}{100} + \frac{1}{80}\right]} = \frac{0.221}{0.0225} = 9.8 \Rightarrow p < 0.01$$

한편 95% CI는

$$e^{\left[\ln(1.6) \pm 1.96\sqrt{0.0225}\right]} = e^{(0.47 \pm 0.294)} \Rightarrow (1.2,\ 2.1)$$

다. 기본법에 의한 분석(basic χ^2-function)

ln(rr)의 분산이 아닌 ln(RR)의 분산이나 또는 R_1 및 R_0의 분산을 산출 적용한다. 모수 R_1 및 R_0는 모르므로(단, R_1 = (RR) R_0가 성립됨) 다음의 연산식에 의해 구한다.

$$R_0 = \frac{-b - \sqrt{b^2 - 4ac}}{2a}$$

$$R_1 = (RR)R_0$$

단, $a = S(RR)$

$$b = -\{C_1 + S_1(RR) + C_0(RR) + S_0\}$$

$$c = C$$

$$S = S_1 + S_0$$

$$C = C_1 + C_0$$

(여러 가지의 RR과 R_1을 임의로 대입하여 수식이 만족하는 값을 얻는다)

위 연산식에 의해 R_1, R_0가 얻어지면 아래의 두 가지 방법으로 χ^2 값을 구할 수 있다.

① logarithym 변환하여

$$\chi^2 = \frac{[\ln(rr) - \ln(RR)]^2}{V_{\ln(RR)}}$$

여기서 $V_{\ln(RR)}$은

분율인 경우: $\left[\frac{1-R_1}{S_1 R_1} + \frac{1-R_0}{S_0 R_0}\right] \cdot \left[\frac{S}{S-1}\right]$

비율인 경우: $\left[\frac{1}{T_1 R_1} + \frac{1}{T_0 R_0}\right]$

② logarithym으로 변환하지 않고 $\{r_1 - (RR)r_0\}$의 분포를 생각해 보면 이는 평균이 0, 분산은 $\{V_{R_1} + (RR)^2 V_{R_0}\}$로 추정된다. 고로,

$$\chi^2 = \frac{(r_1 - (RR)r_0)}{V_{R_1} + (RR)^2 V_{R_0}}$$

여기서 V_{R_1} 및 V_{R_0}는

분율인 경우: $V_{R_1} = \left[\frac{R_1(1-R_1)}{S_1}\right] \cdot \left[\frac{S}{S-1}\right]$

$$V_{R_0} = \left[\frac{R_0(1-R_0)}{S_0}\right] \cdot \left[\frac{S}{S-1}\right]$$

비율인 경우: $V_{R_1} = \frac{R_1}{T_1}$

$$V_{R_0} = \frac{R_0}{T_0}$$

기본법에 의한 분석은 실제에 있어 계산과정이 매우 복잡하여 거의 사용되지 않고 있으며, 또한 간편법에 의한 분석결과와도 큰 차이가 나타나지 않는다.

3.4.2. 상대적 분율의 비 분석

P_0를 기존치료의 효과라고 하고 P_1은 새로운 치료의 효과라고 할 때 이론적(내지는 근원적)으로 P_1이 P_0를 포함하고 있는 경우, 예를 들면 새로운 치료법이 기존의 치료법에 의해 효과를 보이는 대상에는 물론 효과가 있는데 단지 기존 치료에 효과가 없는 대상에게 추가적인 효과가 있을 것인가 하는 경우이다. 이때 분석대상자료는 $(P_1 - P_0)$ 또는 (P_1/P_0)와 같은 내용이 아니고 $F = (P_1 - P_0)/(1-P_0)$의 상대적 분율비(relative difference)가 더 타당하다. 즉 기존치료법에 효과를 보이지 않았던 집단 중$(1 - P_0)$에서 새로운 치료법에

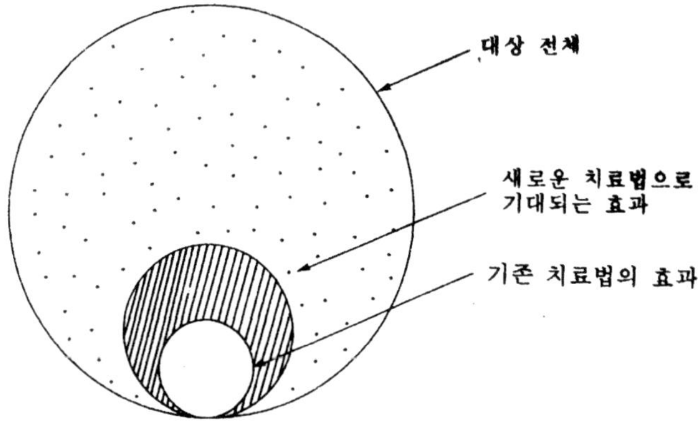

그림 5-1. P_1이 P_0를 포함하고 있는 경우의 상대적 분율비 $F = \dfrac{P_1 - P_0}{1 - P_0}$ (relative difference)

추가적으로 효과를 보인 정도($P_1 - P_0$)를 분석하는 내용이 된다. 얼핏 생각하면 single rate로 간주되나(실제로 산출공식은 kappa값 산출 방법과 같다) 이 값은 P_0에 따라 큰 영향을 받게 되고 또한 proportion이나 rate 형태가 아닌 ratio 형태로서 그 귀무 상태의 값은 0이 된다. 다시 요약하면 ratio 형태이면서 귀무값이 0이므로 F 대신 $1 - F$로 하여 그 귀무값을 1로 해 주고 logarithym 변환하여 χ^2-분포를 적용한다.

$$\chi^2 = \frac{\left[\ln(1-f) - \ln(1-F)\right]^2}{V_{\ln(1-f)}}$$

여기서 $$V_{\ln(1-f)} = \frac{P_1}{S_1(1-P_1)} + \frac{P_0}{S_0(1-P_0)}$$

분석결과 $p > \alpha$, 즉 유의하지 않는다는 판정은 예컨대 '추가적인 치료효과'를 인정하지 않는다는 것을 시사한다.

제 4 절 3개 이상 분율의 분석

【예제 5-14】

다음은 폐암에 관한 4편의 연구에서 폐암 환자의 흡연율에 관한 결과 보고이다. 연구대상 집단간의 흡연율에는 차이가 있는가?($\alpha = 0.01$)

Study	폐암 환자수	흡연자수	흡연율
1	$86(n_1)$	83	$.965(p_1)$
2	$93(n_2)$	90	$.968(p_2)$
3	$136(n_3)$	129	$.949(p_3)$
4	$82(n_4)$	70	$.854(p_4)$
전체	$397(n.)$	372	$.937(\bar{p}.)$

상기 예에서 4편의 연구에서 제시한 흡연율($p_1 \sim p_4$)간의 차이에 대한 통계량 χ^2는 다음과 같다.

$$\chi^2 = \frac{1}{\bar{p}\bar{q}} \sum_{i=1}^{m} n_i (p_i - \bar{p})^2$$

단, $\bar{q} = 1 - \bar{p}$

자유도는 $m - 1$

따라서

$$\chi^2 = \frac{1}{(0.937) \times (0.063)} [86 \times (0.965 - 0.937)^2 + 93 \times (0.968 - 0.937)^2 + 136 \times (0.949 - 0.937)^2 + 82 \times (0.854 - 0.937)^2]$$

$= 12.56 \rightarrow d.f. = 3$ 에서 $p < 0.01$ (흡연율에는 차이가 있다)

흡연율 사이에 유의한 차이가 있다고 한다면 어느 집단의 흡연율이 그러한 차이를 나타내는가 하는 것을 분석함이 다음 단계일 것이다. 이 경우 4개의 흡연율을 임의로 2group으로 나누어 분석하는데 상기 예에서는 study 1, 2, 3을 한 group으로 하고 study 4를 다른 group으로 구분할 수 있겠다.

$n_{(1)}; n_1 + n_2 + n_3$, $n_{(2)}; n_4$

$p_{(1)}; n_{(1)}$에서의 흡연율, $p_{(2)} = p_4$라 하면

1. group간의 차;

$$\chi^2_{diff} = \frac{1}{\overline{p}\overline{q}} \times \frac{n_{(1)} n_{(2)}}{n} (p_{(1)} - p_{(2)})^2$$

$d.f. = 1$

2. group(1)에서의 차;

$$\chi^2_{group(1)} = \frac{1}{\overline{p}\overline{q}} \sum^{m(1)} n_i (p_i - p_{(1)})^2$$

$d.f. = m_{(1)} - 1$

3. group(2)에서의 차;

$$\chi^2_{group(2)} = \frac{1}{\overline{p}\overline{q}} \sum^{m(2)} n_i (p_i - p_{(2)})^2$$

$d.f. = m_{(2)} - 1$

group간의 차이($n_1 = 315$, $p_{(1)} = 0.959$);

$$= \frac{1}{(0.937) \times (0.063)} \times \frac{315 \times 82}{397} (0.959 - 0.854)^2$$

$= 12.15 \rightarrow d.f. = 1$ 에서 $p < 0.01$

한편 group(1)에서의 차이;

$$\chi^2_{diff} = \frac{1}{(0.937) \times (0.063)} [86 \times (0.965 - 0.959)^2 + 93 \times (0.968 - 0.959)^2 + 136 \times (0.965 - 0.959)^2] = 0.41 \cdots p > 0.05$$

$$\chi^2_{total} = \chi^2_{diff} + \chi^2_{group(1)} = 12.15 + 0.41 = 12.56$$ (계산 확인과정임)

따라서 study 1, 2, 3에서의 흡연율은 study 4에서의 흡연율과 차이가 있음이 인정되나 study 1, 2, 3간에서의 흡연율에는 차이가 없다고 해석한다.

분산분석에서와 같이 전체적인 χ^2-분석에서 유의하지 않은 결과를 보이면 group간의 차이를 분석할 필요가 없게 된다.

제 5 절 선형로짓회귀분석법

분율 및 비율로 요약되는 범주형 자료를 분석함에 있어 독립변수의 변환이 자유롭고, 또한 〔원인→결과〕간의 관계를 양적으로 표시해 줄 수 있으면서, 관찰수가 작은 범주에서도 확률적 추정이 가능하고, 결과를 단순하고도 즉시 해석 가능하게 비교위험도의 개념으로 제시해 주면서, 동시에 두 가지 이상 독립변수의 합동효과(joint effect)를 개개 위험도의 곱으로 표현할 수 있도록 고안된 것이 바로 '선형로짓회귀분석모형' (linear logistic regression model)이다.

5.1. 선형로짓회귀분석모형

의학연구자료 분석의 한 수학적 모형으로 결과변수(질병발생)에 관련되는 원인변수의 다양한 조합의 관련정도(발병 위험도)를 함수식으로 표현한 것이다.

Y와 X와의 선형회귀모형 $Y = \alpha + \beta X + e$에 대하여 표본으로부터 얻은 관찰치에서 Σe_i^2이 최소($\Rightarrow 0$)가 되는 α, β의 추정치로 구해진 회귀식은

$$\hat{Y} = a + bX$$

이다.

여기서 $\hat{Y}$는 어떤 일정한 X값상에서의 Y값들의 평균을 나타낸다(제4장 참조).

Y값이 연속척도인 경우에서의 회귀모형 또는 회귀식은 쉽게 이해되나 Y값이 all-or-none과 같이 2분적(binary)으로 관측되는 경우(예: 양성/음성, 성공/실패, 발생/무발생 등)의 $\hat{Y}$는 특정한 X의 상태에서의 양성률, 성공률, 또는 발생률을 의미하게 된다. 그리하여 이 경우에 $\hat{Y}$ 대신 P로 표현한다.

$$P = A + BX$$

여기서 P의 범위는 0~1이고 많은 경우에서 P와 X와의 관계는 아래 〈그림 5-2(a)〉와 같은 S자 모양을 보이며 그 관계식은 $P = 1/\{1 + e^{-(a+bX)}\}$로 비선형이다. 그럼에도 이러한 특성을 고려하지 않고 최소자승법에 의해 P와 X와의 관계를 선형회귀식으로 구했을 경우, 즉 general linear model의 $P = A + BX$에서 P는 이론적으로 $-\infty \sim +\infty$의 범위

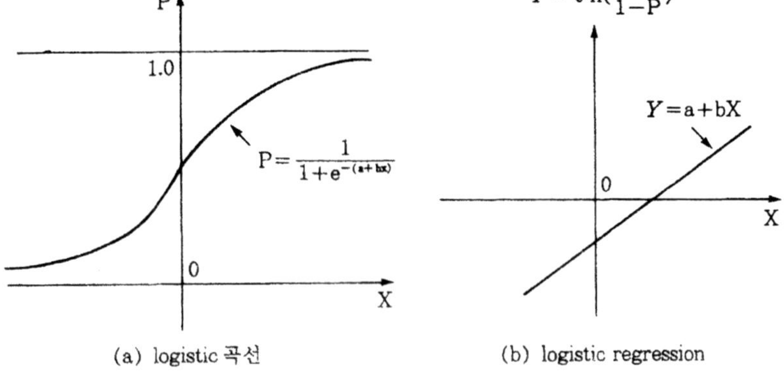

그림 5-2. logistic 곡선과 logistic regression

(실제 P의 범위는 0~1인데도 불구하고)를 갖도록 되어 있기 때문에 X_i들의 전범위를 적용하지 못하게 된다.

그러나 P 대신에 $\ln\left(\frac{P}{1-P}\right)$로 치환시킨 값을 Y로 하여 회귀직선식을 구하면 〈그림 5-2(b)〉와 같이 직선이 되며 이때의 Y는 $-\infty \sim +\infty$의 범위가 된다.

5.1.1. Logit의 정의

위험요인의 각 수준에 따른 질병발생확률 P를 '로짓변환'(logit transform)하면 그 값은 각 위험요인의 폭로정도에 대응하는 결과변수와 선형관계에 있게 된다(그림 5-2(b)와 같이). 즉 독립변수 X에 대한 Y의 기대치 혹은 조건부 평균 $E(Y|X)$를 생각할 때, Y는 양분성 변수(dichotomous) 이므로 $0 \le E(Y|X) \le 1$이다. 그러나 $E(Y|X) = P$라 간략화할 때 logit(혹은 log-odds)은 다음과 같이 정의된다. 즉 P를 로짓변환시키면 아래와 같다.

$$Y = \text{logit } P = \log_e P/(1-P) = \alpha + \beta X$$

이 로짓변환으로 인해 ① 원래 $0 \le P \le 1$인 P는 $-\infty \le (\text{logit } P) \le +\infty$의 범위를 갖게 되며, ② 일반 선형회귀모델의 특성을 모두 가지면서, ③ 연속변수가 된다.

또한 상기 식을 P에 관하여 풀면 아래와 같이 된다.

$$P = \frac{\exp(Y)}{1+\exp(Y)} = \frac{\exp(\alpha+\beta X)}{1+\exp(\alpha+\beta X)}$$

5.1.2. 환자-대조군 연구에서의 OR과의 관계

로짓모델은 1960년대 초반에 Cornfield 등에 의해 제안되었으나, 역학적 자료분석에 사용되기 시작한 것은 1967년 Truett 등이 코호트 연구에 적용되면서부터이다. 로짓의 정의에서 볼 수 있듯이 로짓모델은 원래 전향적 코호트 연구의 결과로 요약되는 발생률(incidence density)을 이용하는 자료에 적합한 것으로 고안되었으나 이론적으로 유도해 보면 후향적으로 시도되는 환자-대조군 연구에서도 다음과 같이 응용이 가능하다.

$$X=1 \text{ 이면} \quad P_1 = \frac{\exp(\alpha+\beta)}{1+\exp(\alpha+\beta)}$$

$$X=0 \text{ 이면} \quad P_0 = \frac{\exp(\alpha)}{1+\exp(\alpha)} \text{ 이므로}$$

$$OR = \frac{P(D|1).P(D|0)}{P(D|1).P(D|0)} = \frac{\dfrac{\exp(\alpha+\beta)}{1+\exp(\alpha+\beta)} \cdot \left\{1-\dfrac{\exp(\alpha)}{1+\exp(\alpha)}\right\}}{1-\left\{\dfrac{\exp(\alpha+\beta)}{1+\exp(\alpha+\beta)} \cdot \dfrac{\exp(\alpha)}{1+\exp(\alpha)}\right\}}$$

$$= \frac{\dfrac{\exp(\alpha+\beta)}{1+\exp(\alpha+\beta)} \cdot \dfrac{1}{1+\exp(\alpha)}}{\dfrac{1}{1+\exp(\alpha+\beta)} \cdot \dfrac{\exp(\alpha)}{1+\exp(\alpha)}}$$

$$= \frac{\exp(\alpha).\exp(\beta)}{\exp(\alpha)} = \exp(\beta)$$

즉 $\log(OR) = \beta$가 된다. 이를 k개의 regressor variable까지 일반화시키면, $X = (X_1, X_2, \cdots, X_k)$ 일 때, logistic model은 다음과 같다.

$$\Pr(Y=1X) = \frac{\exp(\alpha+\sum\beta_k X)}{1+\exp(\alpha+\sum\beta_k X)}$$

여기서 OR은 아래와 같이 된다. 즉 특정변수가 $X_k \rightarrow X_R^*$ 로 변할 때 질병위험은 $\exp[\beta_k(X_k^* - X_k)\}$만큼 변한다. 만약 $X_k^* = 1$이고 $X_k =$

0이면 $\exp(\beta_k)$만큼 변한다. 만약 $X_i \rightarrow X_{i+1}$로 변하고 $X_j \rightarrow X_{j+1}$로 함께 변한다면 질병위험은 $\exp(\beta_j) \times \exp(\beta_i)$만큼 변한다. 여기서 α는 모든 독립변수가 0인 기준상태에서의 log-odds를 의미한다.

$$OR = \frac{P(X^*)\{1-P(X)\}}{P(X)\{1-P(X^*)\}} = \exp\{\Sigma\beta_k(X_k^* - X_k)\}$$

5.2. 모수추정

선형회귀모델의 경우에는 최소자승법(least square method)으로 관측치와 이론치간의 차이를 최소화하는 β_1를 추정하지만, 결과변수가 양분성인 선형로짓모델의 경우에는 이 방법을 그대로 적용할 수는 없고 최확우도(maximum likelihood) 방법을 이용한다.

$P_i(X)$: X가 주어졌을 때 $Y = 1$일 확률(질병 걸릴 확률)이고
$1-P_i(X)$: X가 주어졌을 때 $Y = 0$일 확률이라 하면

특정 (X_i, Y_i) 쌍의 log-likelihood function은 아래와 같이 된다. 이 값의 최대치는 이 식을 미분함으로 해서 구할 수 있는데, $\Sigma(Y_i - P_i(X)) = 0$이며, 동시에 $\Sigma X_i(Y_i - P_i(X)) = 0$인 β값이 최확우도법에 의한 추정치(MLE)가 된다. 일반 선형회귀분석에서는 미분한 likelihood equation이 선형의 일차방정식이므로 풀기 쉽지만, logistic model에서는 β에 관하여 2차 방정식이므로 interative nature의 계산을 해야지만 가능하다. 이 과정은 컴퓨터의 힘을 빌게 되는데 프로그램마다 다소 다른 방식을 이용한다.

$$\begin{aligned} L(\beta) &= \log[l(\beta)] \\ &= \Sigma\{Y_i \ \log \ P_i(X) + (1-Y_i) \ \log(1-P_i(X)\} \end{aligned}$$

5.3. 가설검정법

다음의 관심은 '과연 모델내에 있는 변수가 유의한가?' 를 판정하는 것이다. 보다 구체적으로는 '그 변수가 들어 있는 모델이 결과변수를 설명하는 능력이 그 변수가 들어 있지 않는 모델이 결과변수를 설명하는 능력에 비해 더 많은 기여를 하고 있는가?' 에 관한 사항이다. 이러한 과정을 통해 특정변수의 유의성을 판정하는 방법이 가설검정법인데, 가장 강력한 가설검정법으로 LR test(likelihood ratio test)라 하며, 다음과 같은 검정통계량 △G는 χ^2분포를 따른다. 이외에도 '범주형 자료의 특정 수준이 다른 수준에 비해 통계적인 유의성을 가지는가?' 를 검정하는 데 특히 편리한 Wald test와 통상적인 score test를 이용한 방법 등이 있으나 본교재에서는 생략하겠다.

【예제 5-15】

다음은 음주 습관과 식도암과의 관련성에 관한 환자-대조군 연구의 결과를 이용하여 선형로짓분석법을 수행한 결과이다. 연령 및 흡연의 영향을 보정한 상태에서 음주량과 식도암과는 관련성이 있다고 할 수 있겠는가? 선형로짓모델을 이용한 가설검정법으로 해결하시오.

Models	df	G
logit $Y = \alpha + \beta_{1\text{-}5}(\text{AGE}) + \beta_{6\text{-}8}(\text{TOBG})$	79	210.3
logit $Y = \alpha + \beta_{1\text{-}5}(\text{AGE}) + \beta_{6\text{-}8}(\text{TOBG}) + \beta_{9\text{-}11}(\text{ALCG})$	76	82.3

위의 예제에서 보면 모든 독립변수들은 범주형으로 처리되어 있으므로 각 변수의 (범주수 – 1)개씩의 모수가 모델에 포함됨을 알 수 있다. 따라서 특정변수의 가설검정을 위해서는 범주로 구성된 모든 변수, ALCG(2)—ALCG(4) 세 변수를 현재의 모델에서 동시에 제거하여야만 한다. 결국 *LR* test for [ALCG|AGE, TOBG] $= \triangle G = 210.3 - 82.3 = 128$, $\triangle df = 79 - 76 = 3$으로 χ^2분포에 의하여 통계적으로 유의한 차

이를 인정하게 된다. 즉 선형로짓모델을 이용한 가설검정 결과 연령과 흡연량을 보정한 상태에서도 음주량은 식도암 위험을 유의하게 변동시키고 있음을 알 수 있다(현단계에서는 '음주량의 증가에 따라 식도암 위험이 직선적으로 변한다'는 표현을 할 수는 없다).

5.4. 위험도 및 신뢰구간 추정

5.4.1. 비교위험도 추정

환자-대조군 연구의 결과 식도암과 위험요인과의 관련성을 추정된 각 모수의 β_i들을 이용하여 함수식으로 표시하면 다음과 같다.

$$\begin{aligned} \text{logit}\, P_i = &- 6.895 \\ &+ 1.981\ \text{AGE}(2) + 3.776\ \text{AGE}(3) + 4.335\ \text{AGE}(4) \\ &+ 4.896\ \text{AGE}(5) + 4.827\text{AGE}(6) \\ &+ 0.438\text{TOBG}(2) + 0.513\text{TOBG}(3) + 1.641\text{TOBG}(4) \\ &+ 0.1435\ \text{ALCG}(2) + 1.981\text{ALCG}(3) + 3.603\text{ALCG}(4) \end{aligned}$$

이 자료는 후향적 환자-대조군 연구의 결과이므로 OR의 형태로 제시되어야 하며, 앞의 제2절에서 설명한 대로 [log(OR) = β]의 관계가 성립하므로 다음과 같이 상호관련도 지표인 OR을 쉽게 계산할 수 있다.

$$\begin{aligned} \text{OR}_{\text{ALLCG(2):all}} &= \exp(\beta_{\text{ACGG(2)}}) = \exp(1.435) = 4.199 \\ \text{OR}_{\text{ALLCG(3):all}} &= \exp(\beta_{\text{ACGG(3)}}) = \exp(1.981) = 7.249 \\ \text{OR}_{\text{ALLCG(4):all}} &= \exp(\beta_{\text{ACGG(4)}}) = \exp(3.603) = 36.708 \end{aligned}$$

연속변수로 처리된 변수의 모수 추정도 로짓모델을 이용하면 단순하면서도 즉시 해석 가능하게 비교위험도의 개념으로 결과를 제시해 줄 수 있다. 이 경우에는 exp(β) 값이 해당 연속변수의 입력된 형태에 따라 '단위 변화량(unit change)에 따른 질병위험도의 변화'를 의미한다. 뿐만 아니라 두 가지 이상 독립변수의 joint effect도 두 가지 변수의 모수 β_1 및 β_2로부터 추정한 OR_1와 OR_2 개개 위험도의 곱으로 표현하여 구할 수 있으나 여기서는 생략하겠으며 보다 고급의 전문서적을 참조하기 바란다.

5.4.2. 신뢰구간 추정

로짓모델의 모수에 대한 구간추정법에 관해서는 학자마다 다소 다른 방식을 제안하고 있으나 현재까지 가장 일반적으로 널리 이용되고 있는 방법은 정규분포를 이용한 접근법으로 다음과 같이 쉽게 계산된다.

$$95\%\ CI\ (RR\ \text{혹은}\ OR) = \exp[\beta \pm Z_{\alpha/2} * s.e.(\beta)]$$

$$\begin{aligned} 95\%\ CI(OR_{ALCG(2):all}) &= \exp[\beta_{ACGC(2)} \pm Z_{\alpha/2} * s.e.(\beta)] \\ &= \exp[1.435 \pm 1.96 * 0.2501] \\ &= (2.57 - 6.86) \end{aligned}$$

즉 다른 변수의 가능한 교란영향을 모두 통제한 상태에서 음주량(2) 수준인 경우의 식도암 위험은 음주량(1)인 경우에 비해 OR = 4.2(2.57 – 6.86)이다. 구간추정법의 결과에서, 추정된 구간이 1을 포함하지 않으면 이는 가설검정의 $p < 0.05$(이 경우는 $Z_{\alpha/2}$ = 1.96이었으므로)의 결과와 같고, 1을 포함하면 가설검정의 $p > 0.05$와 같음을 의미한다.

연속적인 변수의 경우에도 해당 변수의 입력된 형태에 따라 '단위 변화량(unit change)에 따른 질병위험도의 변화'에 대한 신뢰구간을 추정할 수 있으며, 변수변환을 행한 경우(X^{-1}, X^2, $\log(X)$, $\sqrt{X}$ 등)에도 다소 복잡하기는 하지만 신뢰구간을 추정할 수 있다. 두 가지 이상 독립변수의 joint effect에 대한 신뢰구간은 두 모수의 공분산 (covariance)를 이용해야만 추정할 수 있는데, 본교재의 수준을 넘기 때문에 생략하겠다.

〈부록〉 분율 및 비율에 대한 PC-SAS 이용예

가. RIDIT 분석

【예제 5-16】

정신과 폐쇄병동에 입원하고 있거나 퇴원한 환자 각각 60, 83명에 대하여 설문지를 이용하여 입원치료의 필요성에 대한 환자의 태도를 평가하였다. 5단계의 등급으로 자신의 입원이 필요하였는가에 대한 응답 내용을 분석한 결과는 아래와 같다. 입원 필요성에 대한 태도에서 입원군과 퇴원군간에 차이가 있는가?

입원 필요성 여부	입원환자군($N=69$)	퇴원환자군($N=83$)
DEFINITELY	5	20
PERHAPS	26	40
NOT SURE	17	11
PERHAPS NOT	8	3
DEFINITELY NOT	4	9

【프로그램】

```
OPTIONS PS = 60  LS = 80;
OPTIONS REPLACE;
DATA PSYCH;
  INPUT GR SCORE WT @@;
  CARDS;
  1 1  5 1 2 26 1 3 17 1 4 8 1 5 4
  2 1 20 2 2 40 2 3 11 2 4 3 2 5 9
  ;
  RUN;
PROC FREQ DATA = PSYCH;
  WEIGHT WT;
  TABLES SCORE*GR/CHISQ SCORES =
                              RIDIT;
  RUN;
```

입원 필요성 여부를 "SCORE"라는 변수명으로 하여 1, 2, …, 5로 입력하였고 각 SCORE에 해당하는 빈도(응답자수)는 "WT"라는 변수로 지정하였다. 분율을 계산하라는 명령어는 "PROC FREQ"가 되고 Table을 만드는 변수를 지정하면서(SCORE * GR) χ^2 값(CHISQ)과 SCORE에 따른 RIDIT 분석을 하라는("SCORES = RIDIT") 명령어로 되어 있다.

출력내용에서는 Ridit score항을 본다. $p = 0.008$로 유의하다.

【출력내용】

TABLE OF SCORE BY GR

SCORE Frequency Col Pct	GR 1	2	Total
1	5 8.33	20 24.10	25 17.48
2	26 43.33	40 48.19	66 46.15
3	17 28.33	11 13.25	28 19.58
4	8 13.33	3 3.61	11 7.69
5	4 6.67	9 10.84	13 9.09
Total	60 41.96	83 58.04	143 100.00

STATISTICS FOR TABLE OF SCORE BY GR

Statistic	DF	Value	Prob
Chi-Square	4	14.117	0.007
Likelihood Ratio Chi-Square	4	14.542	0.006
MH Chi-Square(Ridit Scores)	1	6.957	0.008
Phi Coefficient		0.314	
Contingency Coefficient		0.300	
Cramer's V		0.314	

Sample Size = 143

나. 두 분율의 분석

다음은 독립표본에서 얻어진 두 분율을 분석하는 예이다.

【예제 5-17】

자궁근종의 발생과 인공유산과의 관련성을 알아보기 위하여 자궁근종 환자 31명과 산부인과에 산전 진찰을 받기 위하여 내원한 정상임부 101명을 대상으로 설문조사방법으로 인공유산 여부에 대하여 조사하였다. 얻어진 결과는 아래 표와 같다. 자궁근종 발생과 이전의 인공유산 여부와는 통계적 관련성이 인정되는가?

인공유산 여부	자궁근종 환자		정상임부	
	수	%	수	%
있었음	27	87.1	69	68.3
없었음	4	12.9	32	31.7
계	31	100.0	101	100.0

자궁근종 환자에서의 인공유산 경험률이 정상임부에 비하여 3.13배 (odds ratio)인데 이는 통계적으로 유의한가?($\alpha = 0.05$) 그리고 이 odds ratio의 95% 신뢰구간은 얼마인가?

【프로그램】

```
OPTIONS PS = 60  LS = 80;
OPTIONS REPLACE;
DATA ABORT;
  INPUT ADENO ABORT WT @@;
  CARDS;
  1  1  27  1  0  4  0  1  69  0  0  32
  ;
  RUN;
PROC FREQ DATA = ABORT ORDER = DATA;
  WEIGHT WT;
  TABLES ABORT * ADENO/CHISQ  EXACT
                              MEASURES;
  RUN;
```

두 분율(87.1%와 68.3%)의 차이를 분석하거나 대응위험도(odds ratio, (27/4)/(69/32) = 3.13)를 분석하거나 명령어는 동일하다. 앞서 RIDIT 분석에서 사용한 "SCORES = RIDIT" 대신에 "EXACT" (직접확률법으로 구하고 싶을 때)와 "MEASURES"(odds ratio를 검정하고자 할 때)를 사용한다.

자궁근종 환자를 ADENO = 1, 정상임산부는 ADENO = 0로 하였고, 인공유산의 경험이 있을 때 ABORT = 1, 없었음은 0로 하였으며, WT는 해당하는 빈도이다.

출력내용에서 보면 χ^2 값은 4.218로 $p = 0.04$이다. 이는 두 분율의 차이(또는 odds ratio 3.13)가 유의하다는 것을 가리키고 있다. Fisher의 직접확률법에 의한 p-value도 0.041이다. "MEASURES"에 대한 답으로 상대위험도와 95% CI이 나타나고 있다. 예제는 일종의 환자-대조군 형태 연구이므로 Odds ratio 3.13의 95% CI는 (1.01~9.70)이다.

【출력내용】

TABLE OF ABORT BY ADENO

ABORT	ADENO		
Frequency Col Pct	1	0	Total
1	27 87.10	69 68.32	96 72.73
0	4 12.90	32 31.68	36 27.27
Total	31 23.48	101 76.52	132 100.00

STATISTICS FOR TABLE OF ABORT BY ADENO

Statistic		DF	Value	Prob
Chi-Square		**1**	**4.218**	**0.040**
Likelihood Ratio Chi-Square		1	4.709	0.030
Continuity Adj. Chi0square		1	3.324	0.068
Mantel-Haenszel Chi Square		1	4.186	0.041
Fisher's Exact Test	(Left)			0.992
	(Right)			2.97E-02
	(2-Tail)			**4.13E-02**

Estimates of the Relative Risk (Row1/Row2)

Type of Study	Value	95% Confidence Bounds	
Case-Control	**3.130**	**1.011**	**9.697**
Cohort (Col1 Risk)	2.531	0.952	6.729
Cohort (Col2 Risk)	0.809	0.682	0.959

6

생존자료의 통계적 분석
Analysis of Survival Data

제1절 생존자료의 특성

특정 치료법의 효과를 판정하거나 예후의 지표를 알고자 할 때 치료 후의 완치율, 생존율 또는 재발률 등을 산출·분석하게 되는데, 이러한 연구에서는 대상환자들을 장기간(보통 연단위로) 동안 추적관찰하면서 생존 또는 재발여부를 확인하는 과정이 필수적인 내용이 된다. 그러나 임상시험과 같은 연구에서는 환자를 직접 대상으로 하기 때문에 대상환자 개개인별로 그 추적관찰 개시시점은 물론 관찰의 종료시점, 그리고 추적관찰기간 등이 각기 다를 수밖에 없다.

또한 생존(또는 재발) 여부를 확인하기 위한 추적관찰이 모두 성공적으로 이루어지지 못하고 마는 경우가 있는데, 따라서 추적관찰은 다음 세 가지 중 하나로 끝나게 된다.

〈증례 1〉의 경우는 추적관찰의 목적을 이룬 완전관찰예(complete observation, 또는 uncensored case)인데, 소기의 현상(사망 또는 재발 여부)이 발생하여 이를 확인함으로써 관찰이 끝나게 되는 형태이다. 〈증례 2〉는 추적관찰의 목적을 이루지 못하고 관찰이 끝나게 되는 관

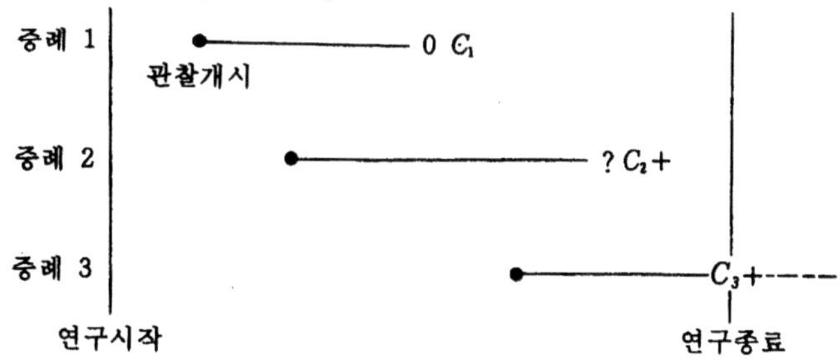

그림 6-1. 추적관찰에서 얻어지는 세 가지 형태의 생존자료

찰중단예(incomplete observation, 또는 censored case)인데, 추적관찰 도중 소식불명이 되어 더 이상 관찰이 불가능(loss to follow up)해진 경우이다. 〈증례 3〉도 소기의 현상을 확인하지 못하고 관찰이 끝난 다른 형태의 관찰중단예(censored case)이다. 이는 관찰중의 대상환자에서 아직 사망이나 재발이 일어나지 않아 계속 관찰중에 있는데 연구설계상 관찰을 일단락(cut-off)하였거나 또는 처음에 계획한 숫자만큼의 사망(또는 재발)을 확인함으로써 연구를 종료한 경우에 발생한다.

생존율의 산출이나 분석은 대상환자마다 각기 다른 관찰기간과 관찰종료형태, 즉 '완전관찰예와 관찰중단예'를 어떻게 취급하는가 하는 것이 그 주요 내용이 된다. 특히 관찰중단예의 취급방법에 따라 몇 가지 종류의 생존율 산출 및 분석기법이 있으나 그 계산결과는 서로 매우 유사하다.

1.1. 생존율의 산출 규약

생존율을 산출·분석할 때에는 다음의 사항을 명기 또는 명확하게 하여야 한다.

① 관찰 개시시점: 생존(또는 재발)기간의 산출 기산시점을 언제로 할 것인가는 연구의 목적에 따라 달라지겠지만 일반적으로 치료법의 효과를 평가하고자 하는 경우에선 해당 치료법의 투여 개시일을 그 기

점으로 한다. 그러나 매우 엄격한 임상시험(clinical trial) 연구에서는 대상예를 해당 치료법에 할당(intention to treat)한 그날을 기산일로 하는데 따라서 할당 이후 실제 치료를 시행하기 전에 그 증례가 사망한 경우라도 이는 치료 개시 이후의 사망예와 동일하게 취급하여 해당 치료법의 생존율 분석자료에 포함시킨다.

② 연구에 포함된 증례의 특성: 연구에 포함된 증례가 모든 가능 환자를 망라한 전체 증례인가? 그 중 특정의 병기나 병형환자만인가? 연구에 포함되지 못한 이유들은 어떤 것들인가? 추적관찰이 중단된 예는 어느 정도나 되는가? 관찰기간의 분포는? 등등을 분명하게 제시한다.

③ 관찰대상자수: 연구설계시의 규모와 그 결정과정, 그리고 관찰기간별 대상수를 명시한다.

④ 사망예의 기준: 원칙적으로 전 사인에 대한 생존율을 산출한다. 간혹 교통사고, 화재 등과 같은 명백한 다른 사망원인에 의한 사망예를 제외한 생존율을 산출하기도 하나 이는 하나의 참고사항으로서 전 사인에 대한 생존율 산출결과와 함께 제시될 수 있을 뿐이다.

⑤ 소식불명 또는 중도탈락예: 거주지 이전 등에 의한 소식불명예나 중도탈락예의 수, 추적방법, 탈락의 정의, 원인 등을 명기한다.

⑥ 추적관찰 대상에서의 제외: 치료의 부작용에 의한 치료중단, 치료변경예 또는 수술사망예라도 연구설계시에 규정되어 있지 않은 한 원칙적으로 제외하면 안 된다.

⑦ 생존율의 표기: 누적생존율과 함께 95%의 신뢰구간(95% CI)을 표시하도록 한다. 5년 누적생존율과 기간에 따른 생존곡선을 그림으로 제시하는 것이 바람직하다. 치료 후 예후가 매우 불량하여 5년 누적생존율이 0%에 가깝게 되는 경우에는 중앙생존기간(median survival time), 즉 누적생존율이 50%가 되는 기간을 제시한다. 사망예들의 평균생존기간의 산출과 이의 제시는 아무런 의미가 없는 불필요한 것이다.

제 2 절 생존율의 산출방법

2. 1. 생존율의 종류

2. 1. 1. 실측생존율(actual survival rate)

가. 직접법에 의한 생존율

추적관찰 기간이 대부분의 예에서 5년 또는 10년 이상이 경과한 대상집단으로부터 5년(또는 10년) 생존율을 산출할 경우에 가끔 사용된다.

최소생존율(minimum survival rate)은 소식불명예(untraced: U)를 사망예(died during interval: D)로 간주하여 산출한 생존율로서 분모는 총관찰대상수(total: $T = A + D + U$)가 되고 분자는 생존예(alive at interval: A)이다.

최대생존율(maximum survival rate)은 소식불명예를 생존예로 간주한 것이다. 즉 분자는 $(A + U)$이고 분모는 T가 된다.

추정생존율(estimated survival rate)은 소식불명예를 분석대상에서 제외하여 산출한 것이다. 즉 $A/(A + D)$로 산출한다.

나. 누적법에 의한 누적생존율(cumulative survival rate)

대부분의 경우에 있어서의 생존율은 누적생존율로서 산출된다. 구간 또는 순간생존율을 구하고 이들을 누적하여 산출한다. 시간에 따른 생존양상을 일반화하여 표현해 주는 일정 함수(예: 지수함수)를 이용하는 모수적 방법과 생명표법, product-limit법, Chiang법 등의 비모수적 방법이 있다.

2. 1. 2. 상대 또는 보정 생존율(adjusted survival rate)

치료방법 이외에도 생존율에 크게 영향을 미치는 요인, 예를 들면 성(sex), 연령(age) 등이 있을 수 있는데, 산출한 누적생존율에서 이들 요인들의 영향을 보정해 준 생존율이다.

2.2. 생명표법에 의한 누적생존율 추정

누적생존율을 산출하는 비모수적 방법 중 가장 보편적으로 사용하는 생명표법(life-table method)은 원래 생명보험회사에서 피보험자들의 생존확률(또는 사망확률)을 계산하기 위하여 많이 사용되었기 때문에 생명보험계리법(actuarial method)이라고도 불리며 또는 Cutler-Ederer법이라고도 한다.

관찰기간을 일정단위로 나누어 각 구간마다의 구간생존(또는 사망)확률을 구하고, 이들의 누적으로서 일정기간까지의 누적생존율을 구하는 방법이다.

다음과 같은 가상적인 예를 가지고 그 산출과정을 소개한다.

〈예제 6-1〉의 내용을 알기 쉽게 그림으로 표시하면 〈그림 6-2〉와 같

【예제 6-1】

1987년 1월 1일부터 A와 B 치료법을 대상환자에게 무작위로 할당 투여(random allocation)하고 추적관찰을 시작하여 1988년 12월 31일에 연구를 일단락하여 아래와 같은 자료를 얻었다.

표 6-1. A, B 두 치료법 투여 후의 추적관찰 결과(가상적 자료)

번호	성별	연령	치료법	치료개시일	'88.12.31현 재생사여부	사망연월일	관찰 월수	생존 월수
1	M	62	A	1987. 4. 3	사 망	1987. 6.15	20	2
2	F	57	A	4.16	생 존		20	20+
3	M	49	B	5.12	사 망	1987.10.18	19	5
4	M	72	B	6.16	사 망	1987. 8. 4	18	1
5	F	63	A	6.18	소식불명	(1987. 9.25)	18	(3+)
6	M	51	A	7.26	생 존		17	17+
7	F	68	B	8.16	사 망	1987.11. 2	16	2

8	M	40	B	8.23	소식불명	(1987.12.20)	16	(3+)
9	F	38	A	9.27	생 존		15	15+
10	F	67	B	10.16	생 존		14	14+
11	M	81	B	10.26	사 망	1988.11.19	14	12
12	M	54	A	11.11	사 망	1988.12.20	13	13
13	M	57	A	1988. 1.14	생 존		11	11+
14	F	63	A	1.20	생 존		11	11+
15	M	48	B	2. 5	생 존		10	10+
16	F	35	B	3. 7	사 망	1988.12. 3	9	8
17	M	62	B	1988. 4.14	생 존		8	8+
18	M	59	A	4.17	소식불명	1988. 8. 5	8	(3+)
19	F	75	A	4.26	사 망	1988.12.15	8	7
20	M	71	B	5. 9	사 망	1988. 9. 3	7	3
21	M	60	A	6.24	생 존		6	6+
22	M	77	B	6.27	사 망	1988. 8.30	6	2
23	F	42	A	7.23	생 존		5	5+
24	M	54	B	8. 5	생 존		4	4+
25	F	63	A	8.19	사 망	1988.10.25	4	2
26	M	59	B	9.23	생 존		3	3+
27	M	72	B	9.26	사 망	1988.11. 5	3	1
28	F	44	A	9.26	생 존		3	3+
29	M	67	A	10. 4	생 존		2	2+
30	M	50	A	11.13	생 존		1	1+

(　　)는 최종 생사 여부 확인일, +는 관찰중단예를 표시함.

이 나타낼 수 있고, 한편 관찰 개시시점을 기준으로 하여 관찰기간별로 A 및 B 치료군을 구분하여 표시하면 〈그림 6-3〉과 같다.

생명표법에 의한 누적생존율을 추정하기 위하여 관찰기간을 일정 단위의 구간으로 구획하여야 하는데 상기 예제에서는 편의상 4개월을 그 구간단위로 하였다. 각각의 구간에서의 관찰결과를 다시 요약 정리하면 〈표 6-2〉와 같다.

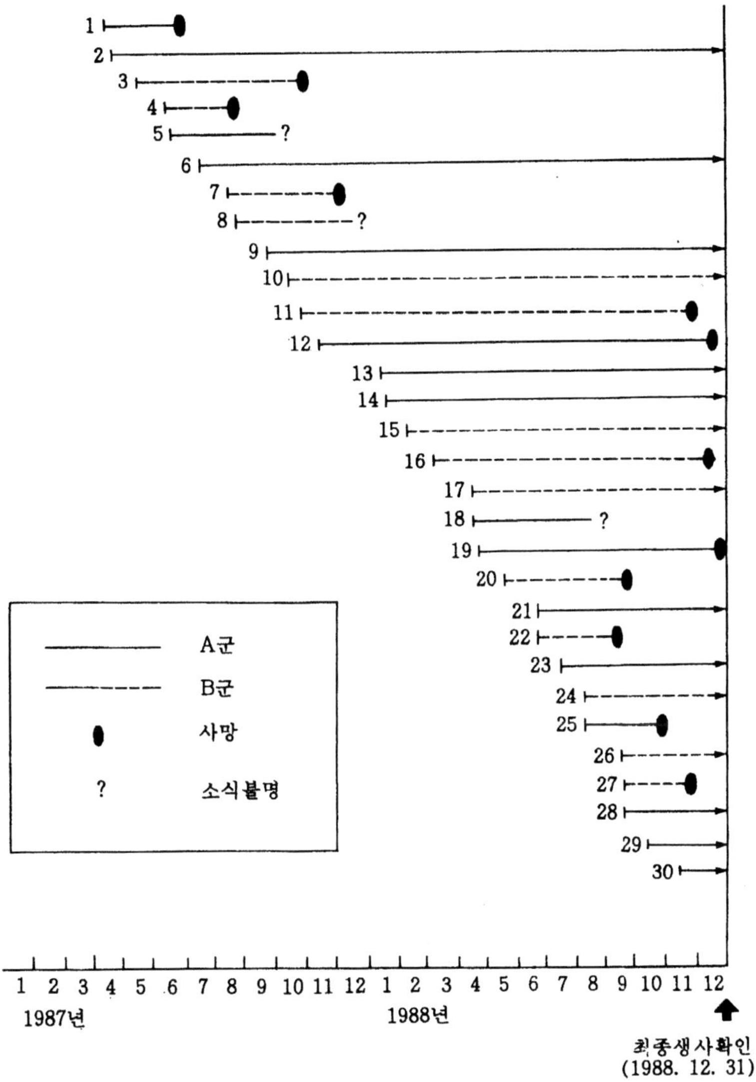

그림 6-2. 〈표 6-1〉을 그림으로 표시함.

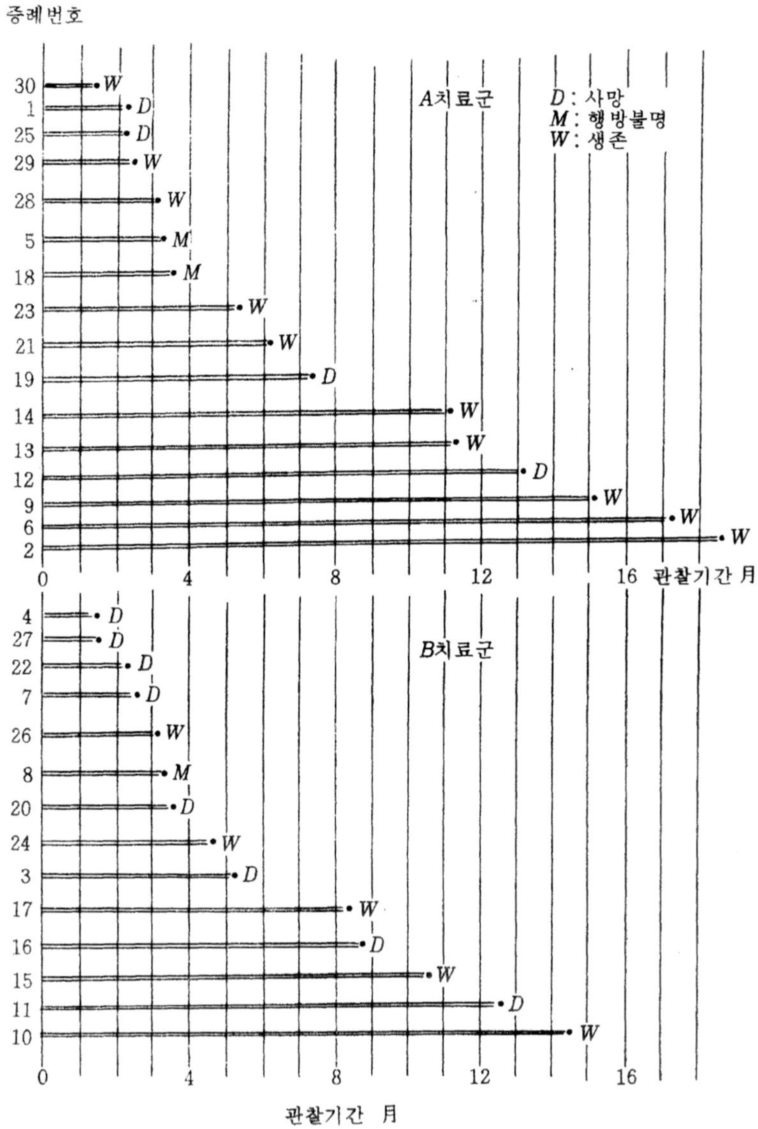

그림 6-3. 관찰기간을 기준으로 A, B 치료군을 구분하여 〈표 6-1〉을 도시함.

표 6-2. 치료군별로 4개월을 단위 구간으로 한 관찰결과

치료군	관찰구간 (월)	구간최초 시점에서의 생 존 수 (l_t)	구간마지 막시점에 서의 생존 수 (l_{t+1})	구간중 사망수 (d_t)	구간중 소식불명수 (u_t)	구간중 관찰중단 생존수 (w_t)
A	0.0～ 3.9	16	9	2	2	3
	4.0～ 7.9	9	6	1	0	2
	8.0～11.9	6	4	—	—	2
	12.0～15.9	4	2	1	—	1
	16.0～19.9	2	?	—	—	1
B	0.0～ 3.9	14	7	5	1	1
	4.0～ 7.9	7	5	1	—	1
	8.0～11.9	5	2	1	—	2
	12.0～15.9	2	—	1	—	1
	16.0～19.9	—	—	—	—	—

표 6-3. 생명표법에 의한 생존율 산출결과

치료군	관찰구간 (월)	구간중 사망수 (d_t)	유 효 관찰수 (f_t)	구간중 사망률 (q_t)	구간중 생존율 (p_t)	누 적 생존율 (S_t)
A	0.0～ 3.9	2	13.5	0.148	0.852	0.852
	4.0～ 7.9	1	8.0	0.125	0.875	0.746
	8.0～11.9	0	5.0	0.0	1.0	0.746
	12.0～15.9	1	3.5	0.286	0.714	0.532
	16.0～19.9	0	1.5	0.0	1.0	0.532
B	0.0～ 3.9	5	13.0	0.385	0.615	0.615
	4.0～ 7.9	1	6.5	0.154	0.846	0.521
	8.0～11.9	1	4.0	0.250	0.750	0.391
	12.0～15.9	1	1.5	0.667	0.333	0.130
	16.0～19.9	—	—	—	—	—

각 구간에서의 생존율(p_t)은 구간사망률(q_t, 일명 hazard function이라 함)을 먼저 구하여 $1-q_t$로서 산출한다. 구간사망률 q_t는 개념적으로 (구간중 유효사망수)/(구간 유효관찰수)에 의하여 산출하게 되는데 생명표법, Chiang법, Littel법 등에 따라 산출공식이 약간씩 다르다. 생명표법에서는 아래의 공식에 의한다.

$$q_t = \frac{d_t}{l_t - \frac{1}{2}(u_t + w_t)}$$

생명표법에서의 구간 유효사망수는 구간중 사망자수가 되고 유효관찰수는 사망자를 제외한 생존자 및 소식불명자의 총관찰기간(person-time)으로 하고 있다. 즉 4개월 동안 계속 관찰이 이루어진 경우(l_{t+1})는 1 person-time이 되고, 소식불명자나 관찰중단생존자(연구가 종료됨으로 하여 생긴 경우임)들은 평균적으로 구간중 2개월씩 관찰이 이루어졌다고 가정하여 각기 0.5person-time씩 산정해 준다. 구간중에 사망한 경우는 그 사망시점이 구간 마지막에 가깝다 하더라도(위의 예에서 보면 A치료군의 19번예) 유효관찰수(r_t)에는 반영되고 있지 않음을 알 수 있다.

생명표법에 의하여 산출한 생존율의 산출결과는 〈표 6-3〉과 같다. 일정기간까지의 누적생존율 S_t는 그 전구간의 구간생존율을 누적해서 곱해 가면 된다.

한편 t기간까지의 누적생존율 S_t에 대한 분산은 Greenwood의 근사식에 의해 추정하는데 다음과 같다.

$$\sigma^2_{(S_t)} = S_t{}^2 \cdot \Sigma \frac{d_i}{r_i(r_i - d_i)} \quad \text{또는}$$

$$= S_t{}^2 \cdot \Sigma \frac{q_i}{r_i(r_i - d_i)}$$

단, r_i: 구간별 유효관찰수

d_i: 구간별 사망수

또한 Peto 등은 보다 간편한 산출식을 제시하였다.

$$\sigma^2_{(S_t)} = S_t{}^2 \cdot \left(\frac{1-S_t}{r_t}\right)$$

예컨대 A치료군에서 16개월(4번째 구간)까지의 누적생존율 $S_{(4)}$ = 0.532인데 그 95% CI(신뢰구간)는 다음과 같은 방법으로 구해진다.

Greenwood 근사법 적용;

$$\sigma^2_{S(4)} = (0.532)^2 \cdot \left[\frac{0.148}{13.5-2} + \frac{0.125}{8.0-1} + \frac{0.286}{3.5-1}\right]$$
$$= 0.041$$

$S_{(4)}$의 95% CI는 $S_{(4)} \pm 1.96\sqrt{\sigma^2_{S(4)}}$ 이므로 (0.135～0.929)가 된다.

Peto의 간편식 적용;

$$\sigma^2_{S_{(4)}} = S^2_{(4)} \cdot \left[\frac{1-S_{(4)}}{r_{(4)}}\right] = 0.532^2 \cdot \left(\frac{1-0.532}{3.5}\right)$$
$$= 0.0378$$

따라서 $S_{(4)}$의 95% CI는 (0.151, 0.913)이 된다.

생명표법에 의한 생존율은 개인용 컴퓨터에서 사용할 수 있도록 개발된 통계패키지를 이용하여 쉽게 산출할 수 있다. 생존율을 산출하는 프로그램이 내장된 통계패키지는 PC-SAS, SPSS, EGRET 등 여러 가지가 있는데, 본교재에서는 PC-SAS를 이용하는 경우의 예만 들겠다. PC-SAS를 사용하는 구체적인 내용은 한글로 된 관련문헌들이 많이 출판되어 있으니 참조하기 바란다.

다음 프로그램은 먼저 DBase 파일로 작성되어 있는 LIFE란 파일을 SAS에서 이용할 수 있도록 SAS dataset으로 전환한 다음, SAS에서 PROC LIFETEST라는 명령어를 이용하여 생존율을 산출하기 위한 것인데, 이때 METHOD＝LT라는 option은 생명표법에 의하여 생존율을 산출하라는 지시이고, TIME DUR*CENSOR(1)이란 문장은 관찰기간을 나타내는 변수의 이름이 DUR이며, 그 변수에서 1은 추적도중에 관찰중단이 일어난 경우를 가리킨다는 것을 컴퓨터에 알려 주기 위한 것이다. 생명표법에 의하여 생존율을 산출할 때는 관찰기간을 일정한 구간으로 나누어야 하기 때문에, 본교재에서의 예와 같이 4개월 단위로 구간을 나누고자 할 때는 WIDTH＝4라는 option을 추가하면 된다.

【프로그램】

```
DATA SURVEX;
INPUT GROUP $ DUR CENSOR @@;
CARDS;
A 2 0 A 20 1 B 5 0 B1 0 A 3 1 A 17 1 B 2 0 B 3 1 A 15 1 B 14 1
B 12 0 A 13 0 A 11 1 A 11 1 B 10 1 B 8 0 B 8 1 A 3 1 A 7 0 B 3 0
A 6 1 B 2 0 A 5 1 B 4 1 A 2 0 B 3 1 B 1 0 A 3 1 A 2 1 A 1 1
;
RUN;
PROC LIFETEST DATA=SURVEX METHOD=LT WIDTH4;
  TIME DUR*CENSOR (1);
  STRATA GROUP;
RUN;
```

SAS에서 프로그램을 수행하여 결과로 출력한 내용을 A치료군과 B치료군별로 순서대로 제시하였다. 〈표 6-2〉와 〈표 6-3〉에서 직접 계산한 내용이 컴퓨터 통계패키지 SAS로 동일하게 수행되었음을 알 수 있다.

【출력내용】

Life Table Survival Estimates

GROUP A

Interval [Lower, Upper)		Number Failed	Number Censored	Effective Sample Size	Conditional Probability of Failure	Conditional Probability Standard Error
0	4	2	5	13.5	0.1481	0.0967

4	8	1	2	8.0	0.1250	0.1169
8	12	0	2	5.0	0	0
12	16	1	1	3.5	0.2857	0.2415
16	20	0	1	1.5	0	0
20	.	0	1	0.5	0	0

Interval [Lower,	Upper)	Survival	Failure	Survival Standard Error	Median Residual Lifetime	Median Standard Error
0	4	1.0000	0	0	.	.
4	8	0.8519	0.1481	0.0967	.	.
8	12	0.7454	0.2546	0.1307	.	.
12	16	0.7454	0.2546	0.1307	.	.
16	20	0.5324	0.4676	0.2028	.	.
20	.	0.5324	0.4676	0.2028	.	.

【출력내용】

Life Table Survival Estimates

GROUP B

Interval (Lower,	Upper)	Number Failed	Number Censored	Effective Sample Size	Conditional Probability of Failure	Conditional Probability Standard Error
0	4	5	2	13.0	0.3846	0.1349
4	8	1	1	6.5	0.1538	0.1415
8	12	1	2	4.0	0.2500	0.2165
12	16	1	1	1.5	0.6667	0.3849

Interval [Lower,	Upper)	Survival	Failure	Survival Standard Error	Median Residual Lifetime	Median Standard Error
0	4	1.0000	0	0	8.6364	4.2611

4	8	0.6154	0.3846	0.1349	.	.
8	12	0.5207	0.4793	0.1436	.	.
12	16	0.3905	0.6095	0.1559	.	.

2.3. 카플란-마이어(Kaplan-Meier) 또는 Product-limit법에 의한 누적생존율 추정

앞서 소개한 생명표법, Chiang법 및 Littel법 등은 연구대상표본의 크기가 최소한 50은 넘어야 합당한 추정이 가능한 것으로 인정되기 때문에 표본의 크기가 50 이하인 경우에선 카플란-마이어법을 널리 적용한다.

카플란-마이어법에 의한 누적생존율 추정은 product-limit라는 어의에서 알 수 있듯이 일정한 간격의 구간생존율을 구하는 것이 아니라 사망이 일어난 시점에서의 생존율들을 구하고, 이들의 누적으로서 누적생존율을 산출·추정하는 것이다. 따라서 소식불명예나 관찰중단예라 할지라도 *r*번째 사망예의 관찰기간보다 길었다면 이는 *r*번째의 사망이 일어난 시점(t)까지는 분명 생존하였으므로 생존율 산정에 반영되지만 만약 그 반대의 경우, 즉 *r*번째 사망예보다 짧은 관찰기간이었다면 이들은 사망이 일어난 시점에서의 생존율이나 사망률에 아무런 도움이 되지 않으므로 계산에 반영되지 않게 된다. 즉 *r*번째 사망이 일어난 시점에서의 생존율은:

$$P_t = \frac{\text{그 시점 이후까지의 생존수}(n_t - 1)}{\text{그 시점 이후까지의 관찰수}(n_t)}$$

가 될 것이다.

카플란-마이어법에 의한 누적생존율 산출은 그 관찰결과에 관계없이 관찰기간이 짧은 순서로부터 나열·정리함으로써 시작된다(표 6-3 참조). 예컨대 A치료군의 경우 관찰기간이 짧은 순서로 볼 때 첫번째 사망은 2개월 이후 3개월 이전에 일어난 1번예와 25번예가 된다. 따라서 1번예의 사망이 일어난 시점에서의 생존율은 14/15 = 0.933이 되고, 25번예가 사망한 시점에서의 생존율은 13/14 = 0.929가 되어 2개월까지의 누적생존율 $S_{(2)}$ = (14/15)(13/14) = 0.867이 된다. 한편 만약 소식불명 또는 관찰중단이 사망과 동시에 일어났다면 이때는 사망이 관찰중단보다 먼저 발생한 것이라고 간주하여 산입한다.

카플란-마이어법에 의한 t시간까지의 누적생존율 산출공식은 아래와 같다.

$$S_{(t)} = \Pi\left(1 - \frac{d_i}{n_i}\right)$$

$$= \left(1 - \frac{d_1}{n_1}\right)\left(1 - \frac{d_2}{n_2}\right)\cdots\left(1 - \frac{d_i}{n_i}\right)$$

또는

$$S_{(t)} = \Pi\left(1 - \frac{1}{N - i + 1}\right)$$

여기서, N: 총관찰수

i: 사망예의 생존기간 순위

d_i: $t_i \sim t_{i+1}$ 사이의 사망수

n_i: t_i까지의 생존수

또한

$$\sigma^2_{S_{(t)}} \cong S^2_{(t)} \times \Sigma \frac{1}{(N - i)(N - i + 1)}$$

카플란-마이어법에 의한 누적생존율의 산출은 그 계산과정이 간단하고, 이해하기가 쉬울 뿐더러 중도탈락이나 관찰중단예에 대한 취급이 간편하여 널리 적용되고 있다. 〈예제 6-1〉의 A 및 B치료군의 누적생존율을 이 방법으로 추정해 본 결과는 〈표 6-4〉, 〈표 6-5〉와 같다.

표 6-4. 카플란-마이어법에 의한 A치료군에서의 생존율 계산예

관찰기간 순위(r) 및 (증례번호)	관찰기간* (월)	생존율 $P(t)$	누적생존율 $S(t)$	$\frac{1}{(n-r+1)(n-r)}$	누적생존율의 분산 $\sigma^2_{S(t)}$
1(30)	1+	1.0	1.0		
2(1)	2(d)	14/15 = 0.933		0.0048	
3(25)	2(d)	13/14 = 0.929	0.867	0.0055	0.0077
4(29)	2+	1.0	〃		
5(28)	3+	〃	〃		
6(5)	3+	1.0	0.867		
7(18)	3+	〃	〃		
8(23)	5+	〃	〃		
9(21)	6+	〃	〃		
10(19)	7(d)	6/7 = 0.857	0.743	0.0238	0.0188
11(14)	11+	1.0	〃		
12(13)	11+	〃	〃		
13(12)	12(d)	3/4 = 0.75	0.557	0.083	0.0365
14(9)	15+	1.0	〃		
15(6)	17+	〃	〃		
16(2)	20+	〃	〃		

*; +: 관찰중단예, (d): 사망예

표 6-5. 카플란-마이어법에 의한 B치료군에서의 생존율 계산예

관찰기간 순위(r) 및 (증례번호)	관찰기간* (월)	생존율 $P(t)$	누적생존율 $S(t)$	$\frac{1}{(n-r+1)(n-r)}$	누적생존율의 분산 $\sigma^2_{S(t)}$
1(4)	1(d)	13/14 = 0.929		0.0055	
2(27)	1(d)	12/13 = 0.923	0.857	0.0064	0.0088
3(22)	2(d)	11/12 = 0.917		0.0076	
4(7)	2(d)	10/11 = 0.909	0.714	0.0091	0.0146
5(20)	3(d)	9/10 = 0.90	0.643	0.0111	0.0164
6(26)	3+	1.0	0.643		
7(8)	3+	〃	〃		
8(24)	4+	〃	〃		

9(3)	5(*d*)	5/6 = 0.833	0.536	0.0333	0.0210
10@(16)	8(*d*)	4/5 = 0.80	0.428	0.050	0.0225
11@(17)	8+	1.0	〃		
12(15)	10+	〃	〃		
13(11)	12(*d*)	1/2 = 0.50	0.214	0.500	0.0286
14(10)	14+	1.0	〃		

*; +: 관찰중단예, (*d*): 사망예

@17번예가 관찰기간이 짧으니 8개월째에 16번예의 사망과 동시에 일어난 것으로 보아 사망예를 우선함.

생명표법에 의한 누적생존율과 카플란-마이어법에 의한 누적생존율을 치료군별로 도시하면 〈그림 6-4〉와 같이 나타난다.

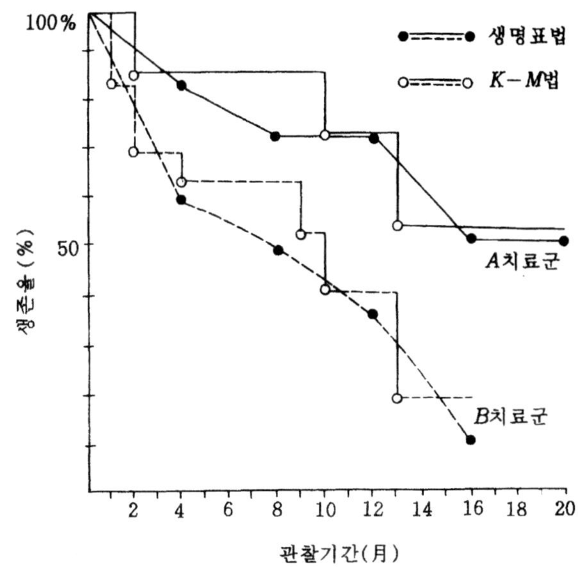

그림 6-4. 생명표법(●—●)과 카플란-마이어법(○—○)에 의한 생존율 곡선의 비교

PC-SAS를 이용하여 카플란-마이어법으로 생존율을 산출하기 위한 프로그램은 아래와 같다. 기본적인 내용은 생명표법으로 생존율을 산출하는 과정과 같은데, 단지 생존율을 산출하는 방법을 지시하는 option을 'METHOD = KM'으로 해 주면 된다.

【프로그램】

```
PROC LIFETEST DATA=KOR.LIFE METHOD=KM
  TIME DUR*CENSOR(1);
  STRATA GROUP;
  RUN;
```

SAS에서 프로그램을 수행한 결과를 A치료군과 B치료군별로 출력한 내용은 다음과 같다. A치료군에서 2개월째의 생존율은 0.867이고, B치료군에서 2개월째 생존율은 0.714임을 알 수 있다. 즉 〈표 6-4〉와 〈표 6-5〉에서 생존율을 직접 계산하는 과정을 컴퓨터에서 매우 빠르고 정확하게 수행하였음을 알 수 있다.

【출력내용】

Product-Limit Survival Estimates

GROUP A

DUR	Survival	Failure	Survival Standard Error	Number Failed	Number Left
0.0000	1.0000	0	0	0	16
1.0000*	.	.	.	0	15
2.0000	.	.	.	1	14
2.0000	0.8667	0.1333	0.0878	2	13
2.0000*	.	.	.	2	12
3.0000*	.	.	.	2	11
3.0000*	.	.	.	2	10
3.0000*	.	.	.	2	9

5.0000*	.	.	.	2	8
6.0000*	.	.	.	2	7
7.0000	0.7429	0.2571	0.1371	3	6
11.0000*	.	.	.	3	5
11.0000*	.	.	.	3	4
13.0000	0.5571	0.4429	0.1909	4	3
15.0000*	.	.	.	4	2
17.0000*	.	.	.	4	1
20.0000*	.	.	.	4	0

【출력내용】

Product-Limit Survival Estimates

GROUP B

DUR	Survival	Failure	Survival Standard Error	Number Failed	Number Left
0.0000	1.0000	0	0	0	14
1.0000	.	.	.	1	13
1.0000	0.8571	0.1429	0.0935	2	12
2.0000				3	11
2.0000	0.7143	0.2857	0.1207	4	10
3.0000	0.6429	0.3571	0.1281	5	9
3.0000*	.	.	.	5	8
3.0000*	.	.	.	5	7
4.0000*	.	.	.	5	6
5.0000	0.5357	0.4643	0.1448	6	5
8.0000	0.4286	0.5714	0.1503	7	4
8.0000*	.	.	.	7	3
10.0000*	.	.	.	7	2
12.0000	0.2143	0.7857	0.1691	8	1
14.0000*	.	.	.	8	0

NOTE: The last observation was censored so the estimate of the mean is biased.

2.4. 모수적 방법에 의한 생존율 추정

시간경과에 따른 생존양상이 일정한 분포함수모형을 따른다고 가정하여 생존율을 추정하는 방법이다. 여러 가지의 복잡하고 계산이 어려운 분포함수들이 제시되어 있으나 이들 모두는 컴퓨터를 이용하여야만 적용가능하다.

모수적 방법에 있어서의 중심자료는 각 개개인의 생존기간 T가 된다. 다시 말하면 T를 확률변수로 하여 이들의 분포에 의하여 생존율 또는 사망률을 추정하는 것이다. 예를 들어 한 명의 대상이 t시점까지 생존하는 확률은 $T \geq t$일 확률과 같다.

$$S_{(t)} = P_r(T \geq t)$$

한편 매시점에서의 사망률(이를 hazard rate($h(t)$), 또는 force of mortality이라 부르며 앞서의 구간사망률은 그 구간에서 매시점의 평균사망률인 셈이다)이 생존율과 중요한 관계를 가지게 되는데, 시간경과에 따른 hazard rate의 누적곡선을 $f(t)$라 하면

$$S_{(t)} = 1 - \int_0^t f(u)du$$

이다.

또한 수리적 과정을 통하여

$$h(t) = \frac{f(t)}{S_{(t)}}$$

이고, 따라서

$$S_{(t)} = e^{-\int_0^{u} h(u)du}$$

가 된다.

2.4.1. 지수함수 모형(exponential model)

매시점에서의 사망률, 즉 hazard rate가 전관찰기간을 통하여 일정하다($h_{(t)} = \lambda$)는 전제하에 시간경과에 따른 생존율은 다음과 같이 산출된다.

$$S_{(t)} = e^{-\lambda t}$$

여기서 λ: hazard rate

hazard rate, λ는 통상적으로 전관찰기간 동안의 평균 사망률로서 사용되게 되는데 다음의 개념으로 추정한다.

$$\lambda = \frac{\text{uncensored case의 수}}{(\text{uncensored case의 생존기간의 합}) + (\text{censored case의 관찰기간의 합})}$$

즉,

$$\hat{\lambda} = \frac{n-r}{\sum^{n-r} t_i + \sum^{r} (t)_j}$$

여기서 n: 대상수

r: censored case의 수

t_i: uncensored case의 생존기간

$(t)_j$: censored case의 관찰기간

2.4.2. Weibull함수 모형

지수함수 모형을 보다 일반화한 형태로서, 시간경과에 따른 생존율은 다음과 같다.

$$S_{(t)} = e^{-(\lambda t)^k}$$

여기서 k: 상수

2.4.3. log logistic 함수 모형

시간경과에 따른 생존율은 다음과 같이 추정한다.

$$S_{(t)} = \frac{1}{1+(t\lambda)^k}$$

여기서 k: 상수

2.4.4. 회귀모형(regression model)

생존율을 분석함에 있어 매시점(또는 구간)에서의 순간(구간)사망률, 즉 hazard rate의 추정이 그 요체가 됨은 앞서 소개한 바 있다. 지수함수 모형에선 이 hazard rate가 시간경과에 따라 일정하다는 가정을 하였고 Weibull함수 모형에선 시간경과에 지수상수 k를 보정하고 있다.

그러나 hazard rate가 시간경과 그 자체 이외에 여러 가지 많은 요인에 의해서도 변동되리라는 것은 자명하다. 예컨대 환자의 발병 연령, 성, 병의 진행정도, 치료방법 등등이다. 이러한 소위 '예후인자'들에 대한 분석을 하는 방법의 하나가 이들 인자들이 hazard rate에 미치는 영향, 즉 β계수를 회귀모형으로 분석하는 것이다.

회귀모형분석법의 대표적인 것이 Cox의 proportional hazard model이다. 그 일반적인 표현은 다음과 같다.

$$h(t) = h_0(t)e^{\Sigma\beta_i X_i}$$

여기서 $h_0(t)$: 기준상태에서의 hazard rate

기준상태의 정의는 임의로 할 수 있는데, 예를 들어 X_1 = Sex, X_2 = Age, $X_3 = T_x$에서 X_{10} = 여자, X_{20} = 50세 미만, X_{30} = 치료법 A로 하여 X_{10}, X_{20}, X_{30}을 기준상태로 할 수 있다.

각 X_i들에 대한 β_i값들은 maximum likelihood방법에 의해 추정하여 그 유의성 여부를 분석함으로써 순간사망률(생존율)에 유의한 영향을 미치는 요인인가 아닌가를 추론한다.

제 3 절 2개 생존율 차이에 대한 통계적 분석

3.1. Z-test를 이용한 유의성 검정

2개의 생존율간의 차이를 통계적으로 분석하는 가장 고전적 방법으로 Greenwood 근사식(또는 Peto의 간편식)으로 구해지는 각각의 분산을 이용하여 두 생존율간의 차이를 다음의 공식으로 검정하는 것이다.

$$Z = \frac{S_{A \cdot t} - S_{B \cdot t}}{\sqrt{\sigma^2_{S_{A \cdot t}} + \sigma^2_{S_{B \cdot t}}}}$$

단, $S_{A \cdot t}$: A 군에서 t기간까지의 생존율

$S_{B \cdot t}$: B 군에서 t기간까지의 생존율

$\sigma^2_{S_{A \cdot t}}$: $S_{A \cdot t}$의 분산

$\sigma^2_{S_{B \cdot t}}$: $S_{B \cdot t}$의 분산

예컨대 〈예제 6-1〉에서 16개월까지의 A, B 두 치료군의 생존율을 비교·분석해 본다.

$S_{A(16)} = 0.532$ $\qquad S_{B(16)} = 0.130$

$\sigma^2_{S_{A(16)}} = 0.041$ $\qquad \sigma^2_{S_{B(16)}} = 0.025$

따라서

$$Z = \frac{0.532 - 0.130}{\sqrt{0.041 + 0.025}} = 1.56 < 1.96 \Rightarrow p > 0.05$$

고로, $p > 0.05$로서 두 치료군에서 생존율의 차이는 통계적으로 유의하지 않다.

이 방법은 일정시점까지의 혹은 특정 관찰구간에서의 두 생존율 차이에 대한 유의성 검정은 가능한데, 반면 전체 관찰기간을 통한 생존양상의 차이에 대한 유의성 검정은 불가능하다(그림 6-5 참조).

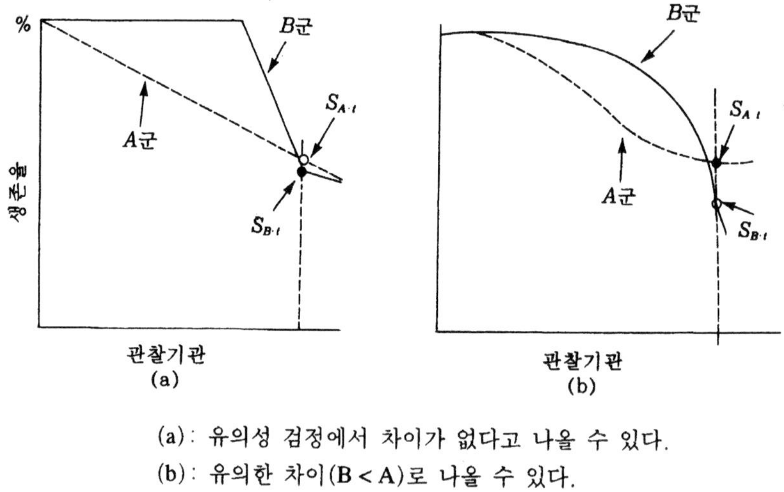

(a): 유의성 검정에서 차이가 없다고 나올 수 있다.
(b): 유의한 차이(B < A)로 나올 수 있다.

그림 6-5. *t*시점까지의 생존양상과 *t*시점에서의 Z-test에 의한 유의성 검정결과(가상적 상황)

3.2. 만텔-헨첼(Mantel-Haenszel)법에 의한 유의성 검정

생명표법에서 사용한 각 관찰구간을 개개의 층(stratum)으로 하여 개개의 관찰구간마다 아래와 같은 2 × 2분할표를 만든다.

치료군	관찰결과		계
	사망	생존	
A	a_i	b_i	n_{Ai}
B	c_i	d_i	n_{Bi}
계	m_{1i}	m_{2i}	N_i

이때 각 관찰구간에서 소식불명이 되었거나(μ_i) 또는 관찰중단이 되었던(w_i) 환자들은 2 × 2분할표 작성에서 제외시키게 된다. 개개의 관찰구간마다 작성된 2 × 2분할표 내용으로부터 다음과 같은 χ^2값(이를 χ^2_{M-H}라고 부른다)을 구하여 자유도 1인 χ^2분포표를 이용, 유의성을 판단한다.

$$\chi^2_{M-H} = \frac{\left[\left|\sum a_i - \sum E(A_i)\right| - \frac{1}{2}\right]^2}{\sum V(A_i)}$$

단, $E(A_i) = \dfrac{n_{Ai} \cdot m_{1i}}{N_i}$

$$V(A_i) = \frac{n_{Ai} n_{Bi} m_{1i} m_{2i}}{N_i^2 (N_i - 1)}$$

예컨대 〈예제 6-1〉에서 16개월(4번째 구간)까지의 A, B 두 치료군의 생존율을 비교 · 분석해 본다. 각 구간에서의 2 × 2분할표를 작성하면;

제1구간(0~3.9개월)

	사망	생존	계
A치료군	2	9	11
B치료군	5	7	12
계	7	16	23

제2구간(4.0~7.9개월)

	사망	생존	계
A치료군	1	6	7
B치료군	1	5	6
계	2	11	13

제3구간(8.0~11.9개월)

	사망	생존	계
A치료군	—	4	4
B치료군	1	2	3
계	1	6	7

제4구간(12.0~15.9개월)

	사망	생존	계
A치료군	1	2	3
B치료군	1	—	1
계	2	2	4

이 되고, χ^2_{M-H}는 다음과 같다.

$$\chi^2_{M-H} = \frac{\left[|(2+1+1)-(3.4+1.1+0.6+1.5)| - \frac{1}{2} \right]^2}{(1.27+0.46+0.25+0.25)}$$

$$= 1.98 < 3.84$$

$$\Rightarrow p > 0.05$$

만텔-헨첼법에서는 전술한 바와 같이 관찰중단예를 검정과정에서 모두 제외시키기 때문에 증례수가 적어져 소위 통계적 검정력(statistical power)이 다른 방법에 비해 낮은 단점이 있다. 즉 같은 자료를 가지고 유의성 검정을 시행했을 때 다른 방법(예: logrank test, Gehan's generalized Wilcoxon test 등)에 비해 '유의하지 않다'라고 판정될 가능성이 높다. 또한 관찰구간별 2 × 2분할표를 작성함에 있어 일반적으로 관찰 초기에는 증례수가 많게 되고 관찰기간이 길어질수록 예수가 적어짐으로 하여 관찰 초기구간의 생존양상이 통계적 유의성 검정결과에 더 큰 영향을 미치게 되는 특징을 가지고 있다.

3.3. 로그순위(Logrank)법에 의한 유의성 검정

앞서의 만텔-헨첼 방법은 개개 관찰구간별로 관찰된 사망수와 산출된 기대사망수를 이용하여 분석하는데 이에 비해 로그순위법은 관찰대상 개개인을 관찰기간순으로 배열하고 두 치료군 중 아무데서나 사망이 일어난 시점에서마다 관찰사망수와 기대사망수를 계산하여 분석한다.

두 치료법의 효과에 차이가 없다면 일정기간(또는 구간)에서의 사망은 각 치료군의 관찰수에 비례하여 일어나야 한다는 전제에 근거하여 그 차이를 분석하는 것이다. 예를 들어 A치료군은 16명, B치료군은 14명이 관찰개시되어 2개월까지는 B치료군에서 2명의 사망이 관찰되

표 6-6. 로그순위검정을 위한 과정

구 간	관찰수		A군 사망수		B군 사망수	
	A군	B군	관찰수	기대수	관찰수	기대수
~ 2	16	14	—	1.067	2	0.933
2~ 3	15	12	2	2.222	2	1.778
3~ 4	12	10	—	0.545	1	0.455
5~ 6	9	6	—	0.600	1	0.400
7~ 8	7	5	1	0.583	—	0.417
8~ 9	6	5	—	0.545	1	0.455
12~13	4	2	—	0.667	1	0.333
13~14	4	1	1	0.800	—	0.200
계			4	7.029	8	4.971

$$\chi^2 = \sum \frac{(\text{관찰사망수합} - \text{기대사망수합})^2}{\text{기대사망수합}} = \frac{(4-7.029)^2}{7.029} + \frac{(8-4.971)^2}{4.971}$$

$$= 3.15 < 3.84 \Rightarrow p > 0.05$$

었는데, 이때 A, B간에 차이가 없다면 2건의 사망은 16대 14의 비로 일어날 것이 기대된다(1.067 : 0.933으로). 한편 2~3개월 구간에서는 관찰수가 A군 15명, B군은 12명으로 조정되고 사망은 A, B군에서 각각 2명씩 있어 도합 4명이 관찰되었으므로 여기에서의 기대사망은 15:12의 비, 즉 2.222와 1.778이다. 이런 방법으로 사망이 일어난 구간에서 각 치료군의 기대사망수를 산정할 수 있고, 이를 자유도가 1인 χ^2-test로 그 유의성을 검정하게 된다. 이상의 과정과 내용을 정리하여 보면 〈표 6-6〉과 같다.

카플란-마이어법을 이용하여 구한 두 생존율에 대한 통계적 비교는 로그순위법이 편리하고, 생명표법에 의한 두 생존율의 비교는 만텔-헨첼법을 사용하는 것이 통례이다.

3.4. Gehan의 일반화한 윌콕슨법 (Gehan's Generalized Wilcoxon Test)

앞에서 소개한 세 가지 유의성 검정방법에서는 모두 관찰기간마다의 생존율(또는 사망률)을 지표로 하여 그 크고 작음을 비교 · 분석하는 것이었다. Gehan의 방법에서는 이와 달리 두 치료군간의 생존기간의 길고 짧음을 지표로 하여 비교 · 분석하는 점에서 차이가 있다.

A군에 속하여 있는 관찰대상자 개개인의 생존기간을 x_i라 하고 특히 관찰중단예인 경우의 관찰기간은 x_i'라 하며, B군에 속하여 있는 대상자 개개인의 생존기간을 y_i(관찰중단예인 경우는 y_i')라 했을 때, x_i(또는 x_i') 모두와 $y_i(y_i')$ 모두를 각각 1:1로 비교하여 다음과 같은 점수 (U_{ij})를 준다. 즉,

$$U_{ij} = \begin{pmatrix} -1: x_i < y_j \text{ 또는 } x_i \le y_j'' \\ 0: x_i = y_i \text{ 또는 } x_i'' \text{와 } y_j' \\ x_i > y_i' \text{ 또는 } x_i' < y_j \\ +1: x_i > y_i \text{ 또는 } x_i' \ge y_j \end{pmatrix} \text{ 와의 비교 또는}$$

$$W = \Sigma\Sigma U_{ij} \,(n_A \times n_B \text{개의 } U_{ij}\text{의 총합})$$

$$Z = \frac{W}{\sqrt{V_{(w)}}}$$

단,

$$V_{(w)} = \frac{n_A n_B}{(n_A + n_B)(n_A + n_B - 1)} \cdot \Sigma U_i^{\,2}$$

한편 U_i: $x_i(x_i')$와 $y_i(y_i')$를 모두 통합하여($n_A + n_B$개) 작은 순으로 배열한 후 1:($n_A + n_B - 1$)로 비교하여 같은 방법으로 점수를 매긴다. 비교하고자 하는 대상을 $x_i(x_i')$로, 나머지 $n_A + n_B - 1$개를 $y_i(y_i')$로 간주하여 비교한다.

예컨대 〈예제 6-1〉에서의 가상적 자료에 대하여 Gehan의 일반화한 윌콕슨 방법을 적용해 보기로 한다.

〈증례 30〉번의 경우는 관찰중단예이면서 관찰기간이 1개월 즉 $x_i' = 1$이므로 y_i하고만 비교하여 $x_i' \ge y_i$이면 1점을 주고 나머지 비교는 모두 0이다. 즉 B치료군의 〈증례 4〉, 〈증례 27〉에 대하여 각각 1점씩을 주어 합이 2가 된다. A치료군의 〈증례 1번〉의 경우는 $x_i = 2$이므로 y_i와 비교하여 $x_i < y_i$면 −1, $x_i > y_i$면 +1이고, 또한 y_i'와의 비교에서는 $x_i' \le y_i'$인 경우에만 −1을 주게 되니까 B치료군의 〈증례 4와 27〉에 대하여는 각각 +1씩 취하고, 〈증례 20〉 이후의 모든 예에 대하여는 각각 −1을 갖게 되어 결국 점수는 −8이 된다. 이와 같이 A 치료군 개개인의 x_i와 x_i'를 B치료군의 y_i 및 y_i'와 비교한 점수 총합 $\Sigma U_{ij} = 63$이 된다.

표 6-7. Gehan 방법에 의한 유의성 검정을 위한 U_{ij}값의 산출과정

A 치료군				B 치료군			
증례번호	관찰 기간		U_{ij}	증례번호	관찰 기간		U_{ij}
	x_i	x_i'			y_i	y_i'	
30		1	2	4	1		(16)
29		2	4	27	1		(16)
1	2		–8	22	2		(13)
25	2		–8	7	2		(13)
28		3	5	20	3		(10)
5		3	5	26		3	(–2)
18		3	5	8		3	(–2)
23		5	6	24		4	(–2)
21		6	6	3	5		(7)
19	7		1	16	8		(3)
14		11	7	17		8	(–3)
13		11	7	15		10	(–3)
12	13		7	11	12		(1)
9		15	8	10		14	(–4)
6		17	8				
2		20	8				
			$\Sigma U_{ij}=63$				$\Sigma U_{ij}=63$

한편 B치료군 개개인을 중심으로 하여 U_{ij}를 구할 수도 있다. 예컨대 〈증례 4번〉의 경우는 $y_i = 1$이므로 $y_i > x_i$이면 –1인데 여기에 해당하는 것은 없고 $y < x_i$이거나 $y \leq x_i'$이면 +1을 주도록 되어 있는바 A치료군 〈16례〉가 모두 여기에 해당된다. 이렇게 하여 B치료군에서의 ΣU_{ij}도 63이 된다.

$\Sigma U_{ij}(= w)$의 분산을 산출하기 위하여는 U_i를 구하여야 하는데 A

표 6-8. Gehan's 방법에 의한 유의성 검정을 위한 U_i의 산출과정(A, B 치료군을 통합한 후 산출)

증례번호	$x_i(x_i')$ y_i 또는 (y_i')	U_i	U_i^2
4	1	−28	784
27	1	−28	784
30	(1)	2	4
29	(2)	6	36
22	2	−21	441
7	2	−21	441
1	2	−21	441
25	2	−21	441
20	3	−15	225
28	(3)	7	49
5	(3)	7	49
18	(3)	7	49
26	(3)	7	49
8	(3)	7	49
24	(4)	7	49
3	5	−7	49
23	(5)	8	64
21	(6)	8	64
19	7	−3	9
16	8	−1	1
17	(8)	10	100
15	(10)	10	100
14	(11)	10	100
13	(11)	10	100
11	12	5	25
12	13	7	49
10	(14)	12	144
9	(15)	12	144
6	(17)	12	144
2	(20)	12	144
			ΣU_i^2=5,128

치료군과 B치료군의 관찰기간 x_i, x_i', y_i, y_i'들을 모두 하나로 묶어 집단화하고 이들 상호간을 비교하여 같은 방법으로 점수를 준다.

〈표 6-8〉은 이의 산출결과를 나타낸 것인데 〈증례 4번〉의 경우에서 보면 $x_i = 1$이 되고 나머지 29명의 관찰기간이 y_i 또는 y_i'로 하여 비교하게 되는데 $x_i < y_i$ 이거나 $x_i \le y_i'$이면 -1을 주고 $x_i > y_i$ 면 $+1$을 주게 되는데 〈증례 30번 이하 2번〉까지에 대하여 모두 각각 -1이므로 그 합은 -28이 된다. 같은 방법으로 모든 증례에 대하여 계산하면 $\Sigma U_{ij}^2 = 5{,}128$이 나온다.

따라서

$$
\begin{aligned}
Z &= W / \sqrt{V_{(w)}} \\
&= 63 / \sqrt{1320.3} \\
&= 1.73 < 1.96 \\
&\Rightarrow p > 0.05
\end{aligned}
$$

가 되어 두 집단간 생존기간의 차이는 유의하지 않다고 판정한다.

3.5. 피토와 피토의 일반화한 윌콕슨법 (Peto & Peto's Generalized Wilcoxon Test)

두 치료군에서의 생존(관찰)기간을 같은 집단으로 하여 짧은 순으로 나열한 후 카플란-마이어법에 의해 누적생존율을 구하고 다음의 방법으로 U_i 점수를 산출한다.

$U_i = H_{t(i)} + H_{t(i-1)} - 1$

여기서 $H_{t(i)}$: i번째 예에서의 K-M법에 의한 누적생존율

$Z = S / \sqrt{V}$

여기서 S: A(또는 B) 치료군에서의 $\Sigma\mu_i$

V: S의 분산

$V = (n_A \cdot n_B)\Sigma U_i^2 / (n_A + n_B)(n_A + n_B - 1)$

【예제 6-2】

다음의 두 치료군에서의 생존 또는 관찰기간의 자료에서

A치료군: 3.0, (5.7), 6.5, 15.0

B치료군: (4.0), 6.5, (8.4), 10.0, (10.0), 12.0

(　　): 관찰중단예임.

두 치료군에서의 치료성적에는 차이가 인정되는가?

〈예제 6-2〉를 피토와 피토의 일반화한 윌콕슨법을 적용하여 풀이하는 과정을 〈표 6-9〉에 제시하였다. 통계분석 내용은 $Z = 0.584 / \sqrt{0.662} = 0.718 \Rightarrow p > 0.05$ 이므로 치료성적의 차이를 인정할 수 없다.

표 6-9. Peto & Peto법 적용의 계산과정

t_i		$H_{(t)}$	U_i	
			A치료군	B치료군
1	3.0	0.900	1 + 0.9 − 1 = 0.9	
2	(4.0)			0.9 − 1 = −0.1
3	(5.7)		0.9 − 1 = −0.1	
4	6.5	0.643		0.9 + 0.643 − 1 = 0.543
5	6.5	0.643	0.543	
6	(8.4)			−0.357

7	10.0	0.482		0.125
8	(10.0)			−0.518
9	12.0	0.241		−0.277
10	15.0	0	−0.759	
			$\Sigma U_i = 0.584$	
			$V = 0.662$	

두 개 생존율의 차이를 비교분석하기 위한 PC-SAS의 프로그램 역시 PROC LIFETEST라는 명령문을 사용한다. 이 경우 option으로 사용하는 'PLOTS'는 생존곡선의 모양을 살펴보기 위한 것으로, LS option에서 생존곡선이 직선적인 모양을 하게 되면 생존기간의 분포가 지수 분포를 따르는 것으로 판단할 수 있고, LLS plot에서 두 개의 생존곡선이 직선적이면서 평행하면 생존기간의 분포가 Weibull분포를 따르며, 상대위험도가 일정하기 때문에 Cox의 Proportional Hazard Model을 적용하여 분석할 수 있게 된다.

【프로그램】

```
PROC LIFETEST DATA=KOR.LIFE PLOTS=(S,LS,LLS);
  TIME DUR*CENSOR(1) ;
  STRATA GROUP ;
  RUN ;
```

PC-SAS에서 프로그램을 수행하여 출력한 내용은 다음과 같은데, S plot에 의하여 두 치료군에서의 생존율 곡선을 제시하는데, 생존율의 산출방법은 위의 프로그램에서처럼 구체적인 방법을 명시하지 않으면 default로 카플란-마이어법을 적용한다. LS plot상에서 거의 직선적인 모양을 나타내고, 또한 LLS plot 상에서 직선적이며, 평행한 두 선으로 나타나고 있기 때문에 본예의 자료는 지수, Weibull 분포를 모두 따르고 있음을 알 수 있다.

【출력내용】

Survival Function Estimates

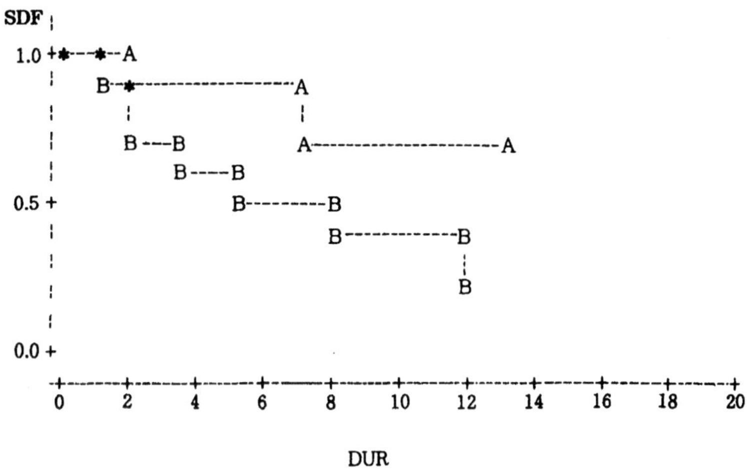

Censored Observations

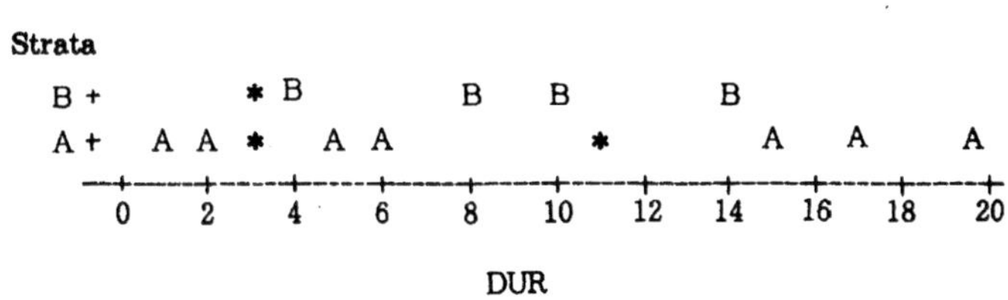

【출력내용】

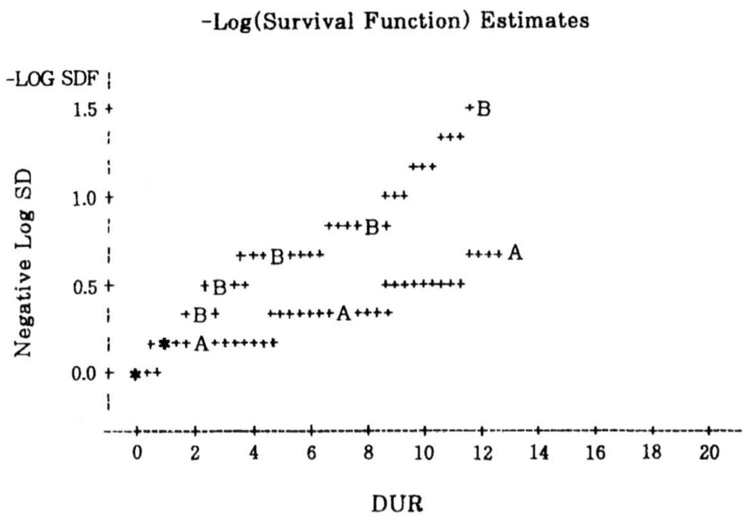
-Log(Survival Function) Estimates
-LOG SDF
Negative Log SD
1.5
1.0
0.5
0.0
0 2 4 6 8 10 12 14 16 18 20
DUR

【출력내용】

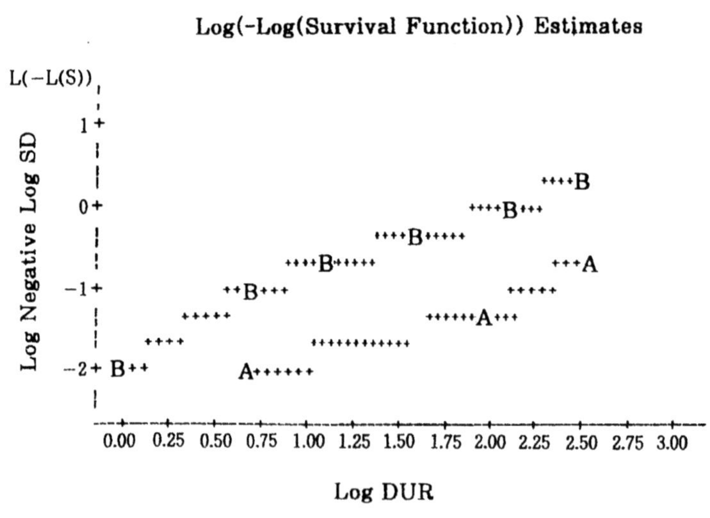
Log(-Log(Survival Function)) Estimates
L(−L(S))
Log Negative Log SD
1
0
−1
−2
0.00 0.25 0.50 0.75 1.00 1.25 1.50 1.75 2.00 2.25 2.50 2.75 3.00
Log DUR

【출력내용】

Testing Homogeneity of Survival Curves over Strata

Test	Chi-Square	DF	Pr > Chi-Square
Log-Rank	3.3805	1	0.0660
Wilcoxon	3.0057	1	0.0830
-2Log (LR)	3.8625	1	0.0494

위의 출력내용에서 나타난 바와 같이, PC-SAS의 PROC LIFETEST에서는 두 생존율의 비교분석을 세 가지 방법으로 수행하고 있음을 알 수 있다. 로그순위법과 윌콕슨법은 특정한 모집단의 분포를 가정하지 않는 비모수검정법이라는 점은 같지만, 전자는 통계적 검정결과가 생존기간이 긴 관찰치들에 의한 영향을 많이 받으며, 후자는 생존기간이 짧은 관찰치에 의한 영향을 많이 받는다는 점에서 차이가 나기 때문에, 연구결과의 임상적 의의를 감안하여 어떤 결과를 받아들일지를 결정하여야 한다. Likelihood ratio test는 LS plot상에서 자료가 지수함수모형(exponential 분포)을 따르는 경우에 적용할 수 있다. 본예와 같이, 세 가지 방법에 의한 분석결과가 일치되지 않고, 경계부에 있는 것으로 나타난 경우에는 그 자료가 근사적으로 분포가 지수함수모형을 따르기 때문에 LR법에 의한 결과를 받아들여 두 생존율간에 통계적으로 유의한 차이가 있다는 주장을 할 수 있고, 치료 후 초기의 예후가 임상적으로 더욱 중요하다고 판단하고 있는 경우에는 윌콕슨법에 의한 결과를 받아들여 두 생존율간에 유의한 차이가 없다는 주장도 할 수 있다. 즉 이와 같이 통계적 분석결과는 연구자의 주장을 뒷받침하기 위한 하나의 객관적인 근거를 제시하는 것이지 그 자체가 결정적인 증거가 되는 것은 아니라는 점을 항상 잊지 말아야 할 것이다.

제 4 절 임상시험연구에서의 표본수 결정

4.1. 단일표본의 설정시 표본수 결정

특정 치료법의 효과가 어느 정도인지를 추정하기 위하여는 다른 치료군과 비교할 필요가 없으므로 단일표본대상을 설정하면 된다. 이러한 경우 얼마나 많은 환자를 연구대상으로 할 것인지에 관한 결정은 우선 다음과 같은 사항이 사전에 고려되고 전제되어야 한다.

4.1.1. 결과관찰항목의 척도

치료효과를 판정할 결과관찰항목의 척도가 혈압 등과 같이 연속적 척도인지 아니면 치료효과 유·무처럼 2분적 척도인지에 따라 표본수 산출수식이 달라진다. 한편 결과관찰은 혈압과 같이 연속적 척도일지라도 최종 분석자료는 '혈압강하여부' 처럼 2분적 명칭척도라면 이를 근거로 한 산출공식을 적용한다.

4.1.2. 추적관찰기간

일반적으로 추적관찰기간이 길면 길수록 소기의 현상(결과)발생이 많아져 필요대상수 규모는 작아진다. 대상환자의 등재가 어려우면 관찰기간을 늘려 잡기도 한다.

4.1.3. 중도탈락률

추적관찰 도중에 여러 가지 이유로 연구에서 탈락될 수 있는데 이 탈락률이 높으면 결과분석에 비뚤림이 있게 된다. 일반적으로 전체 탈락률이(결과판정을 하지 못한 예의 분율) 15% 이상 넘지 않아야 하며 20% 이상이 되면 연구결과의 신뢰성을 인정받지 못한다.

표본수 결정에 있어 중도탈락률을 사전에 예측 · 추산할 수 있으면 이를 규모결정에 보정 산입하기도 한다. 예를 들어 중도탈락률이 0.1 정도로 추산되면 산출된 최소필요대상수 N에 $1/0.9 = 1.11$을 곱해 준다.

4.1.4. 母표준편차의 추정

과거의 기록이나 자신의 경험 또는 관련전문가의 견해 등으로 연구 · 추정하고자 하는 치료효과에 대한 母표준편차(관찰항목이 연속척도인 경우이며 치료효과가 평균치로 표시될 경우는 표준오차가 된다)에 대한 예측이 있어야 한다.

4.1.5. 허용하고자 하는 오차의 한계

연구추정을 통하여 얻게 되는 치료효과의 지표(예: 치료율, 강하시킨 혈압의 정도 등)에 대하여 연구자가 감수하는 오차의 한계(d로 표시)를 사전에 정하여야 한다.

4.1.6. α-error

연구자가 귀무가설이 옳음에도 불구하고 이를 기각하여 대립가설을 채택할 때 범하는 오류이다. 예를 들면 치료효과에 실제 차이가 없음에도 불구하고, 연구결과 차이가 있다고 주장하게 될 오류를 뜻한다. 이러한 α-error의 크기를 사전에 정하여야 하는데, 일반적으로 0.05 또는 0.01로 정한다.

연구자가 연구결과에 대하여 확신을 가지는 범위로 $100(1-\alpha)\%$를 신뢰도라고 한다.

이상과 같은 사전의 고려사항과 전제사항하에서 표본규모의 산출공식은 다음과 같다.

가. 연속적 척도인 경우

100(1 - α)%의 확신을 갖고 측정오차 $|\bar{X}-\mu|$가 d 이내이도록 하기 위하여는

$$N \geq \left[\frac{Z_{\alpha/2}\,\sigma}{d}\right]^2$$

이때 모집단의 분포가 정규분포가 아니면

$$N \leq \frac{\sigma^2}{\alpha d^2}$$

가 그 상한이다.

나. 명칭적 척도인 경우

100(1 - α)%의 확신을 갖고 측정오차 $|\pi - p|$가 d 이내이도록 하기 위하여는

$$N \geq \frac{1}{4}\left[\frac{Z_{\alpha/2}}{d}\right]^2$$

이때 모수 π에 대한 근사치 p^*를 예측할 수 있다면

$$N \geq p^*(1-p^*)\left[\frac{Z_{\alpha/2}}{d}\right]^2$$

【예제 6-3】

A약의 투여가 혈중 cholesterol의 농도를 얼마나 강하시키는지에 대해 연구하고자 한다. 연구결과는 95%의 확신을 가지고 추정오차가 5mg% 이내이도록 하고자 한다. 과거 보고들에 의하면 혈중 cholesterol 강하에 관한 표준오차는 10mg% 정도로 알려져 있다.

상기 예제에 대한 풀이과정을 보면 먼저 $d=5$, $\sigma = 10$, $Z_{0.25} = 1.96$(two-sided test)이므로

$$N \geq \left[\frac{1.96 \times 10}{5}\right]^2 \fallingdotseq 16$$

이 된다.

【예제 6-4】

B약제의 종양 종괴율이 얼마나 되는지를 알고자 한다. 연구결과는 95%의 확신을 가지고 10%의 오차를 허용하기로 하였다. 지금까지 경험으로 보아 종괴율은 대략 25% 내외가 될 것이다.

상기 예제에서는 $d = 0.1$, $Z_{0.25} = 1.96$, $p^* = 0.25$이다. 따라서

$$N \geq 0.25 \cdot 0.75 \cdot \left[\frac{1.96}{0.1}\right]^2 \fallingdotseq 73$$

이 된다.

4.2. 두 개 이상의 표본설정시의 표본수 결정

연구를 시행하기 이전에 필요하다고 인정되는 대상수를 미리 정하여 그 숫자가 될 때까지 진행하는 소위 고정표본수설계(fixed sample size design)와 이와는 다르게 연구를 수행해 가면서(주로 개별 짝짓기하여 수행한다) 결과의 차이가 인정되든가(효과의 차이가 나타난 짝의 숫자가 일정 수준에 도달한 경우), 아니면 차이가 없다고 판정되든가(차이가 나타나지 않는 짝의 숫자가 일정 수준에 도달한 경우) 할 때까지 계속하는 연속설계(sequential design) 방법이 있다.

연속설계방법은 일반적으로 고정표본수설계보다 작은 규모의 숫자로 종결되나 한편으로는 무한정 계속될 수 있는 가능성도(연구가 계속되

어도 양쪽의 일정 수준에 도달하지 않는 경우가 있다) 있고, 또한 결과판정이 신속하게 이루어져야 하기 때문에 장기간의 관찰을 요하는 경우(예: 사망, 재발 등)는 적합한 방법이 되지 못한다. 여기에서는 고정표본수설계에 관해서만 소개하기로 한다.

4.2.1. 대상수 결정에서의 고려사항

대상 규모를 결정하는 데 있어서는 다음과 같은 사항들을 사전에 고려하여야 한다.

가. 시험처치군과 비교대조군의 설정수

전체 규모 $N = rn_{(t)} + sn_{(c)}$로 표시되는데 r은 시험처치군의 설정수이고, s는 비교대조군의 설정수이다. 개개 시험처치군의 규모는 동일하게 하고($n_{(t)}$) 개개 비교대조군의 규모도 동일하게 한다($n_{(c)}$). 보통의 경우 $S = 1$로 하고 단형배정(시험대상 1명에 대하여 비교대조 대상 1명으로 비례하여 배정)을 적용하기 때문에 $n_{(t)} = n_{(c)}$가 되어

$$N = (r+1)n_{(t)}$$

가 된다.

나. 배정비의 결정

예를 들어 시험대상군을 3개(A, B, C군)로, 비교대조군을 1개(D군)로 정하였을 경우 각각의 대상군에 환자를 배정함에 있어 A:B:C:D = 1:1:1:1로 하는 경우를 단형배정이라 하고, 만약 A:B:C:D = 1:1:1:3으로 하는 경우는 이형배정이라 한다. 보통 단형배정을 적용한다.

다. 결과관찰항목의 척도

결과관찰항목이 혈압 등과 같이 연속적 척도일지라도 최종적으로 분석하고자 하는 내용이 '혈압강하여부'처럼 2분적 명칭척도라면 크기(size) 결정은 명칭척도에 근거하여 산출하여야 한다.

라. 추적관찰기간

일반적으로 추적관찰기간이 길면 길수록 현상(결과)발생이 많아져 필요대상 규모는 작아진다. 대상환자의 등재가 어려운 경우에는 관찰

기간을 늘려 잡기도 한다.

마. 중도탈락률

시험대상자들이 추적관찰 도중에 여러 가지 이유로 탈락될 수 있는데 그 탈락률이 높으면 결과분석에 있어 비뚤림(bias)을 유발하게 된다. 일반적으로 전체탈락률(결과관찰을 하지 못한 예의 분율)이 15% 이상이 넘지 않아야 하며 20% 이상이 되면 대상선정기준이나 과정에 문제가 있었다는 것을 반영하는 것으로 연구결과의 신뢰성을 인정받지 못한다.

제3장 임상시험에서는 그 탈락률이 양처치군간의 효능 차이와 비슷한 수준이면(예: 두 처치군의 치료율 차이가 15%로 나왔는데 탈락률도 15% 정도인 경우) 그 결과는 신빙성이 없는 것으로 간주한다.

4.2.2. 필요대상수 산출에 있어서의 전제사항

임상시험 각 처치군의 필요규모를 산출함에 있어서는 통상적으로 다음의 세 가지 사항이 전제되어야 한다.

가. α-error

시험처치군과 비교대조군의 결과를 비교하여 치료(예방)효능에 차이가 있는가 여부를 판정함에 있어, 실제로는 차이가 없음에도 연구자는 차이가 있다고 판정할 오류로서 제1종 오류라고도 한다. 유의수준(significant level)이라고 하는 것은 연구자가 감수하겠다고 사전에 정한 α-error의 정도이다. 바꾸어 말하면 만약 최종 연구결론에서 연구자가 차이가 있다고 했다 하더라도 이러한 판정에는 유의수준만큼의 오류는 있을 수 있다는 것을 제시하는 것이다. 통상적으로 0.05, 즉 5%를 택하고 있다.

나. β-error 또는 power

α-error와는 반대되는 입장에서의 판정오류이다. 즉 실제로 차이가 있는 것인데 차이가 없다는 판정을 하게 되는 잘못으로 제2종 오류라고도 한다. 따라서 $1-\beta$는 차이가 있는 것을 있다고 판정해 내는 능력

(power)이 된다. 일반적으로 α-error의 4배 정도까지를 택한다. 즉 5%의 α-level과 80%(또는 90%)의 power를 흔히 택한다.

다. 알아내고자 하는 차의 정도(difference to be detected, Δ)

임상시험을 통하여 연구자가 알아내고자 하는 차의 최소치로서 이는 실제 존재하고 있기를 원하는 차(real difference)가 아니고 연구자가 의미를 줄 수 있다고 인정되는 차, 다시 말하면 최소한 이 정도의 차는 있어야 효능에 차이가 있다고 보겠다는 연구자의 견해(clinical significance)이다. Δ를 크게 잡는 경우는 연구결과에서 그만한 차 이상을 나타내야 통계적으로 유의하다는 판정이 나오게 될 것인바 이는 마치 '홈런'이 아닌 타구는 유효타로 간주하지 않게 되는 경우에 비유될 수 있겠다.

항암요법에 대한 임상시험에서 5년 생존율을 결과변수로 하는 경우 보통 $\alpha = 0.05$, $\beta = 0.10$(power = 0.9), 그리고 Δ는 10～15%로 하는 것이 무난한다. 한편 생존기간이 짧은 경우는 중앙생존기간(median survival time)을 결과변수로 하여 그 ratio가 1.3～1.7이 적절하다. 그러나 중앙생존기간이 1년 미만으로 매우 짧은 경우는 75% 이상의 연장(예: 기존 치료로는 중앙생존기간이 6개월이라고 한다면 새로운 치료에 의해서는 약 11개월 이상이 되어야 한다고 정한다)을 Δ로 정하는 것이 적정하다.

4.2.3. 연구형태에 따른 표본수 산출법

임상시험에서 흔히 사용하는 몇 가지 연구형태에 국한하여 연구계획 단계에서 표본수를 산출하는 방법에 대해 설명하겠다. 우선 통계학적 이론을 표본수 산출에 적용하는 원리를 설명하고, 그 다음으로 각 연구형태에 따라 적절한 표본의 크기를 산출하는 구체적인 방법론을 예제와 함께 설명하겠다. 임상시험에 있어서 표본의 크기를 산출하는 일반적인 과정은 다음과 같이 요약된다.

① 귀무가설과 대립가설을 정의하고 단측검정 혹은 양측검정여부를 정한다.
② 가설상의 독립변수와 종속변수의 척도를 기초로 하여 적절한 통계학적 검정법을 선택한다.
③ 예상되는 차이의 크기를 정한다. 필요하면 측정의 신뢰도도 고려한다.
④ α-error와 β-error 혹은 power를 결정한다.
⑤ 주어진 공식을 이용하여 필요한 표본수를 산출한다. 가능하다면 적절한 표를 이용할 수도 있다.

가설상의 독립변수와 종속변수의 척도에 따른 적절한 통계학적 방법을 선택하기 위하여 다음과 같은 간략화된 표를 이용할 수도 있다.

독립변수	결과변수	
	이분성	연속성
이분성	z 검정	t 검정
연속성	t 검정	상관계수

통계적 유의수준 (α)과 power $(1-\beta)$에 따른 표준화 정규분포의 Z_α 값과 Z_β값 중 흔히 이용되는 값들은 단측 및 양측검정에 따라 다음과 같다.

	양측검정	단측검정
$\alpha = 0.01$	2.576	2.326
0.05	1.960	1.645
0.10	1.645	1.282
$1 - \beta = 0.80$	0.840	
0.90	1.282	
0.95	1.645	
0.99	2.326	

가. 종속변수가 연속적인 임상시험

(ㄱ) 독립변수가 이분성인 경우: t-검정법

【예제 6-5】

천식 환자에게서 metaproterenol과 theophylline과의 효과를 치료 1시간 후의 FEV1으로 평가하고자 한다. 기존 연구에서 천식 환자의 평균 FEV1은 2.0*l*이었으며 그 표준편차는 1.0*l*임을 이용하여 두 치료군에서 FEV1이 10% 이상 차이 나는지를 알고자 할 경우 $\alpha = 0.05$, power = 0.80에서 각 집단에 필요한 환자수는 얼마로 예상되는가?

풀 이

① 귀무가설 $[H_o : \bar{X}_1 = \bar{X}_2]$

: metaproterenol과 theophylline으로 치료받은 천식 환자에게서 1시간 후의 평균 FEV1은 같다.

대립가설 $[\mathrm{H}_1 : \bar{X}_1 \neq \bar{X}_2]$

: metaproterenol로 치료받은 환자와 theophylline으로 치료받은 환자의 평균 FEV1은 같지 않다. (양측)

② 독립변수: 치료 종류(metaproterenol vs theophylline) → 이분성

종속변수: 평균 FEV1 → 연속성

(∴) t-검정법

③ 예상되는 차이: d = 0.2*l* (2*l* × 0.1)

표준편차: S = 1.0*l*

④ α(양측) = 0.05 → $Z\alpha = 1.96$

β(양측) = 1 − power = 1 − 0.80 = 0.20 → $Z\beta = 0.84$

⑤ 표본수 산출: N

[공 식 1]

$$N = \frac{(Z_\alpha + Z_\beta)^2 \cdot S^2 \cdot (q_1^{-1} + q_2^{-1})}{d^2}$$

단, q_1^{-1}: 1군의 표본수/필요표본수 = 1

q_2^{-1}: 2군의 표본수/필요표본수 = 1

$$= \frac{(1.96 + 0.84)^2 \cdot 1.0^2 \cdot 2}{0.2^2} = 392$$

(∴) 즉, 두 개의 군을 1:1로 배정한다 할 때, 각 군당 필요한 최소한의 연구대상 표본수는 392명으로 총 784명의 대상을 선정해야 한다.

이를 〈부록 표 13〉을 이용하여 접근하고자 할 때는 왼쪽 열에서 E/S = 0.20를 찾고, α(양측) = 0.05와 β = 0.20인 열을 찾으면, 각 군에서 필요한 환자수는 393명이 됨을 쉽게 찾을 수 있다. 상기 공식에서 만약 연구자가 두 개의 군당 배정수를 1:2로 하고자 하는 경우에는 $q_1^{-1} = 1$이 되고 $q_2^{-1} = 2$가 되어 각 군당 588명이 되어 총 1,764명이 필요하게 된다. 한편 이 경우에 사용된 *t*-검정법은 표본의 크기가 30 이상으로 커지면, 정규분포를 따르는 성질을 이용하여 표본수를 산출한 것이므로 표본의 크기가 작은 경우를 예상하면 이러한 접근법이 다소 틀릴 수도 있으나 대개의 경우에는 문제가 안 된다. 물론 연구계획이 짝을 이룬 경우여서 paired *t*-검정법을 이용해야 하는 경우에는 다른 접근법을 이용해야 한다.

(ㄴ) 독립변수도 연속성인 경우: 상관분석법

【예제 6-6】

흡연자에서 흡연량의 정도를 반영하는 요중 cotinine과 bone density는 서로 어떠한 상관관계에 있는지 알아보기 위한 연구에서 α (단측) = 0.05와 $\beta = 0.10$ 수준에서 필요한 연구대상의 수는 얼마로 예측되는가? 단, 기존의 연구에서 혈중 CO 농도는 골밀도와 중등도의 역상관성(r = -0.2)을 보이고 있다 한다.

풀 이

① 귀무가설 $[H_0 : r = 0]$

: 흡연자에게서 요중 cotinine과 bone density는 서로 무관하다.

대립가설 $[H_1 : r < 0]$

: 흡연자에서 요중 cotinine과 bone density는 서로 역상관관계에 있다. (단측)

② 독립변수: 요중 cotinine 농도 → 연속성

종속변수: bone density → 연속성

(∴) 상관분석법

③ 예상되는 상관도: $r = |-0.20| = 0.2$

④ α(단측) = 0.05 → $Z\alpha = 1.645$

β(양측) = 0.10 → $Z\beta = 1.282$

⑤ 표본수 산출: N

[공 식 2]

$$N = \left[(Z_\alpha + Z_\beta) / C\right]^2 + 3$$

$$(\text{단},\ C = 0.5 \times 1n[(1+r)/(1-r)]$$
$$= 0.5 \times 1n[1.2/0.8] = 0.2027)$$
$$= [(1.645 + 1.282)/0.2027]^2 + 3 = 211.5$$

(∴) 즉, 212명의 흡연자가 필요함을 알 수 있다.

상관계수(correlation coefficient: r)가 표본의 크기 산출에 흔히 이용되지는 않지만, 연구가설상의 두 변수가 모두 연속적인 경우에는 유용하다. 상관계수는 서로 선후관계가 명확하지 않은 두 변수 사이에 존재하는 상호의존도(interdependency)를 측정한다는 의미에서 두 변수의 관련성의 정도를 표시해 주는 유용한 지표로 사용된다. 그 값은 –1과 1 사이에서 변화하는데, 음의 값은 한 변수가 증가하면 다른 한 변수는 감소함을 의미한다. r의 값이 1에 가까워질수록 두 변수의 상호의존성은 강해지고 0에 가까울수록 약해진다. 통계학적 의미에서 상관분석법은 두 변수의 선후관계가 명확하지 않은 경우에 적용하는 방법이지만, 임상시험에서처럼 종속관계가 명확하더라도 두 변수가 모두 연속적인 경우에는 적용할 수 있다.

상관분석을 수행하는 연구에서 필요한 표본수를 보다 쉽게 산출하기 위해서는 〈부록 표 14〉를 이용할 수도 있는데, 표에서 가장 왼쪽의 예상되는 상관도의 크기(r)을 먼저 지정한 후 선택한 α-error와 β-error값에 따라 필요한 전체 표본의 크기를 결정하면 된다. 이 경우에는 211명의 흡연자가 필요함을 알 수 있다. 여기서 제시한 표는 연구자가 귀무가설이 '두 변수 사이에 아무런 관련이 없음($H_o : r = 0$)'을 기각하고자 할 때 필요한 표본의 크기를 산출하는 것이 된다. 만약 연구자가 '두 가지 상관계수의 값이 서로 같은지 아닌지?'의 양측가설을 검정하고자 하는 경우($H_o : r_1 = r_2$)에는 아래의 [공식 3]을 마찬가지 방법으로 적용하면 필요한 표본의 수를 산출할 수 있다.

[공 식 3]

$$N = \left[(Z_\alpha + Z_\beta)/(C_1 + C_2)\right]^2 + 3$$

단, $C_1 = 0.5 \times \ln\left[(1 + r_1)/(1 - r_1)\right]$

$C_2 = 0.5 \times \ln\left[(1 + r_2)/(1 - r_2)\right]$

나. 종속변수가 분율인 임상시험

(ㄱ) 종속변수가 분율의 차(RD)인 경우: 분율의 검정

【예제 6-7】

국소진행성 식도암에서 항암 약물요법과 약물-방사선 병용요법간의 치료효과를 치료 후 3년이 경과한 시점에서의 완치율로서 비교-관찰하여 판정하고자 한다. 기존의 치료법인 항암 단독요법의 완치율을 40%라 하고 병용요법의 완치율을 60%로 기대할 때, 이러한 치료효과의 차이를 검정할 수 있는 유효 표본수를 80%의 power와 5% 유의 수준에서 산출하시오.

풀 이

① 귀무가설 $[H_0 : P_1 = P_2]$

: 두 치료법의 완치율간에 차이가 없다.

대립가설 $[H_1 : P_1 \neq P_2]$

: 두 치료법의 완치율간에 차이가 있다. (양측)

② 독립변수 : 치료법의 종류 → 이분성
종속변수 : 완치율(= 완치자수/관찰대상수) → 이분성(분율)
(∴) 분율의 검정 혹은 chi-square 분석법

③ 예상되는 차이: $d = 0.6 - 0.4 = 0.2$
평균완치율: $\bar{P} = (0.6 + 0.4) / 2 = 0.5$

④ α(양측) = 0.05 → $Z_\alpha = 1.96$
β(양측) = 1 − power = 0.2 → $Z_\beta = 0.84$

⑤ 표본수 산출: N

[공 식 4]

$$N = \frac{\left\{ Z_\alpha \sqrt{\left[2 \cdot \bar{P}(1-\bar{P}) \right]} + Z_\beta \sqrt{P_1(1-P_1) + P_2(1-P_2)} \right\}^2}{d^2}$$

단, P_1: 기존 치료법의 기대 완치율(= 0.4)
P_2: 새로운 치료법의 기대 완치율(= 0.6)
$\bar{P} = (P_1 + P_2)/2$
$d = |P_1 - P_2| = 0.2$

$$= \frac{\left\{ 1.96\sqrt{[2 \cdot 0.5(1-0.5)]} + 0.84\sqrt{[0.6(1-0.6) + 0.4(1-0.4)]} \right\}^2}{0.2^2}$$

$$= 96.8$$

(∴) 즉, 각 치료군당 97명의 대상이 각각 필요함을 알 수 있다.

이 방법은 임상시험의 경우 가장 흔히 사용되는 표본수 산출법으로, 두 집단에서 이분성 결과를 가지는 분율을 정규분포를 이용하여 분석하기 때문에 z-검정법이라고 한다. 이 통계방법은 카이제곱(chi-square) 검정법과 비슷하지만 한 가지 중요한 차이는 z-검정에서는 단측 혹은 양측검정이 모두 가능하지만, 카이제곱 검정법은 항상 단측성이라는 점이다. 이 산출법은 예제에서와 같이 결과변수가 이분성인 임상시험의 경우에 응용이 가능하지만, 특정 위험요인과 질병간의 인과적 관련성을 연구하는 환자-대조군 연구나 코호트 연구에서도 매우 유용하게 이용되는 방법이다.

표본수 산출의 편의를 위해서는 첨부한 〈부록 표 15〉를 이용할 수도 있는데, 표의 왼쪽에서 두 개의 분율 P_1와 P_2 중 그 값이 작은 분율($P_1 = 0.4$)을 우선 선택한 후 예상되는 두 분율의 차이 $d(= 0.2)$를 따라 읽되 선택한 $\alpha(= 0.05$, 양측)와 $\beta(= 0.2)$에 따라 필요한 전체 표본의 크기를 정하면 97명이 필요함을 알 수 있다.

여기서 기존의 치료법에 의한 치료율 P_1은 대개의 경우 과거의 경험에 의해 구할 수 있는 값이므로 연구자는 예상되는 치료율의 차이만 정하면 $P_2 = P_1 + d$와 같이 예상할 수 있다. 한편 이 연구의 결과와 같이 연구결과가 two-by-two 분할표로 요약되는 자료를 통계적으로 검정할 때는 '연속성의 보정' (Yate's correction, continuity correction)을 추가로 해 줄 수도 있는데, 이는 [공식 4]로 구한 표본수에 [공식 5]와 같은 보정을 해 주는 방법이다. 그러나 'two-by-two 분할표에서 연속성의 보정을 반드시 해 주어야 하는가?'에 대해서는 통계학자들간에도 견해의 차이가 많아 필요 없다는 주장도 많은 만큼 이 공식을 적용하는 문제는 연구자의 판단에 맡긴다.

[공 식 5]

$$N_1 = N + 2 \ / \ |P_1 - P_2|$$

$= 97 + 2 / 0.2 = 107$명(각 군당)

만약 기존의 치료법을 적용하는 군(P_1)을 sN명(예: 2배)으로, 새로운 치료법을 적용하는 환자군의 수는 N명으로 환자배정비를 달리하고자 하는 경우에는 다음의 [공식 6]을 적용하면 필요한 군의 표본수를 산출할 수 있다.

[공 식 6]

$$N_1 = \frac{\left\{Z_\alpha \sqrt{\left[(s+1)\overline{P}(1-\overline{P})\right]} + Z_\beta \sqrt{\left[s \cdot P_1(1-P_1) + P_2(1-P_2)\right]}\right\}^2}{(s \cdot d)^2}$$

단, P_1: 기존 치료법의 기대 완치율

P_a: 새로운 치료법의 기대 완치율

$\overline{P} = (P_1 + sP_2) / (s+1)$

$$= \frac{\left\{1.96\sqrt{[(2+1)0.53(1-0.53)]} + 0.84\sqrt{[2 \times 0.4(1-0.4) + 0.6(1-0.6)]}\right\}^2}{(2 \times 0.2)^2}$$

$$= 72.4$$

(∴) 즉, 기존 치료군은 $2 \times 73 = 146$명이 필요하며 새로운 치료법 적용군은 73명으로 총 219명이 연구에 필요하게 된다.

같은 정도의 α-error와 β-error를 유지하려 할 때 소요되는 연구대상의 수는 1:2로 두 군을 선정하는 경우(219명)가 1:1로 선정하는 경우(194명)보다 더 많이 필요함을 알 수 있다. 일반적으로 말해서 두 군의 총연구대상수가 일정하게 결정되어 있는 경우에는 비교하고자 하는 두 군의 표본수를 1:1로 하는 것이 가장 효율적이다.

(ㄴ) 종속변수가 분율의 비(RR)인 경우: 분율의 검정

앞에서 예로 들은 국소진행성 식도암에서 항암 약물요법과 약물-방사선 병용요법간의 치료효과에 관한 〈예제 6-7〉에서 그 연구결과를 두 군간의 완치율의 차이(RD: rate difference)가 아니라, 완치율의 비(RR: rate ratio)로 판정하고자 할 경우에는 다음과 같은 [공식 7]을 이용하여 표본수를 산출할 수 있다.

풀 이

① 귀무가설 $[H_0 : R = 1]$

: 두 치료법간의 완치율에 차이가 없다.

대립가설 $[H_1 : R \neq 1]$

: 두 치료법간의 완치율에 차이가 있다.(양측)

② 독립변수: 치료법의 종류 → 이분성

종속변수: 완치율(= 완치자 수/관찰 대상수) → 이분성(분율)

(∴) 분율의 검정 혹은 chi-square 분석법

③ 예상되는 비: $R = P_2/P_1 = 3/2 = 1.5$

평균완치율: $\overline{P_R} = 1/2 \cdot P_1(1 + R) = 1/2 \cdot 0.4\ (1 + 1.5) = 0.5$

④ α(양측) = 0.05 → $Z\alpha = 1.96$

β(양측) = 1 − power = 0.2 → $Z\beta = 0.84$

⑤ 표본수 산출: N

[공 식 7]

$$N = \frac{\left\{Z_\alpha \sqrt{\left[2 \cdot \overline{P_R}(1-\overline{P_R})\right]} + Z_\beta \sqrt{\left[P_1\left\{1+R-P_1(1+R^2)\right\}\right]}\right\}^2}{\left[P_1(1-R)\right]^2}$$

단, P_1: 기존 치료법의 기대 완치율(= 0.4)

P_2: 새로운 치료법의 기대 완치율(= 0.6)

$$= \frac{\left\{1.96\sqrt{[2\times 0.5(1-0.5)]} + 0.84\sqrt{[0.4\{1+1.5-0.4(1+2.25)\}]}\right\}^2}{[0.4(1-1.5)]^2}$$

$= 96.8$

(∴) 즉, 각 치료군당 97명의 대상이 각각 필요함을 알 수 있다.

[공식 7]과 앞 절의 [공식 4]는 수학적으로 같기 때문에 그 결과도 같다. 단지 의학적 혹은 임상적 이유에서 연구결과를 완치율의 차이로 표시하지 않고 그 비로 표시하고자 할 때 사용한다는 점만이 다르다. 이 경우에도 이미 구한 표본수에 아래의 [공식 8]을 이용하여 '연속성의 보정' (Yate's correction, continuity correction)을 할 수 있다.

[공 식 8]

$$N_1 = N + 2 / (P_C \cdot |1 - R|)$$

$= 97 + 2/(0.4 \times 0.5) = 107$명(각 군당)

(ㄷ) 치료효과가 같음을 증명하려는 임상시험

【예제 6-8】

악성 림프종에 대한 기존의 항암요법은 80%의 치료효과를 보이고 있음에도 불구하고 부작용이 문제가 되고 있다. 이러한 부작용을 감소시킨 새로운 항암요법이 개발되어 그 임상적 효과를 평가하기 위한 임상시험을 시도하되 새로운 치료제의 치료효과가 기존의 항암요법보다 최소한 10% 이상 나쁘지 않을 때 연구자는 두 약물요법의 치료효과가 동등하다고 인정하여 부작용이 적은 새로운 항암요법을 환자에게 사용하고자 한다. 이러한 치료효과의 차이를 검정할 수 있는 유효 표본수를 80%의 power와 5%(단측)의 유의수준에서 산출하시오.

풀 이

① 귀무가설 $[H_0 : P_1 \geq P_2 + \theta]$

: 기존의 항암요법은 새로운 항암요법보다 완치율이 10% 이상 좋다.

대립가설 $[H_1 : P_1 < P_2 + \theta]$

: 기존의 항암요법은 새로운 항암요법보다 완치율이 10% 미만

나쁘다.(단측)

② 독립변수: 치료법의 종류 → 이분성

종속변수: 완치율(=완치자 수/관찰 대상수) → 이분성(분율)

(∴) 분율의 검정

③ 예상되는 차이: $d = P_1 - P_2 = d - \theta = 0.1$

평균완치율: $\overline{P} = (0.8 + 0.8)/2 = 0.8$

④ α(단측) $= 0.05$ → $Z\alpha = 1.645$

β(양측) $= 1 -$ power $= 0.2$ → $Z\beta = 0.84$

⑤ 표본수 산출: N

[공 식 9]

$$N = \frac{\left\{Z_\alpha \sqrt{\left[2 \cdot \overline{P}(1-\overline{P})\right]} + Z_\beta \sqrt{\left[P_1(1-P_1) + P_2(1-P_2)\right]}\right\}^2}{(d-\theta)^2}$$

단, P_1: 기존 치료법의 기대 완치율(=0.8)

P_2: 새로운 치료법의 기대 완치율(=0.8)

$$= \frac{\left\{1.645\sqrt{[2 \times 0.8(1-0.8)]} + 0.84\sqrt{[0.8(1-0.8) + 0.8(1-0.8)]}\right\}^2}{0.1^2}$$

$$= 197.4$$

(∴) 즉, 각 치료군당 198명의 대상이 각각 필요함을 알 수 있다.

만약 기존의 치료법을 적용한 군(P_1)은 sN명(예: 2배)만큼 충분히 있는데 새로운 치료법을 적용한 환자는 다소 적어 N명밖에는 없을 것이 예상되는 경우에는 다음의 공식을 적용하면 마찬가지로 필요한 군의 표본수를 산출할 수 있다.

[공 식 10]

$$N = \frac{\left\{Z_\alpha \sqrt{\left[(s+1)\bar{P}(1-\bar{P})\right]} + Z_\beta \sqrt{\left[s \cdot P_2(1-P_2) + P_1(1-P_1)\right]}\right\}^2}{\left[s(d-\theta)\right]^2}$$

단, P_1: 기존 치료법의 기대 완치율

P_2: 새로운 치료법의 기대 완치율

$\bar{P} = (P_1 + s \cdot P_2)/(s+1)$

이러한 연구계획은 새로운 치료방법이 기존의 치료방법에 비해서 못하지 않음을 증명하려는 임상시험에서 자주 이용되는데, 특히 기존의 치료방법이 invasive하다든지 혹은 독성 부작용이 심한 경우에는 새로이 개발한 치료방법이 비록 치료효과면에서는 기존의 치료법에 비해 탁월하지는 않다 하더라도 비슷한 정도의 치료효과를 갖고 있음을 인정할 수만 있다면 연구자는 부작용이 덜한 이 새로운 치료법을 임상적으로 적용하기를 원하게 될 것이다. 이와 같은 임상시험이 점차 많아지고 있는 현실에 비추어 볼 때 여기서 소개하는 이 표본산출법은 그 유용성이 커질 것으로 예상된다.

〈예제 6-7〉의 [공식 4]를 이용하여 귀무가설 $[H_0 : P_1 = P_2]$을 기각하고 대립가설 $[H_1 : P_1 \neq P_2]$을 증명하려는 방법론을 이러한 임상시험에서 적용하는 것은 통계학적 관점에서 볼 때 적합하지 않은데, 그 이유는 $[H_0 : P_1 = P_2]$를 채택하는 과정에서는 2종 오류에 관한 사항이 고려되지 않기 때문에 통계적 유의성이 없다는 결론이 두 치료방법의 치료효과가 같다는 과신된 결론을 유도해 낼 수 있다는 의미에서 이런 경우에는 여기서 제시한 [공식 9]를 일반적으로 권장한다.

4.2.4. 특수 상황에 따른 표본수 보정

가. 일정한 정도의 탈락이 있는 경우

【예제 6-9】

심근경색증 환자를 두 군으로 나누어 대조군은 아무런 처치도 하지 않는 반면 치료군은 mild-activity exercise를 하게 한 후, 심근경색증의 5년 재발률을 비교하고자 한다. 과거의 경험상 연구참여자의 20%가 대조군 및 치료군에서 공히 탈락될 것이 예상된다. 대조군에서의 재발률을 0.25로, 그리고 치료군에서의 재발률을 0.15로 예상할 경우의 유효 표본수를 80%의 power와 5% 유의수준 (단측)에서 산출하시오.

풀 이

① 탈락을 무시한 경우의 표본수

[공 식 13]

$$N = \frac{\left\{Z_\alpha \sqrt{\left[2 \cdot \overline{P}(1-\overline{P})\right]} + Z_\beta \sqrt{\left[P_1(1-P_1) + P_2(1-P_2)\right]}\right\}^2}{d^2}$$

단, P_1: 대조군의 기대 재발률(= 0.25)

P_2: 치료군의 기대 재발률(= 0.15)

$\overline{P} = (P_1 + P_2)/2 = 0.2$

$d = |P_1 - P_2| = 0.1$

$$= \frac{\left\{1.645\sqrt{[2 \times 0.2(1-0.2)]} + 0.84\sqrt{[0.25(1-0.25) + 0.15(1-0.15)]}\right\}^2}{0.1^2}$$

$= 196.5$

(∴) 즉, 각 치료군당 197명의 대상이 각각 필요함을 알 수 있다.

② 탈락을 보정한 경우(Lachin 1981)

[공 식 14]

$$N^* = \frac{N}{(1-\delta)^2}$$

단, δ: 각 군에서 공히 기대되는 탈락률(= 0.2)

= 197/(1 - 0.2)² ≒ 308(명)

나. 탈락이 일정하지 않은 경우(Schork and Remington 1967)

【예제 6-10】

〈예제 6-9〉에서 치료군의 탈락률이 1차 연도에는 0.1, 2차 연도에는 0.05, 3차와 4차 연도에는 0.025, 그리고 마지막 해에는 탈락이 없다 할 때 마찬가지 조건에서 표본수를 산출하시오.

풀 이

[공 식 15]

$$N = \frac{\left\{Z_\alpha \sqrt{\left[2 \cdot \bar{P}(1-\bar{P})\right]} + Z_\beta \sqrt{\left[P_1(1-P_1) + P_2{}^*(1-P_2{}^*)\right]}\right\}^2}{d^2}$$

단, P_{1Y}: 대조군의 각차 연도 기대 재발률(= 0.05)

P_{2Y}: 치료군의 각차 연도 기대 재발률(= 0.03)

δ_i: 각차 연도에서의 탈락률(i = 1, 2, 3, ⋯, L)

$$C = 1 - \sum \delta_i$$
$$= 1 - (0.1 + 0.05 + 0.025 + 0.025 + 0) = 0.8$$
$$P_2{}^* = \sum \delta_i \left[1 - (1 - P_{2Y})^{i-1/2} (1 - P_{1Y})^{L-i+1/2}\right] + C\left[1 - (1 - P_{2Y})^2\right]$$
$$= \sum \delta_i \left[1 - (1 - 0.03)^{i-1/2} (1 - 0.05)^{5-i+1/2}\right]$$
$$+ 0.8\left[1 - (1 - 0.03)^2\right]$$
$$= 0.154$$
$$\overline{P} = (P_1 + P_2{}^*)/2 = (0.25 + 0.154)/2 = 0.202$$
$$d = |P_1 - P_2{}^*| = 0.096$$
$$= \frac{\left\{\begin{matrix} 1.645\sqrt{[2 \times 0.202(1 - 0.202)]} \\ +0.84\sqrt{[0.25(1 - 0.25) + 0.154(1 - 0.154)]} \end{matrix}\right\}^2}{0.096^2}$$
$$= 214.9$$

(∴) 즉, 각 치료군당 215명의 대상이 필요하다.

7

비모수적 통계분석법
Nonparametric Statistical Analysis

제1절 서 론

1.1. 비모수적 통계분석의 개념

앞 장에서 소개한 대부분의 통계적 분석방법은 근본적으로 다음과 같은 사항을 전제로 하고 있다. 즉 연구자가 얻은 연구자료들은 하나의 표본으로서 어떤 모집단에서 뽑혀 나왔고 그 모집단의 성격이나 분포(평균, 분산 등과 같은 모수)에 관하여는 몇 가지 사항이 가정되어 있으며 이를 전제로 통계적 추론이 이루어지는데 이를 '모수적 방법'(parametric method)이라고 한다. 예를 들면 어떤 통계기법은 정규분포하는 모집단으로부터 표본이 추출되었다는 가정을 근거로 하고, 어떤 통계기법은 두 표본이 동일한 분산을 가지는 두 모집단들로부터 추출되었다고 하는 가정에 근거를 두고 있다. 따라서 이러한 방법에 의하여 전개된 분석결과는 엄밀하게 "만일 모집단(들)의 형태에 관한 가정들이 타당하다면, 연구자는 …라고 결론을 내린다."와 같은 한정적 내용이 되는 것이다. 그러나 우리가 실제 접하는 자료는 그러한 가정들에 잘 맞지 않은 경우가 허다하다. 예컨대 정규분포와는 크게 다른 형태의 분포, 즉 좌우 대칭이 아닌 두터운 꼬리(heavy tails)를 가지고 있다든가, 모집단의 분포함수가 연속이 아니라든가 등등이다. 그러므로 이 경우 정규분포나 연속성 등을 가정하고 전개하여 얻어진 통계적 분석결과는 오류의 가능성이 높다고 할 수 있다.

비모수적 통계기법(nonparametric statistical methods)은 모수에 관하여 특수한 분포를 전제하지 않거나, 평균치와 같은 어떤 특정값(parameter)이 아니고 분포형태 자체를 분석한다거나(이를 non-robust analysis라 함.) 혹은 통계적 검정에 이용되는 귀무가설하에서의 검정통계량(statistic)의 분포와 모집단의 분포함수와를 전혀 무관(이를 distribution-free method라 함)하게 하여 분석하는 방법이다. 대부분의 비모수적 통계분석법도 어떤 가정들, 예를 들어 '관찰은 독립적이어야 한다', '연구대상이 되는 변수는 그 기초가 되는 분포가 연속적이어야 한다'는 등이 있으나 이들 가정들은 모수적 방법에서의 가정들보다는 그 수가 적고 또 훨씬 약하다.

비모수적 방법에서의 검정통계량은 관측값 자체에서 산출(예: 평균과 분산)하지 않고 흔히 관측값의 부호나 순위 등으로 변환하여 산출한다. 관측자료 자체가 아닌 변환시킨 자료(예: 순위) 등을 가지고 통계적 가설검정을 수행함으로 하여 통계적 효율이 많이 감소될 것으로 생각되기 쉬우나, 실제로는 효율의 감소도 적고 상당히 안전한 방법임이 증명되어 있다. 통계적 모형의 모든 가정들이 충족될 때 그리고 분석대상 자료가 적어도 간격척도 이상으로 측정되었을 때에는 모수적 방법이 더 강력한 기법으로 알려져 있으나, 자료가 명칭척도 내지는 순위척도이거나 모수적 방법에서 요구하는 기본 가정이 맞지 않는다면 비모수적 방법을 적용하게 되고, 이 경우 모수적 방법에 비해 통계적 검정력이 더 강할 수도 있다.

1945년 Wilcoxon이 소개한 Wilcoxon검정법을 효시로 하여 비모수적 방법에 대한 연구가 본격화되었으며, 초기에는 가설검정에 국한되었던 것이 현재 점추정, 구간추정, 분산분석, 회귀분석, 생존자료분석, 시계열분석 등 많은 분야에 걸쳐 응용되고 있다.

1.2. 비모수적 방법의 적용

비모수적 통계분석을 적용하게 되는 경우는 ① 수집한 자료가 명백하게 정규분포를 따르지 않는 경우, ② 표본수가 너무 적어 분포를 알 수 없는 경우로서 통상 한 집단의 표본수가 10 전후 또는 두 집단인 경우는 합하여 20 전후일 때, ③ 중간에 간이분석결과를 보고 싶을 때, ④ 자료의 관측척도가 명칭척도나 순위척도일 때이다.

1.3. 비모수적 방법의 장단점

비모수적 방법의 장점으로는 ① 대부분의 비모수적 방법으로 얻어지는 확률(주로 α error)은 모집단의 분포에 관계없이 정확하다. ② 표본의 크기가 6 이하일 경우에는 비모수적 방법을 적용할 수밖에 없다. ③ 분포의 성격(분산 등)이 다른 몇 개의 모집단으로부터 구성된 표본을 다룰 때 모수적 방법의 어느 것도 비현실적인 가정을 전제하지 않고서는 적용할 수가 없는데, 이런 경우에 적용할 수 있는 비모수적 방법이 개발되어 있다. ④ 선천적으로 순위를 이루고 있는 자료들도 다룰 수 있다. ⑤ 비모수적 검정법은 계산이 쉽고, 간단하며 이용범위가 넓다.

한편 비모수적 방법의 단점으로는 ① 만일 연구자료가 모수적 검정법의 모든 가정을 충족시킬 때 비모수검정법을 적용하면 정보의 손실이 일어나 자료를 낭비하는 결과를 초래한다. 그 손실의 정도는 비모수검정법의 검정력-효율성(power-efficiency)에 의하여 표시될 수 있는데, 예를 들어 모수적 방법의 적용이 가능한데도 비모수적 방법을 적용하여 그 검정력(statistical power)이 90%라 하였다면, 이는 모수적 방

표 7-1. 측정의 수준과 비모수적 검정법

측정의 수 준	단일표본	두 표 본		k 표 본		상 관
		종속표본	독립표본	종속표본	독립표본	
명칭척도	이항검정 χ^2검정	McNemar -χ^2검정	Fisher의 직접확률법 χ^2검정	Cochran 의 Q검정	χ^2검정	분할계수: c
순위척도	Kolmogorov Smirrov검정 runs검정	부호검정 Wilcoxon 의 부호화 순위검정	중앙치검정 Mann- Whitney 의 U검정 Kolmogo- rov-Smir- nov검정 Moses검정	Friedman 의 2-way ANOVA	중앙치검정 Kruskal- Wallis의 one-way ANOVA	Spearman의 서열 상관계수 Kendall의 서열 상 관계수 Kendall의 편서열 상관계수 Kendall의 일치도 계수
간격척도		Walsh검정 무작위검정	무작위검정			

법에서 10% 더 작은 표본을 사용한 효과에 해당함을 의미한다. ② 표본의 크기가 커지면 오히려 계산이 복잡하고 어려워진다.

제 2 절 단일표본의 분석

단일표본에 관한 가설검정에 이용되는 비모수검정법들은 관찰자료들의 분포(표본분포)모양이 어떤 규정된 모집단의 분포와의 일치정도를 검정하는 것으로서 일반적으로 적합도(goodness of fit)를 검정하는 형태를 취하고 있다.

단일표본의 경우에 있어서 일반적인 모수적 검정법은 표본평균과 모평균간의 차이에 대하여 t-검정법을 적용하는 것인데, 이때 표본에서의 관찰값들은 정규분포를 하는 모집단에서 추출된 것이라는 가정 아래 적어도 간격척도 이상으로 측정되어야 한다는 조건을 만족시켜야 한다. 그러나 실제로 얻어진 자료들에서는 그러한 가정을 적용하는 것이 비현실적일 수 있고, 연구자료가 선천적으로 서열을 이루고 있거나 단순한 범주적(classificatory) 혹은 열거적(enumerative)이어서 t-검정법을 적용하기 어려운 경우가 많다. 이러한 경우에는 본절에서 소개하는 비모수검정법 중의 하나를 선택하여 적용할 수 있다.

단일표본이면서 명칭척도로 관찰된 자료에 대하여는 이항분포를 이용한 이항검정과 χ^2-분포를 이용한 χ^2-검정을 적용하고, 순위척도로 관찰된 자료에 대하여는 Kolmogorov-Smirnov 검정법과 runs검정법을 적용한다.

이항검정은 이 책 p.20의 이항분포를 참조, χ^2-검정은 p.27, pp.131~141을 참조하도록 하고, 본절에서는 Kolmogorov-Smirnov 검정법과 runs 검정법을 소개한다.

2.1. 콜모고로프-스머노프(Kolmogorov-Smirnov) 단일표본검정

콜모고로프-스머노프 단일표본검정은 일종의 적합도 검정이다. 표본값들의 분포와 어떤 규정된 이론적 분포간의 일치하는 정도를 검정하는 것이다. 다시 설명하면 H_0하에서 이론적으로 기대되어, 발생할 수 있는 누적도수분포(cumulative frequency distribution)와 관찰된 누적도수분포를 비교하는 것인데 이들 두 분포에서 가장 큰 차이가 나타나는 점을 찾고, 이러한 크기의 차이가 이론적 분포로부터 추출된 확률표본에서 출현하는 빈도를 〈부록 표 16〉을 이용하여 산출한다.

H_0하에서의 이론적인 누적도수분포함수를 $F_0(X)$, 즉 특정 X값에 대한 $F_0(X)$의 값은 X까지의 이론적인 누적도수의 분율이 된다. 한편 $S_n(x)$는 크기 N인 표본에서 관찰된 x까지의 누적도수분포함수라 하면

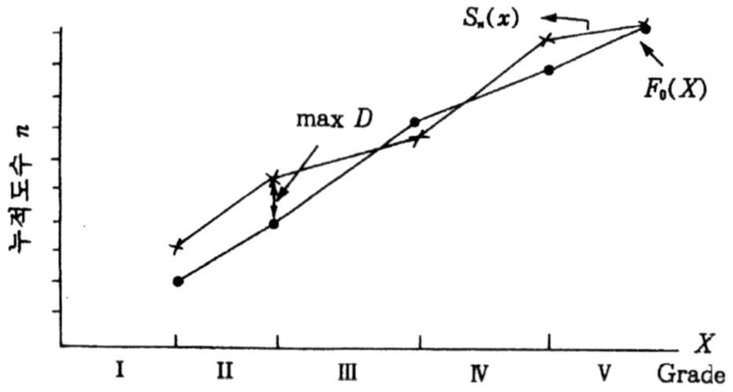

그림 7-1. Kolmogorov-Smirnov의 단일표본검정에서 $F_0(X)$와 $S_n(X)$와의 편차

H_0하에서는 $S_n(x)$와 $F_0(\mathrm{X})$간의 차이는 작아야 하며 또 그 차이는 확률오차(random errors)의 한계 이내에 있어야 한다고 기대할 수 있다(그림 7-1 참조).

콜모고로프-스머노프 검정은 각 X점에서 나타나는 $F_0(\mathrm{X})$와 $S_n(x)$와의 편차들 중 가장 큰 편차 즉 최대편차(maximum deviation), D를 산출하고 이를 H_0하에서의 D의 표본분포와 비교하여 유의성 여부를 판정하는 것이다.

$$D = \text{maximum} \mid F_0(X) - S_n(x) \mid \tag{7-1}$$

【예제 7-1】

S병원에서 A질병이 진단될 때의 병기(stage)를 10명의 환자에서 조사한 결과 다음과 같았다.

진단시 병기	I	II	III	IV	V
환 자 수	–	1	1	5	3

기존에 보고된 조사에서는 I기 20%, II기 20%, III기 20%, IV기 20%, V기 20%였다. S병원에 내원한 A질병환자의 병기별 분포는 기존의 조사와는 다른가?

구 분	병 기, x				
	I	II	III	IV	V
누적도수	0	1	2	7	10
$F_0(X)$	0.2	0.4	0.6	0.8	1.0
$S_{10}(x)$	0	0.1	0.2	0.7	1.0
$\lvert F_0(X) - S_{10}(x)\rvert$	0.2	0.3	**0.4**	0.1	0→max. D = 0.4

〈부록 표 16〉에 $P\{D > D_\alpha\} = \alpha$가 되는 D_α의 값이 적혀 있으므로 이에 의해 판정을 내린다.

〈부록 표 16〉으로부터 $n = 10$, $\alpha = 0.05$인 곳을 보면 $D_{0.05} = 0.41$이므로 $D < D_{0.05}$, 즉 $p > 0.05$이다. 따라서 5% 유의수준에서 귀무가설을 채택하여 기존의 보고내용과 S병원 환자의 병기분포에는 유의한 차이가 있다고 말할 수 없다. 표본수가 35 이상일 때에는 5%, 1% 유의수준의 기준은 각각 $1.36/\sqrt{n}$, $1.63/\sqrt{n}$을 적용한다.

2.2. Runs 검정(Runs test)

【예제 7-2】

임상병리 검사결과의 오차를 검토하기 위하여 표준시료를 반복적으로 검사시행하여 표준값보다 높게 나온 경우를 +, 낮게 나온 경우를 −로 표시하였는데 다음과 같은 자료로 나왔다.

검사횟수	1	2	3	4	5	6	7	8	9	10	11	12	13
결 과	+	−	−	+	+	+	−	−	−	−	−	+	+

표준값보다 높게 또는 낮게 나오는 유의한 경향이 있다고 하겠는가?

Runs검정은 관측결과가 무작위성(randomness)인가 아닌가를 검정하는 데 유용하다. 같은 결과(+ 또는 −)가 연속 나오는 것을 Run이라고 하면 위의 예에서 Run의 수(r)는 5개이다. 그리고 + 결과는 모두 6회($n_1 = 6$), − 결과는 7회($n_2 = 7$)이다. 〈부록 표 17〉은 $\alpha = 0.05$에서 r의 임계값을 표시하고 있다. $n_1 = 6$, $n_2 = 7$에서 $r \leq 3$이거나 $r \geq 12$이면 $p < 0.05$라고 판정한다. 예제에서는 연속적으로 + 또는 −로 나오는 경향이 유의하지 않다.

제 3 절 두 독립표본의 분석

독립적인 두 표본들로부터의 자료를 분석하는 모수적 검정법에서 가장 널리 쓰이는 것은 두 집단의 평균들에 대한 t검정이다. t검정은 관측치들이 동일한 분산들을 가지고 정규분포하고 있는 모집단들로부터 독립적으로 관측된 값들이라고 가정하고 있으며 적어도 간격척도에서 측정되어야 할 것을 요구하고 있다. 그러나 어떤 연구에서는 얻어진 자료가 진정한 의미에서 수치적(numerical)인 것이 아닐 수 있으며, t검정의 가정을 만족시키지 못할 수도 있고, 또 그런 가정이 전제되지 않는 보다 일반성 있는 결론을 원할 때 비모수검정법을 적용한다.

두 독립표본에 대한 비모수검정법에는 Fisher의 직접확률법(pp.150～152 참조), χ^2검정(pp.153～156 참조), 중앙값검정, 맨-휘트니 U검정, 콜모고로프-스머노프 두 표본검정, 왈드-울포위츠 런검정, 모우지스검정, 무작위검정, 윌콕슨의 순위합검정 등이 있으나 본절에서는 콜모고로프-스머노프 두 표본검정과 윌콕슨의 순위합검정, 맨-휘트니 U검정, 그리고 중앙값 검정을 소개한다.

3.1. Kolmogorov-Smirnov 두 독립표본검정

두 개의 모집단 누적분포가 같은가 같지 않은가를 검정하는 방법으로서, 관측값은 적어도 순위척도이며 연속적이어야 한다(p.146의 Ridit 분석법이 이와 유사하다).

두 표본에 관해서 각각 $S_{n_1}(x)$, $S_{n_2}(x)$ 를 만들어 $D = \max|S_{n_1}(x) - S_{n_2}(x)|$ 를 구하여 〈부록 표 16-(2)〉를 이용해서 검정한다(단, $n_1 = n_2$ 일 때).

【예제 7-3】

소음이 심한 공장 A와 조용한 공장 B로부터 같은 연령군(40~50세)의 남자 12명씩을 임의추출하여 혈압을 측정한 결과 다음과 같은 성적을 얻었다. 두 집단에서의 혈압치에는 차이가 있는가?

A	143	130	125	132	140	121	118	134	137	129	148	138
B	112	132	118	126	135	120	123	131	115	124	130	121

가설 H_0: 두 집단에서의 혈압치에 차이가 없다.
H_1: 두 집단에서의 혈압치에 차이가 있다.

이 자료로부터 혈압의 범주를 나누어 누적도수분포표를 만드는데, 자료의 정보를 충분히 활용하기 위하여는 범주의 수가 가능한 많을수록 좋다.

본문제에서는 두 표본의 수가 같으므로 각 범주에서 누적도수의 차이가 최대인 것을 구한다.

		~115	116~120	121~125	126~130	131~135	136~140	141~145	146~150
A	도 수	0	1	2	2	2	3	1	1
	누적도수	0	1	3	5	7	10	11	12
B	도 수	2	2	3	2	3	0	0	0
	누적도수	2	4	7	9	12	12	12	12
$\|S_{n_1}(x) - S_{n_2}(x)\|$		2	3	4	4	**5**	2	1	0

$|S_{n_1}(x) - S_{n_2}(x)|$ 중에서 최대치는 5이다.

〈부록 표 16-(2)〉에서 $n = 12$, $\alpha = 0.05$하에서 $K_D = 7$(양측검정)이다. 따라서 $D = 5 < K_D = 7$이므로 $p > 0.05$로 귀무가설을 채택하여 두 집단에서의 혈압치에 차이가 없다고 판정한다.

$n_1 + n_2 > 40$ 혹은 n_1, $n_2 > 20$, $n_1 \neq n_2$일 때,
양측검정에서 $D = \max\{S_{n_1}(x) - S_{n_2}(x)\}$의 값은

$$\left(\begin{array}{l} \alpha = 0.05 \text{ 에서는 } 1.36\sqrt{\dfrac{n_1 + n_2}{n_1 n_2}} \\ \alpha = 0.01 \text{ 에서는 } 1.63\sqrt{\dfrac{n_1 + n_2}{n_1 n_2}} \end{array} \right) \text{을 기준으로 하여 판정한다.}$$

편측검정에서는 $D = \max\{S_{n_1}(x) - S_{n_2}(x)\}$라 할 때

$\chi^2 = 4D^2 n_1 n_2 / (n_1 + n_2)$를 산출하여 자유도가 2인 χ^2 분포표와 비교한다.

3.2. 윌콕슨의 순위합검정(Wilcoxon rank sum test)

순위를 이용한 비모수검정의 일반적인 이해를 돕기 위해 순위합검정의 기본개념을 알아보자.

지금 두 모집단에서 관측값을 혼합하여 크기순으로 일직선상에 아래 그림과 같이 점으로 표시하고 차례로 순위를 주었을 때 이 순위를 혼합표본순위(combined sample rank)라 한다.

X = A 집단

Y = B 집단

	X	Y	X	Y	Y	X	Y	X	X
순위	1	2	3	4	5	6	7	8	9

(a) 두 집단의 순위가 잘 섞인 경우(H_0)

	Y	Y	Y	X	Y	X	X	X	X
순위	1	2	3	4	5	6	7	8	9

(b) A 집단이 큰 순위를 갖는 경우(H_1)

H_0하에서는 두 표본이 같은 모집단에서 얻어진 것이라고 전제하고 있으므로, 두 표본에서의 관측값들은 잘 섞여 있어야 하며(그림 (a)), H_1하에서는 모집단 A가 모집단 B보다 크므로 모집단 A에서의 관측값들이 오른쪽(높은 순위)에 나타나야 한다(그림 (b)). 위 그림 (a)와 (b)에서 A에 대응되는 점들의 순위합을 구하면, (a)에서의 순위합은 1 + 3 + 6 + 8 + 9 = 27이고 (b)에서는 4 + 6 + 7 + 8 + 9 = 34로 (b)에서의 순위합이 (a)에서의 순위합보다 크게 된다. 즉, 순위합검정은 혼합표본에서의 A의 순위합이 너무 클 때 H_0를 기각하고 H_1을 채택하게 된다.

Wilcoxon의 순위합통계량을;

W_A = A표본의 순위합

W_B = B표본의 순위합

W_S = A, B 중 표본수가 작은 표본의 순위합

으로 정의하면, W_S분포의 상단(upper-tail)과 하단(lower-tail)에 대한 확률인 $P\{W_S \geqq x\}$ 또는 $P\{W_S \leqq x^*\}$의 값을 〈부록 표 18〉에서 구할 수 있다(*는 W_S의 순위합이 작은 경우임).

예를 들어 $n_A = 3$이고 $n_B = 7$일 때는,

$$p\{W_S \geqq 25\} = 0.033 = p\{W_S \leq 8\}$$

인데, 이는 W_A가 25 이상이거나 또는 8 이하일 때 $p < 0.05$가 된다.

한편, 표본수가 크면($n_A + n_B > 30$) 다음의 정규근사식을 사용한다.

즉, 귀무가설 H_0하에서는 $E(W_A)$ 또는 $E(W_B)$는 근사적으로 정규분포를 한다.

$$E(W_A) = \frac{n_A(n_A + n_B + 1)}{2} \qquad \text{또는}$$

$$E(W_B) = \frac{n_B(n_A + n_B + 1)}{2},$$

$$\text{Var } (W_A \text{ 또는 } W_B) = \frac{n_A n_B (n_A + n_B + 1)}{12} \text{ 이며, 따라서}$$

$$Z = \frac{W_A - E(W_A)}{\sqrt{\text{Var } (W_A)}} \text{ 또는 } \frac{W_B - E(W_B)}{\sqrt{\text{Var } (W_B)}} \text{ 이다.}$$

【예제 7-4】

A와 B의 두 식이요법에 차이가 있는지를 비교하기 위해 증세가 비슷한 10명의 환자를 5명씩 임의로 두 집단으로 나눈 뒤, 각각에 A와 B 두 식이요법을 6주간 시행한 후에 체중의 증가량을 조사한 결과 다음 자료를 얻었다. 두 요법간에 유의한 차이가 있는가?

요법 A	5.7	7.3	7.6	6.0	6.5
요법 B	4.9	7.4	5.3	4.6	6.2

H_0: A와 B 두 요법간에 유의한 차이가 없다.
H_1: A와 B 두 요법간에 유의한 차이가 있다.

두 표본 크기가 같으므로 A나 B의 어느 것의 순위합을 구해도 된다. 요법 A의 순위합을 구하면,

혼합표본	4.6	4.9	5.3	5.7	6.0	6.2	6.2	7.3	7.4	7.6
순　위	1	2	3	<u>4</u>	<u>5</u>	6	<u>7</u>	<u>8</u>	9	<u>10</u>
요법 A의 순위합: $W_s = 4 + 5 + 7 + 8 + 10 = 34$										

대립가설이 양측검정으로 주어지므로 $p < 0.05$가 되는 곳을 〈부록 표 18〉에서 구하면,

$$P\{W_s \geq 38\} = 0.028 = P\{W_s \leq 18\}$$

즉, 양측검정을 해야 하므로 0.028 × 2인 $\alpha = 0.056$에서 기각역이 $W_s > 37$ 또는 $W_s < 18$이 된다. 따라서 $W_s = 34$로는 H_0를 기각할 수

없어 5% 유의수준에서 두 요법간에는 유의한 차이가 없다고 판정한다.

실제 자료에서는 관측치에 동점(tied value)이 있을 수 있다. 예를 들면 다음과 같은 관측치를 얻었다고 하자.

표본 A	4	9	9
표본 B	2	2	9

혼합표본에서 동점인 경우의 순위를 매길 때는 일반적으로 평균순위를 사용한다. 즉 위의 예에서 관측값 2는 (1 + 2)/2 = 1.5의 순위를 갖고, 관측치 9는 (4 + 5 + 6)/3 = 5의 순위를 갖는다.

혼합표본	2	2	4	9	9	9
평균순위	1.5	1.5	3	5	5	5

따라서 '$W_A^* = 3 + 5 + 5 = 13$이 되나 〈부록 표 18〉의 분포함수는 평균순위합인 W^*에 대해서는 성립되지 않아 적용할 수 없다. 동점이 있을 경우의 W^*의 확률분포는 계산과정이나 분포표가 복잡하므로 근사값을 많이 사용한다. 즉 소표본에서는 W_s의 확률분포를 근사값으로 사용할 수도 있고, 표본수가 크면 정규근사를 적용한다. 단 정규근사를 사용할 때, 기대값 $E(W_A^*)$는 $E(W_A)$와 같으나 $\mathrm{Var}(W_A^*)$는 약간 수정이 되어 다음과 같이 구한다.

$$\mathrm{Var}\ (W_A^*) = \frac{n_A n_B (n_A + n_B + 1)}{12}\left[1 - \frac{\Sigma q_j (q_j^2 - 1)}{(n_A + n_B)\{(n_A + n_B)^2 - 1\}}\right]$$

여기서, $q_j = j$번째 동점에서 동점을 이룬 관측값의 개수

3.3. 맨-휘트니 *U* 검정(Mann-Whitney *U* test)

두 개의 서로 독립된 표본의 크기가 n_A, n_B라 하면 이를 혼합하여 작은 것부터 순서대로 순위를 매기는데, 동점이 있을 때는 평균순위를 매긴다.

n_A, n_B의 표본의 순위합을 각각 R_A, R_B라 하면

$R_A + R_B = \frac{1}{2}(n_A + n_B)(n_A + n_B + 1)$ 이 되고

이때 검정통계량 U는 다음과 같이 계산한다.

$$U_A = n_A n_B + \{n_A(n_A + 1)/2\} - R_A$$
$$U_B = n_A n_B + \{n_B(n_B + 1)/2\} - R_B$$
$$U_A + U_B = n_A \cdot n_B$$

여기서 U_A 또는 U_B를 구하여 그 값 중 $\frac{n_A \cdot n_B}{2}$ 보다 작은 값을 U 값으로 한다(또는 U_A, U_B 중 작은 것이 U이다).

n_A, n_B의 크기에 따라 〈부록 표 19〉로부터 각 유의수준에 대응하는 U의 값이 구해진다. U_A, U_B 중 $\frac{n_A \cdot n_B}{2}$ 보다 작은 값과 비교한다.

한편 n_A 또는 n_B가 20 이상일 때는 정규근사를 이용한다.

$$Z = \frac{U - E(U)}{\sigma_u}$$

단, $E(u) = n_A \cdot n_B / 2$

$\sigma_u^2 = n_A \cdot n_B (n_A + n_B + 1)/12$

또한 n_A와 n_B의 크기가 매우 다를 때는 다음 식으로 수정하여 검정한다. 이 U 검정은 검정력이 높다.

$$Z' = Z + \left(\frac{1}{10 \cdot n_A} - \frac{1}{10 \cdot n_B}\right)(Z^3 - 3Z)$$

【예제 7-5】

A, B 두 도시의 초등학교 학생들에서 요충란 검사를 하여 다음과 같은 충란양성률을 얻었다. 양성률에 차이가 있는가? $\alpha = 0.05$로 검정하라.

A	18.3%	16.8%	20.1%	16.6%	
B	24.2%	20.7%	23.6%	27.2%	17.3%

H_0: 두 도시간의 충란양성률에 차이가 없다.
H_1: 두 도시간의 충란양성률에 차이가 있다.

A, B 두 도시의 초등학교 학생들의 검사결과를 혼합하여 작은 것부터 순위를 매긴다.

혼합표본	16.6	16.8	17.3	18.3	20.1	20.7	23.6	24.2	27.2
순 위	1	2	3	4	5	6	7	8	9
도 시	A	A	B	A	A	B	B	B	B

각 도시의 순위합을 구한다.

$$R_A = 1 + 2 + 4 + 5 = 12$$
$$R_B = 3 + 6 + 7 + 8 + 9 = 33$$
$$R_A + R_B = 12 + 33 = 45 = \frac{1}{2}(9)(10)\text{(계산의 확인)}$$

각 도시의 통계검정량 U_A, U_B를 계산한다.

$$U_A = 4 \times 5 + \{4(4+1)/2\} - 12 = 18$$
$$U_B = 4 \times 5 + \{5(5+1)/2\} - 33 = 2$$
$$U_A + U_B = 18 + 2 = 20 = n_A \cdot n_B\text{(계산의 확인)}$$

U_A, U_B 중 작은 쪽을 U로 하여 〈부록 표 19〉를 찾으면 $n_A = 4$, $n_B = 5$일 때의 $U = 2$의 $p = 0.032$이다.

$U_B = 2$를 다른 말로 설명하면 A집단 각각의 값보다 등위가 낮은(등

위가 앞서는) B표본값의 개수의 합에 해당한다. 즉 1등위인 A의 16.6%보다 앞서는 B표본의 값은 없고, 2등위인 A의 16.8%에서도 없다. 4등위인 A의 17.3%보다 등위가 앞서는 B표본의 값은 17.3% 1개 있다. 5등위인 A의 20.1%에서도 등위가 앞서는 B표본의 값은 역시 17.3%의 1개이다. 따라서 그 개수의 합은 2이다.

본문제는 양측검정이므로 이를 2배 하여 $p = 0.064 > 0.05$, 따라서 5% 유의수준에서 귀무가설을 채택하여 두 도시간의 충란양성률에 차이가 없다고 판정한다.

3.4. 중앙값 검정(median test)

표본이 뽑힌 두 모집단의 중앙값은 동일한가 하는 귀무가설을 검정하는 방법이다. 두 표본집단의 관찰치를 혼합하여 그 중앙값(median)을 구하고 이 값을 기준으로 각각의 표본에서 관찰치가 전체 중앙값보다 작거나 같은 값을 가지는 경우의 관찰수와 전체 중앙값보다 큰 값을 가진 관찰수를 구분하여 아래와 같은 2 × 2분할표를 만들고 χ^2-검정(자유도는 1)을 한다. 이 방법은 관측척도가 적어도 순위척도일 때 사용될 수 있다.

구 분	표본 I	표본 II	계
(> 전체 중앙값)의 예수	a	b	$a+b$
(≤ 전체 중앙값)의 예수	c	d	$c+d$
계	$a+c$	$b+d$	n_1+n_2

$$\chi_c^2 = \frac{\left(|ad-bc| - \frac{n_1+n_2}{2}\right)^2 (n_1+n_2)}{(a+b)(c+d)(a+c)(b+d)}$$

$$\chi^2 = \frac{(ad-bc)^2 (n_1+n_2)}{(a+b)(c+d)(a+c)(b+d)} \cdots (n_1+n_2 \geq 40 \text{ 인 경우 })$$

【예제 7-6】

도시와 농촌지역의 일부 고등학교 학생을 대상으로 정신건강을 점수로 하여 측정한 결과 아래와 같은 성적을 얻었다. 두 지역 학생의 정신건강수준에 차이가 있는가?

도시지역 (16명)	35 26	21 27	25 23	38 27	25 27	45 33	46 46	41 26
농촌지역 (12명)	43 50	29 42	22 47	32 42	35 50	31 34		

가설 H_0: 두 지역 학생의 정신건강수준에 차이가 없다.
H_1: 두 지역 학생의 정신건강수준에 차이가 있다.

두 표본에서의 관찰치를 혼합하여 그 중앙값을 구하면

즉, $\dfrac{33+34}{2}=33.5$

이 값보다 큰 값의 개수와 작은 값의 개수를 두 표본에서 세어 2 × 2 표를 만들면 다음과 같다.

구 분	도시지역	농촌지역	계
>33.5	6	8	14
$\leqq 33.5$	10	4	14
계	16	12	28

이 2 × 2분할표로부터 χ^2 값을 구하면,

$$\chi_c^2=\frac{28\left(|(6\times4)-(8\times10)|-\dfrac{28}{2}\right)^2}{14\times14\times16\times12}=1.3<3.84$$

$p>0.05$, 즉 두 지역 학생의 정신건강수준의 차이는 인정할 수가 없다.

제 4 절 두 종속표본의 분석

두 종속표본으로부터 얻어진 자료를 분석하는 일반적인 모수적 기법은 짝을 이룬 관측치의 차이들에 대하여 t검정(paired t-test)을 적용하는 것이다. paired t-test에서는 짝을 이룬 두 관측치의 차이로 이루어지는 점수들이 정규적이고 독립적으로 분포되어 있다고 가정하고 있으며, 또 이들이 적어도 간격척도에 의하여 표시되어야 할 것을 요구하고 있다. 그러나 실제 연구에서는 이러한 가정과 척도가 만족되지 않는 자료를 얻는 경우가 있으므로 비모수적 기법이 필요해지며 그 방법에는 McNemar방법(p.157 참조), 부호검정, 윌콕슨의 부호화순위검정, 왈쉬검정, 무작위검정 등이 있다. 본절에서는 부호검정과 윌콕슨의 부호화순위검정법, 그리고 Walsh검정법을 소개한다.

4.1. 부호검정(sign test)

특정치의 전과 후의 차이, 또는 한 개체에 행한 두 처치의 차이를 검정하는 데 적용하는 방법이다. 처치 전의 결과를 X_B, 처치 후의 결과를 X_A라 할 때 그 차이가 양인 경우에는 +, 음인 경우에는 −의 부호를 주고, 특정 부호(+ 또는 −)의 개수로 〈부록 표 20〉을 이용하여 유의성 여부를 검정한다. 귀무가설 H_0는 "그 차이가 양이 될 확률과 음의 확률은 같고 1/2이다."가 된다. 그러므로 관측결과의 크기 관계만 구해지면 되므로 약제투여 전후의 동통 비교나 또는 감각적으로밖에 차이가 매겨지지 않는 관측치인 경우 유효한 방법이 된다.

【예제 7-7】

15명의 위궤양 환자에 대한 일정기간 치료 전후에 위내시경검사를 시행하여 그 중증도에 따라 각각 0, 1, 2, 3, 4, 5의 등급을 매겼다.

다음 결과로부터 치료에 의한 상태가 호전되었다고 말할 수 있을까? 등급이 낮을수록 상태가 호전되는 것으로 간주한다.

치료＼환자	1	2	3	4	5	6	7	8	9	10	11	12	13	14	15
전	3	2	2	3	2	1	3	3	4	5	1	4	5	3	4
후	4	2	1	2	1	2	3	2	2	4	0	2	3	2	2
차	-	0	+	+	+	-	0	+	+	+	+	+	+	+	+

H_0: 치료 전후의 상태에 차이가 없다.

H_1: 치료 후 상태가 호전되었다.

변화가 없는 경우는 전체 표본수에서 제외시킨다. $n = 15 - 2 = 13$이 되며 -부호가 2개, 즉 $x = 2$이다.

〈부록 표 20-1〉에서 $n = 13$, $x = 2$일 때 $p = 0.011$이다. 이 예는 편측검정이므로 $p = 0.011 < 0.05$로 H_0를 기각하여 5% 유의수준에서 치료 후 상태가 호전되었다고 판정한다.

4.2. 윌콕슨의 부호화순위검정(Wilcoxon signed-rank test)

부호검정(sign test)에서는 차이의 크기는 무시하고 부호만 사용하므로 일반적으로 정보의 손실이 크다. 여기에 비하여 Wilcoxon Signed Rank Test는 변화의 부호뿐 아니라 그 크기도 함께 고려하기 때문에 부호검정보다 검정력이 높다.

예를 들어 $n = 6$개의 쌍을 조사한 결과 4개가 양의 부호를 갖고 두 개가 음의 부호를 갖는 경우를 생각해 보자. 두 가지 경우에 대한 결과를 〈그림 7-2〉로 나타내었다. (a)에서는 양의 부호를 갖는 값들이 0

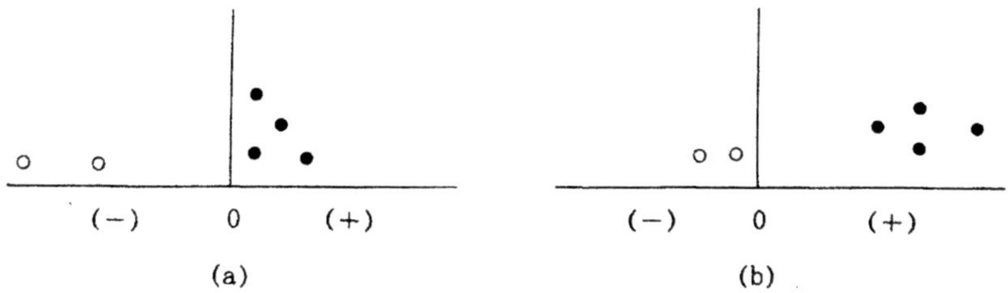

그림 7-2. 부호검정에서의 실제적 상황

에 가까이 있는 경우이고, (b)에서는 음의 부호를 갖는 값들이 0에 가까이 있는 경우이다. 두 가지 경우에 부호검정에서는 같은 결과를 얻게 되지만, 직관적으로 볼 때 (a)의 경우보다 (b)의 경우에 차이들이 0의 오른쪽에 치우침을 알 수 있으며, 따라서 (b)의 경우가 (a)의 경우보다 더 큰 폭의 차이가 존재한다고 판단할 수 있다.

부호화순위검정에서는 짝에서의 차이(paired difference)의 절대값을 크기순으로 작은 것부터 순위를 부여한 다음, + 부호와 −부호의 순위를

【예제 7-8】

8명의 고혈압 환자에게 특정 혈압강하제를 투여하여 아래와 같은 결과를 얻었다. 약제투여 후 혈압이 내렸다고 말할 수 있는가?

환 자	전	후	차 이	절대값	순 위	+의 순위
P_1	160	152	−8	8	2	
P_2	162	175	+13	13	5	5
P_3	168	150	−18	18	7	
P_4	165	179	+14	14	6	6
P_5	170	160	−10	10	3	
P_6	167	155	−12	12	4	
P_7	176	149	−27	27	8	
P_8	163	156	−7	7	1	
					36	11

H_0: 투약 전후의 혈압에 차이가 없다.

H_1: 투약 후 혈압이 내렸다.

각각 합하여 검정통계량을 구한 뒤 〈부록 표 21〉에 의해 판정하게 된다.

각 환자에서 투약 전후의 혈압의 차이를 계산한 뒤 절대값의 크기순으로 작은 값부터 순위를 매기면 +의 순위합 $T_{(+)}$는 11이고 −의 순위합 $T_{(-)}$는 25이다. 〈부록 표 21〉에서 $n = 8$일 때 값을 보면 (3, 33)이다. $T_{(+)}$값 또는 $T_{(-)}$값 중 작은 값이 3 이하일 확률 또는 큰 값이 33 이상일 확률이 $p < 0.05$라는 뜻이므로, 본문제에서 순위합 중 작은 값인 $T_{(+)} = 11$은 3보다 크므로 p가 0.05보다 크게 된다. 따라서 5% 유의수준에서 가설을 기각할 수 없게 된다. 즉 투약 전후의 혈압에는 유의한 차이가 없다고 판정한다.

한편 $n > 20$일 때는 아래의 정규근사식을 사용한다.

$$Z = \frac{T - E(T)}{\sigma_T}$$

여기서, 평균 $E(T) = n(n+1)/4$

분산 $\sigma_T^2 = n(n+1)(2n+1)/24$

4.3. 왈쉬검정(Walsh test)

짝에서의 차이(paired difference, di)를 적은 값부터 순서적으로 배열하여 $d_i = 0$이 되는 위치를 찾고 〈부록 표 22〉를 찾아 검정한다.

예를 들어 N = 7에서 〈부록 표 22〉를 찾아보면 양측검정의 유의수준이 5%가 안 되는 0.047에 해당하는 임계값은 $\max\left[d_6,\ \frac{1}{2}(d_5 + d_7)\right] < 0$, $\min\left[d_2,\ \frac{1}{2}(d_1 + d_2)\right] > 0$ 로 나와 있다. 이는 d_i 중 음(−)의 값이 6번째일 때, 또는 $\frac{1}{2}(d_5 + d_7)$ 값이 음(−)의 값이라면 $d \neq 0$이며, 즉 $d < 0$라고 판단한다. 반대로 d_i 중 2번째부터 양(+)의 값이든가, $\frac{1}{2}(d_1 + d_2)$ 가 양(+) 값일 때 $d \neq 0$로 $d > 0$이라고 판정한다.

제 5 절 독립적인 *k*표본들의 분석

세 개 이상의 독립적인 표본들이 동일한 모집단으로부터 추출되었는지의 여부를 검정하기 위한 모수적 기법은 일원분산분석(one-way ANOVA) 혹은 *F*검정이다. *F*검정의 기초를 이루는 통계적 모형에 관련되어 있는 제가정은 "정규적으로 분포되어 있는 모집단들로부터 관측치들이 독립적으로 추출"되었으며, 또 "이들 모두는 동일한 분산을 가지고 있다."는 것이다. 그리고 모든 관측치들은 적어도 간격척도에 의하여 측정되어져야 한다.

만일 연구자료가 이러한 제가정을 충족시킬 수 없거나, 관측이 간격척도보다 하위 척도로 이루어진 경우, 혹은 연구자가 제가정을 전제로 하는 것을 피함으로써 그의 연구결과의 일반성을 향상시키기를 원한다면 본절에서 소개하는 비모수검정법을 적용할 수 있다.

독립적인 *k*표본들의 검정에 이용되는 비모수검정법에는 χ^2검정, 중앙치검정의 확장, 크러스컬-왈리스의 순위에 의한 일원분산분석이 있으나 χ^2검정은 이미 소개하였고, 중앙치검정의 확장은 *k*집단들의 모든 관측치에 대한 공통중앙치(common median)를 구한 뒤 $k \times 2$표를 작성하여 χ^2검정을 시행하는 기법으로서 χ^2검정에 대한 이해만 있으면 이용가능하다. 본절에서는 크러스컬-왈리스 검정법만 소개한다.

5.1. 크러스컬-왈리스의 순위에 의한 일원분산분석 (Kruskal-Wallis one-way ANOVA by ranks)

크러스컬-왈리스의 순위에 의한 일원분산분석은 독립적인 *k*표본들이 동일한 모집단으로부터 추출되었는지의 여부에 대해 검정하는 매우 유용한 기법으로서 관측대상 변수가 연속적인 분포(순위를 매길 수 있다는 뜻이다)를 한다는 가정을 전제로 하며 그 변수는 적어도 순위척도면 충분하다.

크리스컬-왈리스 검정을 수행하기 위하여는 먼저 k표본들의 관측치들을 결합하여 하나의 연속적인 순서로 배열한 뒤 가장 작은 값부터 순위를 매긴 다음 각 표본별로 순위합을 구한다. 이러한 순위합들의 차이가 동일한 모집단에서 표본으로 추출되어 나올 수 있는 확률이 얼마나 되는지로서 귀무가설을 판정하게 된다.

만일 k표본들이 동일한 모집단으로부터 추출되었다면(만일 H_0가 진실이라면), 그리고 만일 k표본들의 크기가 너무 작지 않다면 검정통계량 H는 자유도 $k-1$을 갖는 χ^2-분포를 따른다.

즉, 충분히 큰 표본규모(n_j)들에 대하여

$$H = \frac{12}{N(N+1)} \sum_{j=1}^{k} \frac{R_j^2}{n_j} - 3(N+1)$$

단, k = 표본들의 수

$n_j = j$번째 표본의 수, $R_j = j$번째 표본의 순위합

$N = \Sigma n_j$= 결합된 전체 표본의 수

는 근사적으로 자유도 $k-1$인 χ^2-분포를 따른다.

관측치에 동점이 있을 때에는 평균순위를 부여하며, 이때의 수정된 검정통계량

$$H^* = \frac{H}{1 - \sum_{i=1}^{l} q_i (q_i^2 - 1) / N(N^2 - 1)}$$

단, l = 동점이 있었던 경우의 수

$q_j = i$번째 동점에서 관측치의 수

는 근사적으로 자유도 $k-1$인 χ^2분포를 따른다.

그러나 $k = 3$이고 또 각 표본들에 있어서의 크기가 5 이하일 경우에는 검정통계량 H는 χ^2-분포에 근사시킬 수 없고 〈부록 표 23〉으로부터 위 공식에 의해 산출된 H의 정확한 확률값을 구해야 된다.

【예제 7-9】

세 종류의 식이요법에 대한 효과를 조사하기 위하여 같은 종류의 쥐를 임의로 세 집단으로 나눈 뒤, 각각에 다른 식이요법을 시행하였다. 일정기간 후에 쥐의 콩팥과 내장에 낀 지방의 정도를 측정하여 다음과 같은 성적을 얻었다. 세 식이요법의 효과에 차이가 있는가?

세 식이요법에 의한 지방생성량　　　　( ): 혼합표본순위

식이요법 1	식이요법 2	식이요법 3
120(22)	96(17)	98(19)
93(12.5)	62(2)	92(11)
95(15)	84(8)	81(7)
96(17)	86(9)	93(12.5)
105(20)	69(3)	75(5)
96(17)	74(4)	61(1)
110(21)	78(6)	94(14)
		87(10)
표본수(n_i) 7	7	8
순위합(W_i) 124.5	49.0	79.5

H_0: 세 식이요법의 효과에 차이가 없다.
H : 세 식이요법의 효과에 차이가 있다.

검정통계량을 계산하면,

$$H = \frac{12}{22 \times 23}\left(\frac{124.5^2}{7} + \frac{49.0^2}{7} + \frac{79.5^2}{8}\right) - 3 \times 23$$
$$= 10.38$$

동점에 대해 수정하면(12.5 순위; 2, 17 순위; 3),

$$H^* = \frac{10.38}{1 - \{3(3^2 - 1) + 2(2^2 - 1)\} / 22(22^2 - 1)} = 10.41$$

자유도 = $k - 1$ = 2이고 $\chi^2_{0.05}(2)$ = 5.99이므로 $p < 0.05$, 그러므로 5% 유의수준에서 세 식이요법의 효과에 유의한 차이가 있다고 판정한다.

제 6 절 종속적인 표본들의 분석

종속적인 k표본들을 비교하기 위한 연구설계에서는, 동일한 규모(수)의 표본들이 관측결과에 영향을 미칠 수 있는 어떤 요인(들)에 따라 짝지어지거나, 모든 k조건들 아래에 있는 개인들 혹은 경우들을 비교함으로써 짝이 만들어진다. 혹은 N집단들의 개개가 모든 k조건들하에서 측정될 경우도 있다.

이러한 연구결과를 분석하기 위한 모수적 기법에는 이원분산분석이 있으나 이때의 제가정이 비현실적이거나, 연구결과의 일반성을 증가시키기 위하여 제가정을 피하고자 한다면 본절에서 소개하는 비모수검정법을 적용해야 한다.

6.1. 코크랜Q검정(Cochran Q test)

만일 위에서 언급한 연구설계로부터 얻어진 자료를 N열과 k행으로 구성된 이원표(two-way table)에 배열한다면, "특정한 종류의 반응들의 분율(혹은 도수)이 우연에 의한 경우를 제외하고는 각 열에서 동일하다."는 귀무가설을 검정하게 된다.

그러한 귀무가설이 진실이라면, 즉 만일 각 조건하에서의 성공과 실패의 확률에 있어서 차이가 없다면(즉 성공과 실패가 이원표의 행과 열에서 무작위로 분포되어 있다면), 그리고 행의 수가 너무 적지 않다면, 코크랜은

$$Q = \frac{(k-1)\left[k\sum_{j=1}^{k} T_j^{\ 2} - (\sum_{j=1}^{k} T_j)^2\right]}{k\sum_{j=1}^{k} T_j - \sum_{i=1}^{n} U_i^{\ 2}}$$

단, $T_j = j$번째 행에 있는 성공의 총수
$U_i = i$번째 열에 있는 성공의 총수

가 근사적으로 자유도 $k-1$인 χ^2분포를 따른다는 것을 밝혔다.

코크랜Q검정을 시행하는 단계를 요약하면, 첫째, 양분적인 자료(dichotomous data)에 대하여 각각의 '성공'에는 1의 점수를 배정하고, '실패'에는 0의 점수를 배정한다. 둘째, 그 점수들을 N열과 k행을 가지고 있는 $N \times k$표에 배치한다. 셋째, 관찰된 값들로부터 Q의 값을 산출한다. 넷째, 산출된 Q값의 유의성 여부를 〈부록 표 6〉에 의해서 판정한다.

【예제 7-10】

3명의 정신과 전문의가 20명의 의과대학 졸업생에 대하여 정신과 의사로서의 적성이 있는지를 평가한 결과가 다음과 같이 나왔다. 적성이 있을 때는 1, 없을 때는 0을 주었다. 전문의간의 평가에 차이가 있는가?

학생 \ 전문의	가	나	다	계(U_i)
1	1	1	1	3
2	1	1	1	3
3	0	1	1	2
4	0	1	1	2
5	1	0	1	2

6	0	1	0	1
7	1	0	1	2
8	1	0	1	2
9	0	0	1	1
10	0	1	1	2
11	1	1	1	3
12	0	1	0	1
13	1	0	1	2
14	0	1	1	2
15	1	1	1	3
16	1	0	1	2
17	0	1	0	1
18	1	1	1	3
19	0	1	1	2
20	0	1	1	2
계(T_j)	10	14	17	41
평균(P_j)	0.5	0.7	0.85	2.05

가설 H_0: 전문의간의 평가에 차이가 없다.
　　H_1: 전문의간의 평가에 차이가 있다.

각 학생마다 '적성이 있다'의 합계를 구한다(U_i).
각 전문의마다 '적성이 있다'의 합계를 구한다(T_j).
검정통계량 Q를 구하는 식은

$$Q=\chi^2=\frac{(k-1)\{k\Sigma T_j^2-(\Sigma T_j)^2\}}{k\Sigma T_j-\Sigma U_i^2}$$

단, 자유도(df)는 k − 1 = 3−1 = 2

$\Sigma T_j=10+14+17=41$

$\Sigma T_j^2=10^2+14^2+17^2=585$

$\Sigma U_i^2=3^2+3^2+2^2+2^2+\cdots+2^2+2^2=93$

각각의 값을 대입하여 Q를 구하면

$$Q = \chi^2 = \frac{(3-1)\{3\times 585-(41)^2\}}{3\times 41-93} = 4.93$$

으로 $\chi^2_{0.05}(2) = 5.99$보다 작은 값으로 나와 $p > 0.05$ 즉 5% 유의수준에서 3명의 전문의간의 평가에 차이가 없다고 판정한다.

6.2. 프리드만 순위에 의한 이원분산분석 (Friedman two-way ANOVA by ranks)

종속적인 k표본들로부터의 자료가 적어도 순위척도에 의해 측정되었을 때, "k표본들은 동일한 모집단에서 추출되었다."는 귀무가설을 검정하는 데 유용한 기법이다.

프리드만 검정에 있어서 관측치들은 N열과 k행을 가지는 이원표에 배치되는데, 열은 다양한 관측대상들의 짝지어진 집합을 나타내고, 행은 각 조건들을 나타낸다.

관측치들은 순위를 이루고 있기 때문에 각 열별로 관측치간의 순위를 매긴다. 즉 k조건들이 관측되고 있으므로 순위는 각 열별로 1부터 k까지 걸쳐 있게 된다.

예를 들면 4조건하에서 3집단의 점수들을 관측한다고 가정하면 $k=4$이고 $N=3$이다. 또 각 집단은 4명의 짝지어진 관측대상들을 포함하며 각자는 4조건들 중의 한 가지에 배정되었다고 가정했을 때의 가상적인 관측결과가 아래 표와 같다고 하자.

짝지어진 세 집단의 네 조건하에서의 관측치

집 단	조 건(k)			
	I	II	III	IV
집단 A	9.1	4.5	1.5	7.2
집단 B	6.2	5.4	2.7	8.6
집단 C	9.3	1.4	2.6	6.1

이들 자료에 대하여 먼저 각 열별로 가장 낮은 관측치를 1로 하여 순위를 매긴다. 즉,

짝지어진 세 집단의 네 조건하에서의 순위

집단	조 건(k)			
	I	II	III	IV
집단 A	4	2	1	3
집단 B	3	2	1	4
집단 C	4	1	2	3
순위합(T_i)	11	5	4	10

만약 "모든 표본(행)들이 동일한 모집단으로부터 나왔다."고 하는 귀무가설이 진실이라면, 각 행에 있는 순위들의 분포는 우연에 의한 변동으로 보아야 할 것이다. 즉 우리는 1, 2, 3, 4의 순위가 모든 행에서 거의 같은 빈도로 나타나기를 기대할 것이다.

바꾸어 말하면 만일 관측치들이 각 조건들에 따라 영향을 받는다면 (즉 H_0가 거짓이라면), 순위합은 각 행에 따라 다르게 나타날 것으로 기대한다는 것이다.

결국 프리드만 검정은 각 행의 순위합들이 유의한 차이를 나타내는가를 검정하는 기법으로서, 행과 열의 수가 너무 적지 않았을 때 프리드만은 다음과 같이 계산되는 χ_r^2가 $df = k - 1$인 χ^2분포에 근사적으로 따른다는 것을 보여 주었다.

$$\chi_r^{\,2} = \frac{12}{Nk(k+1)} \sum_{i=1}^{k} T_i^{\,2} - 3N(k+1)$$

단, $N =$ 열의 수

$k =$ 행의 수

$T_i = i$번째 행의 순위합

행과 열의 수가 매우 작을 때는 정확한 확률표를 얻을 수 있는데 〈부록 표 24〉에 $k=3$, $N=2\sim9$ 및 $k=4$, $N=2\sim4$에 대하여 관찰된 χ_r^2 이상의 값들이 나타날 확률이 제시되어 있다.

【예제 7-11】

어떤 병원에서 특정한 달의 주별로 네 가지 종류의 수액사용량을 조사한 결과, 다음과 같은 자료를 얻었다. 주별 수액종류별 사용량에 차이가 있는가?

수액 종류	첫째 주	둘째 주	셋째 주	넷째 주
0.1%	180	178	182	179
0.5%	170	176	178	178
5.0%	115	114	112	110
10.0%	53	50	51	51

가설 H_0: 주별 수액종류별 사용량에 차이가 없다.
H: 주별 수액종류별 사용량에 차이가 있다.

위 표로부터 수액종류별 사용량의 크기에 따라 순위를 매기면 다음과 같다.

수액 종류	첫째 주	둘째 주	셋째 주	넷째 주
0.1%	3	1	4	2
0.5%	1	2	3.5	3.5
5.0%	4	3	2	2
10.0%	4	1	2.5	2.5
계	$T_1 = 12$	$T_2 = 7$	$T_3 = 12$	$T_4 = 9$

검정통계량 χ_r^2을 계산하면

$$\chi_r^2 = \frac{12}{4\times4\times(4+1)}\times(12^2+7^2+12^2+9^2)-3\times4\times(4+1)=2.70$$

이 경우는 $k=4$, $N=4$이므로 χ^2분포표의 자유도 $k-1=4-1=3$에서 $\alpha=0.05$일 때 $\chi^2=7.815$이므로 $\chi_r^2=2.70$은 7.815보다 작아 귀무가설을 채택하여 주별로 수액종류별 사용량에 차이가 없다고 판정 내린다.

또는 〈부록 표 24(2)〉에서 $N=4$, $k=4$일 때 $p=0.052$일 때의 χ_r^2 값이 7.5이므로 검정통계량 $\chi^2=2.70$과 비교하여 같은 결론을 내린다.

제 7 절 상관관계의 분석

본절에서는 상관성에 대한 비모수적 측정치(nonparametric measures of correation)를 제시하고, 관측된 관련성의 유의성을 검정하기 위한 통계적 기법을 소개하고자 한다.

모수적 검정에서 상관의 측정치는 피어슨 적률상관계수 r인데, 이때 관측치들은 양변수가 모두 정규집단에서 추출되었다는 가정 아래 적어도 간격척도 이상으로 측정되어져야 한다.

만약 그러한 정규성의 가정을 충족시킬 수 없거나 관측치가 명칭척도나 순위척도에 의한 것이라면 비모수적 상관계수를 산출할 수밖에 없는데, 그 종류에는 명칭척도로 측정된 관측치들에 대한 분할계수(contingency coefficient)와 순위척도로 측정된 관측치들에 대한 스피어맨순위상관계수, 켄달순위상관계수, 켄달편순위상관계수, 켄달일치계수 등이 있다.

7.1. 스피어맨 순위상관계수(Spearman rank correlation coefficient) : rs

순위에 근거를 두고 있는 모든 통계량 가운데 스피어맨 순위상관계수는 가장 먼저 개발되어 현재 가장 잘 알려져 있으며, 때로는 '로'

(rho)라고 불려지기도 하나 여기서는 rs로 표기한다.

N명의 개인들이 두 변수들에 따라 순위가 매겨졌다고 가정하자. 예를 들면 특정 학생들의 집단에서 대학입학성적과 1학년 말의 학업성적 간의 관련성에 대해 살펴보려고 할 때, 대입성적의 순위를 $X_1, X_2, \cdots, X_N$으로 표시하고, 학업성적의 순위를 $Y_1, Y_2, \cdots, Y_N$이라 표시할 때 모든 i에 대하여 $X_i = Y_i$(1위와 1위, 또는 1위와 N위, 또는 N위와 1위)이면 완전한 상관을 이룰 것이고 $d_i = X_i - Y_i$들의 다양성이 크면 클수록(Σd_i^2이 커질수록 다양할 것임) 두 변수들간의 관련성은 작을 것이라는 것이 그 원리가 된다.

스피어맨순위상관계수를 이용하기 위한 단계는 먼저 X와 Y변수에 대한 관측치들을 각각 1부터 N까지 순위를 매긴 다음, 각 대상자들의 순위를 기입한다. 각 대상자들의 X순위로부터 Y순위를 뺀 d_i를 계산하여 Σd_i^2을 구한 뒤 아래 공식으로부터 rs를 산출하게 된다.

$$rs = 1 - \frac{6\sum_{i=1}^{N} d_i^{\,2}}{N^3 - N}$$

만약 X 관측치들 혹은 Y 관측치들간에 동점의 비율이 클 때는 다음 공식으로 rs를 산출한다.

$$rs = \frac{\Sigma x^2 + \Sigma y^2 - \Sigma d_i^2}{2\sqrt{\Sigma x^2 \Sigma y^2}}$$

$$\text{단, } \Sigma x^2 = \frac{N^3 - N}{12} - \Sigma T_x$$

$$\Sigma y^2 = \frac{N^3 - N}{12} - \Sigma T_y$$

$$\Sigma T = \Sigma \frac{(t^3 - t)}{12}$$

t = 특정 순위에서 동점을 이룬 관측치의 수

*rs*의 유의성을 검정할 수 있는데, *N*이 4부터 30 사이에 있을 때는 단측검정으로 $\alpha = 0.05, 0.01$에 대한 *rs*의 기각치들이 〈부록 표 25〉에 제시되어 있고, $N > 10$일 때 *rs*의 유의성 검정은 아래의 공식으로 *t*값을 계산하여 〈부록 표 5〉를 이용할 수 있다. 즉,

$$t = rs\sqrt{\frac{N-2}{1-rs^2}}$$

는 $df = N-2$를 갖는 *t*분포를 따른다.

【예제 7-12】

10개 지역에 있어서의 출생률과 결핵사망률과의 관계를 조사하여 아래와 같은 결과를 얻었다. 양자간에 관계가 있는가?

구분 \ 지역	가	나	다	라	마	바	사	아	자	차
출 생 률(10만명당)	9.1	12.3	15.7	21.3	21.3	24.0	29.2	31.7	38.5	42.6
결핵사망률(10만명당)	10.5	17.5	17.5	12.1	15.4	21.9	23.6	25.8	30.7	37.2

H_0: 출생률과 결핵사망률간에 상관관계가 없다. 즉 $rs = 0$

H: 출생률과 결핵사망률간에 상관관계가 있다. 즉 $rs \neq 0$

출생률 및 결핵사망률을 지역별로 순위를 매긴다.

구분 \ 지역	가	나	다	라	마	바	사	아	자	차	계
출생률(X)	1	2	3	4.5	4.5	6	7	8	9	10	
결핵사망률(Y)	1	4.5	4.5	2	3	6	7	8	9	10	
d_i	0	−2.5	−1.5	2.5	1.5	0	0	0	0	0	
d_i^2	0	6.25	2.25	6.25	2.25	0	0	0	0	0	17.0

이로부터(동순위가 있으므로 두번째 공식을 적용한다):

$$\Sigma T_x = \frac{(2^3-2)}{12}$$

$$\Sigma T_y = \frac{(2^3-2)}{12}$$

$$\Sigma x^2 = \frac{10^3-10}{12} - \frac{2^3-2}{12} = 82.0$$

$$\Sigma y^2 = \frac{10^3-10}{12} - \frac{2^3-2}{12} = 82.0$$

$$rs = \frac{82.0+82.0-17.0}{2\sqrt{82.0 \times 82.0}} = 0.896$$

*rs*에 대한 유의성 검정

① $t = 0.896 \cdot \sqrt{\dfrac{10-2}{1-0.896^2}} = 5.707 > t_8(0.01) = 3.355 \Rightarrow p < 0.01$

② 〈부록 표 25〉에서 $N = 10$일 때 $\alpha = 0.01$의 기각치는 0.746인데 본예에서는 0.896이므로 $p < 0.01$

즉, 유의수준 0.01에서 귀무가설을 부정하고 두 율간에 상관관계가 있다고 판정한다.

7.2. 켄달순위상관계수 (Kendall rank correlation coefficient; τ)

스피어맨순위상관계수 *rs* 외에 켄달순위상관계수 τ(tau)가 있다. 상관계수의 산출방법이 *rs*와는 전혀 다른데, τ는 편상관계수(partical correlation coefficient)로 일반화할 수 있는 점이 *rs*와의 차이점이다.

【예제 7-13】

6명을 대상으로 일기형(diary) 식이섭취조사와 설문형 조사를 시행하여 지방섭취량의 상대순위를 다음과 같이 얻었다.

조사방법 \ 대상자	A	B	C	D	E	F
일기형	1	2	3	4	5	6
설문형	3	5	1	6	2	4

설문형 조사결과는 일기형의 결과와 상관성이 있는가?

위 예제에서 일기형에 의한 순위와 설문형 조사에 의한 순위가 완전히 일치하는 경우는 A, B, C, D, E, F의 순위가 두 조사에서 모두 1, 2, 3, 4, 5, 6으로 나온 경우이다. 한편 이를 부분적으로 보면 일기형 조사결과 A대상자의 순위는 B, C, D, E, F 모두보다 낮은데 따라서 설문형의 조사에서도 A의 순위가 다른 B, C, D, E, F의 순위보다 낮은 경우는 일기형의 조사결과와 일치한다고 할 수 있다. 즉 A와 B, A와 D, A와 F의 순위관계는 일기형에서의 결과와 일치한다. 반대로 A와 C, A와 E는 그 순위관계가 거꾸로이다. 여기에서 순위관계가 일치하는 경우 +1을, 반대인 경우는 −1을 주고, 그 총합을 생각할 수 있다. 그 합을 τ에서는 S로 표시한다. S의 최대값은 두 집단에서의 순위가 완전 일치하는 경우인데 $\binom{N}{2}$로서 $\frac{1}{2}N(N-1)$ 이다.

$$\tau = \frac{S}{\frac{1}{2}N(N-1)}$$ 로 산출한다.

위 예제에서 보면, A와 B는 +1, A와 C는 −1, A와 D는 +1, A와 E는 −1, A와 F는 +1, B와 C는 −1, B와 D는 +1, B와 E는 −1, B와 F는 −1, C와 D는 +1, C와 E는 +1, C와 F는 +1, D와 E는 −1, D와 F는 −1, E와 F는 +1로서 S는 1이다. 따라서,

$$\tau = \frac{1}{\frac{1}{2}6 \cdot 5} = \frac{1}{15} = 0.067$$

〈부록 표 26〉에서 $N=6$, $S=1$에서 보면 $p=0.5$이다. 즉 일기형에 의한 순위와 설문형에 의한 순위에는 상관성이 없다고 판단하며 일기형 조사에 의한 순위와 설문형에 의한 순위는 전혀 맞지 않는다고 본다.

$N \leq 10$이면 〈부록 표 26〉을 참조하고 $N > 10$이면 Z-test를 한다.

$$Z = \frac{\tau}{\sqrt{\{2(2N+5)\}/\{9N(N-1)\}}}$$

순위에 동점에 있는 경우 평균순위를 부여하고 τ산출공식도 아래와 같이 보정하게 된다.

$$\tau = \frac{S}{\sqrt{\frac{1}{2}N(N-1)-T_x}\sqrt{\frac{1}{2}N(N-1)-T_y}}$$

T_x: 집단 X내에서 동점순위를 이룬 관찰치의 수

T_y: 집단 Y내에서 동점순위를 이룬 관찰치의 수

7.3. 켄달의 일치도계수 (Kendall coefficient of concordance): W

켄달의 일치도계수 W는 N 관측대상에 대한 k 관측자간의 관측결과의 순위가 일치하는 정도를 나타내는 것으로서, 몇 명의 관측자들간에 판정의 일치성 또는 셋 이상의 변수들간의 관련성 여부를 판단하는 데 유용하게 쓰여진다.

k변수내 각각에서 N개 순위가 배정되는 양상은 하나의 집합으로 생각할 수 있다. 순위들의 k집합들간에 있어서의 전체적인 일치성을 확

인하는 문제에 대한 해결방안의 하나로 k집합들간에 일치성이 전혀 없는 경우와 완전한 일치성이 있는 경우를 비교해서 판정하는 방법을 생각할 수 있다. 즉 실제로 관측된 일치성(actual agreement)이 최대가능한(완전한) 일치성(maximum possible perfect agreement)에서 어느 정도 멀어져 있는가를 나타내는 지수가 바로 W이다. 다른 방법으로는 모든 가능한 짝집합간의 rs를 산출하고 이들 평균을 분석하는 것을 생각할 수 있다. rs_{av}이다.

W를 계산하기 위하여는 먼저 $N \times k$분할표의 각 행에 있어서의 순위합 R_j를 구한 다음 R_j의 합을 N으로 나누어 R_j의 평균값을 구한다.

그리고 각각의 R_j가 그 평균값으로부터 떨어져 있는 편차들의 자승합을 구한 뒤, 다음 공식을 이용하여 W값을 산출한다.

$$W = \frac{s}{\frac{1}{12}k^2(N^3 - N)}$$

단, $s =$ R_j의 편차들의 자승합, 즉 $s = \sum\left(R_j - \frac{\sum R_j}{N}\right)^2$

$$= \sum R_j^2 - \frac{\left(\sum R_j\right)^2}{N}$$

$k =$ 관측자의 수

$N =$ 관측대상의 수

$\frac{1}{12}k^2(N^3 - N)$ = 최대가능편차자승합, 즉 k명이 매긴 순위들간에 완전한 일치가 있었다면 발생할 s의 합계

순위들에 포함되어 있는 동점의 빈도가 클 때는 W의 값을 계산할 때 동점들에 대한 보정을 해 주어야 한다.

즉, $T = \frac{\sum(t^3 - t)}{12}$

단, $t =$ 특정 순위에서 동점을 이룬 관측치의 수

를 k집단 각각에 대하여 산출한 뒤 그 합을 구하여 W의 계산식을 수정해 준다.

$$W = \frac{s}{\frac{1}{12}k^2(N^3 - N) - k\sum T}$$

W값이 H_0하에서 발생할 수 있는 확률을 알면, 관측치로부터 얻은 W값의 유의성을 검정할 수 있다. "관찰된 s 이상의 값이 H_0하에서 발생할 확률"을 구하여 $\alpha = 0.05$와 0.01에 대한 기각치가 〈부록 표 27〉에 제시되어 있다(계수는 W로 표현되지만 유의성은 S로 검정할 수 있다). 이 표는 $k = 3$~20과 N = 3~7까지의 경우에 적용될 수 있으며, 관찰된 s가 특정 유의수준에서 표에 제시된 값 이상이면 H_0를 부정하게 된다.

N이 7보다 클 때는 다음 공식으로 χ^2값을 구하여 유의성을 검정한다.

$$\chi^2 = \frac{s}{\frac{1}{12}kN(N+1)}$$

단, $df = N - 1$

이때 χ^2를 계산하는 공식과 W와의 관계를 살펴보면,

$$W = \frac{s}{\frac{1}{12}k^2(N^3 - N)} = \frac{s}{\frac{1}{12}kN(N+1)} \cdot \frac{1}{k(N-1)}$$

$$= \chi^2 \frac{1}{k(N-1)} \text{ 이 되어}$$

단, $\therefore \chi^2 = k(N-1)W$

$df = N - 1$

즉, 앞서 공식보다 더 간단히 계산할 수 있다.

【예제 7-14】

10명의 당뇨병 환자에 대하여 안저사진을 찍어 당뇨병성 변화를 3명의 안과전문의가 각각 순위를 매겨 다음과 같은 결과를 얻었다. 전문의간의 판정결과가 일치하는가?($\alpha = 0.01$)

안저사진에 매긴 전문의의 순위

안저사진 N / 전문의	가	나	다	라	마	바	사	아	자	차	
김	1	4	2	4	4	6	7.5	7.5	9	10	
이	2.5	1	2.5	9	4	8	5	7	6	10	
박	2	1	3	4.5	6	4.5	8	8	8	10	
순위합 R_j	5.5	6	7.5	17.5	14	18.5	20.5	22.5	23	30	ΣR_j =165
순위합 자승 R_j^2	30.25	36	56.25	306.25	196	342.25	420.25	506.25	529	900	ΣR_j^2= 3322.5

H_0: 세 안과전문의간의 판정이 일치하지 않는다.

H: 세 안과전문의간의 판정이 일치한다.

일치도계수 W를 산출하면,

$$s = \Sigma R_j^{\ 2} - \frac{\left(\Sigma R_j\right)^2}{N} = 3322.5 - \frac{(165)^2}{10} = 600$$

동순위가 있으므로 T를 구하면,

전문의 김에서는 $T_x = 1/12\{(3^3-3)+(2^3-2)\} = 2.5$

전문의 이에서는 $T_y = 1/12\{(2^3-2)\} = 0.5$

전문의 박에서는 $T_z = 1/12\{(2^3-2)+(3^3-3)\} = 2.5$

$\therefore \Sigma T = 2.5 + 0.5 + 2.5 = 5.5$

$$W = \frac{600}{\frac{1}{12} \times 3 \times (10^3 - 10) - 3 \times 5.5} = 0.826$$

$$\chi^2 = 3 \times (10-1) \times 0.826 = 22.30$$

〈부록 표 6〉에서 $\chi^2_{0.01}(9) = 21.7$이므로 $p < 0.01$, 따라서 H_0는 유의수준 0.01에서 부정되어 세 안과전문의간의 판정결과가 잘 일치하고 있다고 말할 수 있다.

W의 높은 혹은 유의한 값은 관측자들이 관측대상에 대하여 순위를 매길 때 본질적으로 동일한 기준을 적용하였다는 의미로 해석해야 하며, 이들이 매긴 순위가 정확했다는 것을 의미하지는 않으니 주의해야 한다.

한편 전체의 일치성을 확인하는 다른 방법으로 모든 가능한 짝들간의 rs들을 산출하고 이들 계수들의 평균을 구하여 분석하는 rs_{av}방법이 있다. 그러한 절차를 따르게 되면 결국 $_kC_2$만큼의 순위상관계수(rs)들을 계산해야 하는데 K가 아주 작지 않은 한 매우 번잡한 일이 될 것이다.

W는 모든 집단에서 구해진 평균 rs에 대하여 선형관계를 가지고 있다. 만일 순위들의 가능한 $_kC_2$ 짝들간에 있어서의 스피어맨 순위상관계수의 평균을 rs_{av}라고 표시하면 다음과 같은 관계식이 성립된다.

$$rs_{av} = \frac{kW - 1}{k - 1}$$

이로부터

$$W = rs_{av} - \frac{(rs_{av} - 1)}{k}$$ 이 된다.

부 록

1. Areas Under the Normal Curve

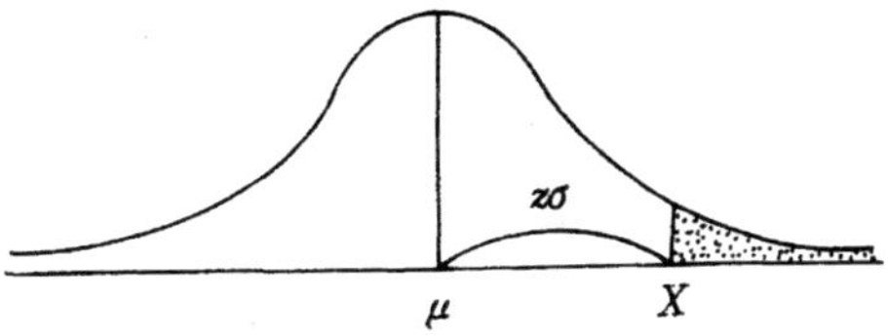

Example

$z=\dfrac{X-\mu}{\sigma}$

$P[z>1]=.1587$

$P[z>1.96]=.0250$

Normal Deviate z	.00	.01	.02	.03	.04	.05	.06	.07	.08	.09
0.0	.5000	.4960	.4920	.4880	.4840	.4801	.4761	.4721	.4681	.4641
0.1	.4602	.4562	.4522	.4483	.4443	.4404	.4364	.4325	.4286	.4247
0.2	.4207	.4168	.4129	.4090	.4052	.4013	.3974	.3936	.3897	.3859
0.3	.3821	.3783	.3745	.3707	.3669	.3632	.3594	.3557	.3520	.3483
0.4	.3446	.3409	.3372	.3336	.3300	.3264	.3228	.3192	.3156	.3121
0.5	.3085	.3050	.3015	.2981	.2946	.2912	.2877	.2843	.2810	.2776
0.6	.2743	.2709	.2676	.2643	.2611	.2578	.2546	.2514	.2483	.2451
0.7	.2420	.2389	.2358	.2327	.2296	.2266	.2236	.2206	.2177	.2148
0.8	.2119	.2090	.2061	.2033	.2005	.1977	.1949	.1922	.1894	.1867
0.9	.1841	.1814	.1788	.1762	.1736	.1711	.1685	.1660	.1635	.1611
1.0	.1587	.1562	.1539	.1515	.1492	.1469	.1446	.1423	.1401	.1379
1.1	.1357	.1335	.1314	.1292	.1271	.1251	.1230	.1210	.1190	.1170
1.2	.1151	.1131	.1112	.1093	.1075	.1056	.1038	.1020	.1003	.0985
1.3	.0968	.0951	.0934	.0918	.0901	.0885	.0869	.0853	.0838	.0823
1.4	.0808	.0793	.0778	.0764	.0749	.0735	.0721	.0708	.0694	.0681
1.5	.0668	.0655	.0643	.0630	.0618	.0606	.0594	.0582	.0571	.0559
1.6	.0548	.0537	.0526	.0516	.0505	.0495	.0485	.0475	.0465	.0455
1.7	.0446	.0436	.0427	.0418	.0409	.0401	.0392	.0384	.0375	.0367
1.8	.0359	.0351	.0344	.0336	.0329	.0322	.0314	.0307	.0301	.0294
1.9	.0287	.0281	.0274	.0268	.0262	.0256	.0250	.0244	.0239	.0233
2.0	.0228	.0222	.0217	.0212	.0207	.0202	.0197	.0192	.0188	.0183
2.1	.0179	.0174	.0170	.0166	.0162	.0158	.0154	.0150	.0146	.0143
2.2	.0139	.0136	.0132	.0129	.0125	.0122	.0119	.0116	.0113	.0110
2.3	.0107	.0104	.0102	.0099	.0096	.0094	.0091	.0089	.0087	.0084
2.4	.0082	.0080	.0078	.0075	.0073	.0071	.0069	.0068	.0066	.0064
2.5	.0062	.0060	.0059	.0057	.0055	.0054	.0052	.0051	.0049	.0048
2.6	.0047	.0045	.0044	.0043	.0041	.0040	.0039	.0038	.0037	.0036
2.7	.0035	.0034	.0033	.0032	.0031	.0030	.0029	.0028	.0027	.0026
2.8	.0026	.0025	.0024	.0023	.0023	.0022	.0021	.0021	.0020	.0019
2.9	.0019	.0018	.0018	.0017	.0016	.0016	.0015	.0015	.0014	.0014
3.0	.0013	.0013	.0013	.0012	.0012	.0011	.0011	.0011	.0010	.0010

2. 조합$\binom{n}{r}$의 수

n \ r	2	3	4	5	6	7	8	9	10
2	1								
3	3	1							
4	6	4	1						
5	10	10	5	1					
6	15	20	15	6	1				
7	21	35	35	21	7	1			
8	28	56	70	56	28	8	1		
9	36	84	126	126	84	36	9	1	
10	45	120	210	252	210	120	45	10	1
11	55	165	330	462	462	330	165	55	11
12	66	220	495	792	924	792	495	220	66
13	78	286	715	1,287	1,716	1,716	1,287	715	286
14	91	364	1,001	2,002	3,003	3,432	3,003	2,002	1,001
15	105	455	1,365	3,003	5,005	6,435	6,435	5,005	3,003
16	120	560	1,820	4,368	8,008	11,440	12,870	11,440	8,008
17	136	680	2,380	6,188	12,376	19,448	24,310	24,310	19,448
18	153	816	3,060	8,568	18,564	31,824	43,758	48,620	43,758
19	171	969	3,876	11,628	27,132	50,388	75,582	92,378	92,378
20	190	1,140	4,845	15,504	38,760	77,520	125,970	167,960	184,756

3. 누적 이항분포표

$$P\{X\leq c\}\sum_{x=0}^{c}\binom{n}{x}p^{x}\ (1-p)^{n-x}$$

		p										
		0.05	0.10	0.20	0.30	0.40	0.50	0.60	0.70	0.80	0.90	0.95
	c											
$n=1$	0	0.950	0.900	0.800	0.700	0.600	0.500	0.400	0.300	0.200	0.100	0.050
	1	1.000	1.000	1.000	1.000	1.000	1.000	1.000	1.000	1.000	1.000	1.000
$=2$	0	0.902	0.810	0.640	0.490	0.360	0.250	0.160	0.090	0.040	0.010	0.002
	1	0.997	0.990	0.960	0.910	0.840	0.750	0.640	0.510	0.360	0.190	0.097
	2	1.000	1.000	1.000	1.000	1.000	1.000	1.000	1.000	1.000	1.000	1.000
$n=3$	0	0.857	0.729	0.512	0.343	0.216	0.125	0.064	0.027	0.008	0.001	0.000
	1	0.993	0.972	0.896	0.784	0.648	0.500	0.352	0.216	0.104	0.028	0.007
	2	1.000	0.999	0.992	0.973	0.936	0.875	0.784	0.657	0.488	0.271	0.143
	3	1.000	1.000	1.000	1.000	1.000	1.000	1.000	1.000	1.000	1.000	1.000
$n=4$	0	0.815	0.656	0.410	0.240	0.130	0.063	0.026	0.008	0.002	0.000	0.000
	1	0.986	0.948	0.819	0.652	0.475	0.313	0.179	0.084	0.027	0.004	0.000
	2	1.000	0.996	0.973	0.916	0.821	0.688	0.525	0.348	0.181	0.052	0.014
	3	1.000	1.000	0.998	0.992	0.974	0.938	0.870	0.760	0.590	0.344	0.185
	4	1.000	1.000	1.000	1.000	1.000	1.000	1.000	1.000	1.000	1.000	1.000
$n=5$	0	0.774	0.590	0.328	0.168	0.078	0.031	0.010	0.002	0.000	0.000	0.000
	1	0.977	0.919	0.737	0.528	0.337	0.188	0.087	0.031	0.007	0.000	0.000
	2	0.999	0.991	0.942	0.837	0.683	0.500	0.317	0.163	0.058	0.009	0.001
	3	1.000	1.000	0.993	0.969	0.913	0.813	0.663	0.472	0.263	0.081	0.023
	4	1.000	1.000	1.000	0.998	0.990	0.969	0.922	0.832	0.672	0.410	0.226
	5	1.000	1.000	1.000	1.000	1.000	1.000	1.000	1.000	1.000	1.000	1.000
$n=6$	0	0.735	0.531	0.262	0.118	0.047	0.016	0.004	0.001	0.000	0.000	0.000
	1	0.967	0.886	0.655	0.420	0.233	0.109	0.041	0.011	0.002	0.000	0.000
	2	0.998	0.984	0.901	0.744	0.544	0.344	0.179	0.070	0.017	0.001	0.000
	3	1.000	0.999	0.983	0.930	0.821	0.656	0.456	0.256	0.099	0.016	0.002
	4	1.000	1.000	0.998	0.989	0.959	0.891	0.767	0.580	0.345	0.114	0.033
	5	1.000	1.000	1.000	0.999	0.996	0.984	0.953	0.882	0.738	0.469	0.265
	6	1.000	1.000	1.000	1.000	1.000	1.000	1.000	1.000	1.000	1.000	1.000
$n=7$	0	0.698	0.478	0.210	0.082	0.028	0.008	0.002	0.000	0.000	0.000	0.000
	1	0.956	0.850	0.577	0.329	0.159	0.063	0.019	0.004	0.000	0.000	0.000
	2	0.996	0.974	0.852	0.647	0.420	0.227	0.096	0.029	0.005	0.000	0.000

(누적 이항분포표)

	c	0.05	0.10	0.20	0.30	0.40	0.50	0.60	0.70	0.80	0.90	0.95
	3	1.000	0.997	0.967	0.874	0.710	0.500	0.290	0.126	0.033	0.003	0.000
	4	1.000	1.000	0.995	0.971	0.904	0.773	0.580	0.353	0.148	0.026	0.004
	5	1.000	1.000	1.000	0.996	0.981	0.938	0.841	0.671	0.423	0.150	0.044
	6	1.000	1.000	1.000	1.000	0.998	0.992	0.972	0.918	0.790	0.522	0.302
	7	1.000	1.000	1.000	1.000	1.000	1.000	1.000	1.000	1.000	1.000	1.000
$n=8$	0	0.663	0.430	0.168	0.058	0.017	0.004	0.001	0.000	0.000	0.000	0.000
	1	0.943	0.813	0.503	0.255	0.106	0.035	0.009	0.001	0.000	0.000	0.000
	2	0.994	0.962	0.797	0.552	0.315	0.145	0.050	0.011	0.001	0.000	0.000
	3	1.000	0.995	0.944	0.806	0.594	0.363	0.174	0.058	0.010	0.000	0.000
	4	1.000	0.995	0.990	0.942	0.826	0.637	0.406	0.194	0.056	0.005	0.000
	5	1.000	1.000	0.999	0.989	0.950	0.855	0.685	0.448	0.203	0.038	0.006
	6	1.000	1.000	1.000	0.999	0.991	0.965	0.894	0.745	0.497	0.187	0.057
	7	1.000	1.000	1.000	1.000	0.999	0.996	0.983	0.942	0.832	0.570	0.337
	8	1.000	1.000	1.000	1.000	1.000	1.000	1.000	1.000	1.000	1.000	1.000
$n=9$	0	0.630	0.387	0.134	0.040	0.010	0.002	0.000	0.000	0.000	0.000	0.000
	1	0.929	0.775	0.436	0.196	0.071	0.020	0.004	0.000	0.000	0.000	0.000
	2	0.992	0.947	0.738	0.463	0.232	0.090	0.025	0.004	0.000	0.000	0.000
	3	0.999	0.992	0.914	0.730	0.483	0.254	0.099	0.025	0.003	0.000	0.000
	4	1.000	0.999	0.980	0.901	0.733	0.500	0.267	0.099	0.020	0.001	0.000
	5	1.000	1.000	0.997	0.975	0.901	0.746	0.517	0.270	0.086	0.008	0.001
	6	1.000	1.000	1.000	0.996	0.975	0.910	0.768	0.537	0.262	0.053	0.008
	7	1.000	1.000	1.000	1.000	0.996	0.980	0.929	0.804	0.564	0.225	0.071
	8	1.000	1.000	1.000	1.000	1.000	0.998	0.990	0.960	0.866	0.613	0.370
	9	1.000	1.000	1.000	1.000	1.000	1.000	1.000	1.000	1.000	1.000	1.000
$n=10$	0	0.599	0.349	0.107	0.028	0.006	0.001	0.000	0.000	0.000	0.000	0.000
	1	0.914	0.736	0.376	0.149	0.046	0.011	0.002	0.000	0.000	0.000	0.000
	2	0.988	0.930	0.678	0.383	0.167	0.055	0.012	0.002	0.000	0.000	0.000
	3	0.999	0.987	0.879	0.650	0.382	0.172	0.055	0.011	0.001	0.000	0.000
	4	1.000	0.998	0.967	0.850	0.633	0.377	0.166	0.047	0.006	0.000	0.000
	5	1.000	1.000	0.994	0.953	0.834	0.623	0.367	0.150	0.033	0.002	0.000
	6	1.000	1.000	0.999	0.989	0.945	0.828	0.613	0.350	0.121	0.013	0.001
	7	1.000	1.000	1.000	0.998	0.988	0.945	0.833	0.617	0.322	0.070	0.012
	8	1.000	1.000	1.000	1.000	0.998	0.989	0.954	0.851	0.624	0.264	0.086
	9	1.000	1.000	1.000	1.000	1.000	0.999	0.994	0.972	0.893	0.651	0.401
	10	1.000	1.000	1.000	1.000	1.000	1.000	1.000	1.000	1.000	1.000	1.000

(누적 이항분포표)

	c	0.05	0.10	0.20	0.30	0.40	0.50	0.60	0.70	0.80	0.90	0.95
							p					
$n=11$	0	0.569	0.314	0.086	0.020	0.004	0.000	0.000	0.000	0.000	0.000	0.000
	1	0.898	0.697	0.322	0.113	0.030	0.006	0.001	0.000	0.000	0.000	0.000
	2	0.985	0.910	0.617	0.313	0.119	0.033	0.006	0.001	0.000	0.000	0.000
	3	0.998	0.981	0.839	0.570	0.296	0.113	0.029	0.004	0.000	0.000	0.000
	4	1.000	0.997	0.950	0.790	0.533	0.274	0.099	0.022	0.002	0.000	0.000
	5	1.000	1.000	0.988	0.922	0.753	0.500	0.247	0.078	0.012	0.000	0.000
	6	1.000	1.000	0.998	0.978	0.901	0.726	0.467	0.210	0.050	0.003	0.000
	7	1.000	1.000	1.000	0.996	0.971	0.887	0.704	0.430	0.161	0.019	0.002
	8	1.000	1.000	1.000	0.999	0.994	0.967	0.881	0.687	0.383	0.090	0.015
	9	1.000	1.000	1.000	1.000	0.999	0.994	0.970	0.887	0.678	0.303	0.102
	10	1.000	1.000	1.000	1.000	1.000	1.000	0.996	0.980	0.914	0.686	0.431
	11	1.000	1.000	1.000	1.000	1.000	1.000	1.000	1.000	1.000	1.000	1.000
$n=12$	0	0.540	0.282	0.060	0.014	0.002	0.000	0.000	0.000	0.000	0.000	0.000
	1	0.882	0.659	0.275	0.085	0.020	0.003	0.000	0.000	0.000	0.000	0.000
	2	0.980	0.889	0.558	0.253	0.083	0.019	0.003	0.000	0.000	0.000	0.000
	3	0.998	0.974	0.795	0.493	0.225	0.073	0.015	0.002	0.000	0.000	0.000
	4	1.000	0.996	0.927	0.724	0.438	0.194	0.057	0.009	0.001	0.000	0.000
	5	1.000	0.999	0.981	0.882	0.665	0.387	0.158	0.039	0.004	0.000	0.000
	6	1.000	1.000	0.996	0.961	0.842	0.613	0.335	0.118	0.019	0.001	0.000
	7	1.000	1.000	0.999	0.991	0.943	0.806	0.562	0.276	0.073	0.004	0.000
	8	1.000	1.000	1.000	0.998	0.985	0.927	0.775	0.507	0.205	0.026	0.002
	9	1.000	1.000	1.000	1.000	0.997	0.981	0.917	0.747	0.442	0.111	0.020
	10	1.000	1.000	1.000	1.000	1.000	0.997	0.980	0.915	0.725	0.341	0.118
	11	1.000	1.000	1.000	1.000	1.000	1.000	0.998	0.986	0.931	0.718	0.460
	12	1.000	1.000	1.000	1.000	1.000	1.000	1.000	1.000	1.000	1.000	1.000
$n=13$	0	0.513	0.254	0.055	0.010	0.001	0.000	0.000	0.000	0.000	0.000	0.000
	1	0.865	0.621	0.234	0.064	0.013	0.002	0.000	0.000	0.000	0.000	0.000
	2	0.975	0.866	0.502	0.202	0.058	0.011	0.001	0.000	0.000	0.000	0.000
	3	0.997	0.966	0.747	0.421	0.169	0.046	0.008	0.001	0.000	0.000	0.000
	4	1.000	0.994	0.901	0.654	0.353	0.133	0.032	0.004	0.000	0.000	0.000
	5	1.000	0.999	0.970	0.835	0.574	0.291	0.098	0.018	0.001	0.000	0.000
	6	1.000	1.000	0.993	0.938	0.771	0.500	0.229	0.062	0.007	0.000	0.000
	7	1.000	1.000	0.999	0.982	0.902	0.709	0.426	0.165	0.030	0.001	0.000
	8	1.000	1.000	1.000	0.996	0.968	0.867	0.647	0.346	0.099	0.006	0.000
	9	1.000	1.000	1.000	0.999	0.992	0.954	0.831	0.579	0.253	0.034	0.003

(누적 이항분포표)

		0.05	0.10	0.20	0.30	0.40	p 0.50	0.60	0.70	0.80	0.90	0.95
	c											
	10	1.000	1.000	1.000	1.000	0.999	0.989	0.942	0.798	0.498	0.134	0.025
	11	1.000	1.000	1.000	1.000	1.000	0.998	0.987	0.936	0.776	0.379	0.135
	12	1.000	1.000	1.000	1.000	1.000	1.000	0.999	0.990	0.945	0.746	0.487
	13	1.000	1.000	1.000	1.000	1.000	1.000	1.000	1.000	1.000	1.000	1.000
$n=14$	0	0.488	0.229	0.044	0.007	0.001	0.000	0.000	0.000	0.000	0.000	0.000
	1	0.847	0.585	0.198	0.047	0.008	0.001	0.000	0.000	0.000	0.000	0.000
	2	0.970	0.842	0.448	0.161	0.040	0.006	0.001	0.000	0.000	0.000	0.000
	3	0.996	0.956	0.698	0.355	0.124	0.029	0.004	0.000	0.000	0.000	0.000
	4	1.000	0.991	0.870	0.584	0.279	0.090	0.018	0.002	0.000	0.000	0.000
	5	1.000	0.999	0.956	0.781	0.486	0.212	0.058	0.008	0.000	0.000	0.000
	6	1.000	1.000	0.988	0.907	0.692	0.395	0.150	0.031	0.002	0.000	0.000
	7	1.000	1.000	0.998	0.969	0.850	0.605	0.308	0.093	0.012	0.000	0.000
	8	1.000	1.000	1.000	0.992	0.942	0.788	0.514	0.219	0.044	0.001	0.000
	9	1.000	1.000	1.000	0.998	0.982	0.910	0.721	0.416	0.130	0.009	0.000
	10	1.000	1.000	1.000	1.000	0.996	0.971	0.876	0.645	0.302	0.044	0.004
	11	1.000	1.000	1.000	1.000	0.999	0.994	0.960	0.839	0.552	0.158	0.030
	12	1.000	1.000	1.000	1.000	1.000	0.999	0.992	0.953	0.802	0.415	0.153
	13	1.000	1.000	1.000	1.000	1.000	1.000	0.999	0.993	0.956	0.771	0.512
	14	1.000	1.000	1.000	1.000	1.000	1.000	1.000	1.000	1.000	1.000	1.000
$n=15$	0	0.463	0.206	0.035	0.005	0.000	0.000	0.000	0.000	0.000	0.000	0.000
	1	0.829	0.549	0.167	0.035	0.005	0.000	0.000	0.000	0.000	0.000	0.000
	2	0.964	0.810	0.398	0.127	0.027	0.004	0.000	0.000	0.000	0.000	0.000
	3	0.995	0.944	0.648	0.297	0.091	0.018	0.002	0.000	0.000	0.000	0.000
	4	0.999	0.987	0.836	0.515	0.217	0.059	0.009	0.001	0.000	0.000	0.000
	5	1.000	0.998	0.939	0.722	0.403	0.151	0.034	0.004	0.000	0.000	0.000
	6	1.000	1.000	0.982	0.869	0.610	0.304	0.095	0.015	0.001	0.000	0.000
	7	1.000	1.000	0.996	0.950	0.787	0.500	0.213	0.050	0.004	0.000	0.000
	8	1.000	1.000	0.999	0.985	0.905	0.696	0.390	0.131	0.018	0.000	0.000
	9	1.000	1.000	1.000	0.996	0.966	0.849	0.597	0.278	0.061	0.002	0.000
	10	1.000	1.000	1.000	0.999	0.991	0.941	0.783	0.485	0.164	0.013	0.001
	11	1.000	1.000	1.000	1.000	0.998	0.982	0.909	0.703	0.352	0.056	0.005
	12	1.000	1.000	1.000	1.000	1.000	0.996	0.973	0.873	0.602	0.184	0.036
	13	1.000	1.000	1.000	1.000	1.000	1.000	0.995	0.965	0.833	0.451	0.171
	14	1.000	1.000	1.000	1.000	1.000	1.000	1.000	0.995	0.965	0.794	0.537
	15	1.000	1.000	1.000	1.000	1.000	1.000	1.000	1.000	1.000	1.000	1.000

(누적 이항분포표)

	c	0.05	0.10	0.20	0.30	0.40	0.50	0.60	0.70	0.80	0.90	0.95
							p					
n=16	0	0.440	0.185	0.028	0.003	0.000	0.000	0.000	0.000	0.000	0.000	0.000
	1	0.811	0.515	0.141	0.026	0.003	0.000	0.000	0.000	0.000	0.000	0.000
	2	0.957	0.789	0.352	0.099	0.018	0.002	0.000	0.000	0.000	0.000	0.000
	3	0.993	0.932	0.598	0.246	0.065	0.011	0.001	0.000	0.000	0.000	0.000
	4	0.999	0.983	0.798	0.450	0.167	0.038	0.005	0.000	0.000	0.000	0.000
	5	1.000	0.997	0.918	0.660	0.329	0.105	0.019	0.002	0.000	0.000	0.000
	6	1.000	0.999	0.973	0.825	0.527	0.227	0.058	0.007	0.000	0.000	0.000
	7	1.000	1.000	0.993	0.926	0.716	0.402	0.142	0.026	0.001	0.000	0.000
	8	1.000	1.000	0.999	0.974	0.858	0.598	0.284	0.074	0.007	0.000	0.000
	9	1.000	1.000	1.000	0.993	0.942	0.773	0.473	0.175	0.027	0.001	0.000
	10	1.000	1.000	1.000	0.998	0.981	0.895	0.671	0.340	0.082	0.003	0.000
	11	1.000	1.000	1.000	1.000	0.995	0.962	0.833	0.550	0.202	0.017	0.001
	12	1.000	1.000	1.000	1.000	0.999	0.989	0.935	0.754	0.402	0.068	0.007
	13	1.000	1.000	1.000	1.000	1.000	0.998	0.982	0.901	0.648	0.211	0.043
	14	1.000	1.000	1.000	1.000	1.000	1.000	0.997	0.974	0.859	0.485	0.189
	15	1.000	1.000	1.000	1.000	1.000	1.000	1.000	0.997	0.972	0.815	0.560
	16	1.000	1.000	1.000	1.000	1.000	1.000	1.000	1.000	1.000	1.000	1.000
n=17	0	0.418	0.167	0.023	0.002	0.000	0.000	0.000	0.000	0.000	0.000	0.000
	1	0.792	0.482	0.118	0.019	0.002	0.000	0.000	0.000	0.000	0.000	0.000
	2	0.950	0.762	0.310	0.077	0.012	0.001	0.000	0.000	0.000	0.000	0.000
	3	0.991	0.917	0.549	0.202	0.046	0.006	0.000	0.000	0.000	0.000	0.000
	4	0.999	0.978	0.758	0.389	0.126	0.025	0.003	0.000	0.000	0.000	0.000
	5	1.000	0.995	0.894	0.597	0.264	0.072	0.011	0.001	0.000	0.000	0.000
	6	1.000	0.999	0.962	0.775	0.448	0.166	0.035	0.003	0.000	0.000	0.000
	7	1.000	1.000	0.989	0.895	0.641	0.315	0.092	0.013	0.000	0.000	0.000
	8	1.000	1.000	0.997	0.960	0.801	0.500	0.199	0.040	0.003	0.000	0.000
	9	1.000	1.000	1.000	0.987	0.908	0.685	0.359	0.105	0.011	0.000	0.000
	10	1.000	1.000	1.000	0.997	0.965	0.834	0.552	0.225	0.038	0.001	0.000
	11	1.000	1.000	1.000	0.999	0.989	0.928	0.736	0.403	0.106	0.005	0.000
	12	1.000	1.000	1.000	1.000	0.997	0.975	0.874	0.611	0.242	0.022	0.001
	13	1.000	1.000	1.000	1.000	1.000	0.994	0.954	0.798	0.451	0.083	0.009
	14	1.000	1.000	1.000	1.000	1.000	0.999	0.988	0.923	0.690	0.238	0.050
	15	1.000	1.000	1.000	1.000	1.000	1.000	0.998	0.981	0.882	0.518	0.208
	16	1.000	1.000	1.000	1.000	1.000	1.000	1.000	0.998	0.977	0.833	0.582
	17	1.000	1.000	1.000	1.000	1.000	1.000	1.000	1.000	1.000	1.000	1.000

(누적 이항분포표)

		p										
		0.05	0.10	0.20	0.30	0.40	0.50	0.60	0.70	0.80	0.90	0.95
	c											
$n=18$	0	0.397	0.150	0.018	0.002	0.000	0.000	0.000	0.000	0.000	0.000	0.000
	1	0.774	0.450	0.099	0.014	0.001	0.000	0.000	0.000	0.000	0.000	0.000
	2	0.942	0.734	0.271	0.060	0.008	0.001	0.000	0.000	0.000	0.000	0.000
	3	0.989	0.902	0.501	0.165	0.033	0.004	0.000	0.000	0.000	0.000	0.000
	4	0.998	0.972	0.716	0.333	0.094	0.015	0.001	0.000	0.000	0.000	0.000
	5	1.000	0.994	0.867	0.534	0.209	0.048	0.006	0.000	0.000	0.000	0.000
	6	1.000	0.999	0.949	0.722	0.374	0.119	0.020	0.001	0.000	0.000	0.000
	7	1.000	1.000	0.984	0.859	0.563	0.240	0.058	0.006	0.000	0.000	0.000
	8	1.000	1.000	0.996	0.940	0.737	0.407	0.135	0.021	0.001	0.000	0.000
	9	1.000	1.000	0.999	0.979	0.865	0.593	0.263	0.060	0.004	0.000	0.000
	10	1.000	1.000	1.000	0.994	0.942	0.760	0.437	0.141	0.016	0.000	0.000
	11	1.000	1.000	1.000	0.999	0.980	0.881	0.626	0.278	0.051	0.001	0.000
	12	1.000	1.000	1.000	1.000	0.994	0.952	0.791	0.466	0.133	0.006	0.000
	13	1.000	1.000	1.000	1.000	0.999	0.985	0.906	0.667	0.284	0.028	0.002
	14	1.000	1.000	1.000	1.000	1.000	0.996	0.967	0.835	0.499	0.098	0.011
	15	1.000	1.000	1.000	1.000	1.000	0.999	0.992	0.940	0.729	0.266	0.058
	16	1.000	1.000	1.000	1.000	1.000	1.000	0.999	0.986	0.901	0.550	0.226
	17	1.000	1.000	1.000	1.000	1.000	1.000	1.000	0.998	0.982	0.850	0.603
	18	1.000	1.000	1.000	1.000	1.000	1.000	1.000	1.000	1.000	1.000	1.000
$n=19$	0	0.377	0.135	0.014	0.001	0.000	0.000	0.000	0.000	0.000	0.000	0.000
	1	0.755	0.420	0.083	0.010	0.001	0.000	0.000	0.000	0.000	0.000	0.000
	2	0.933	0.705	0.237	0.046	0.005	0.000	0.000	0.000	0.000	0.000	0.000
	3	0.987	0.885	0.455	0.133	0.023	0.002	0.000	0.000	0.000	0.000	0.000
	4	0.998	0.965	0.673	0.282	0.070	0.010	0.001	0.000	0.000	0.000	0.000
	5	1.000	0.991	0.837	0.474	0.163	0.032	0.003	0.000	0.000	0.000	0.000
	6	1.000	0.998	0.932	0.666	0.308	0.084	0.012	0.001	0.000	0.000	0.000
	7	1.000	1.000	0.977	0.818	0.488	0.180	0.035	0.003	0.000	0.000	0.000
	8	1.000	1.000	0.993	0.916	0.667	0.324	0.088	0.011	0.000	0.000	0.000
	9	1.000	1.000	0.998	0.967	0.814	0.500	0.186	0.033	0.002	0.000	0.000
	10	1.000	1.000	1.000	0.989	0.912	0.676	0.333	0.084	0.007	0.000	0.000
	11	1.000	1.000	1.000	0.997	0.965	0.820	0.512	0.182	0.023	0.000	0.000
	12	1.000	1.000	1.000	0.999	0.988	0.916	0.692	0.334	0.068	0.002	0.000
	13	1.000	1.000	1.000	1.000	0.997	0.968	0.837	0.526	0.163	0.009	0.000
	14	1.000	1.000	1.000	1.000	0.999	0.990	0.930	0.718	0.327	0.035	0.002
	15	1.000	1.000	1.000	1.000	1.000	0.998	0.977	0.867	0.545	0.115	0.013
	16	1.000	1.000	1.000	1.000	1.000	1.000	0.995	0.954	0.763	0.295	0.067
	17	1.000	1.000	1.000	1.000	1.000	1.000	0.999	0.990	0.917	0.580	0.245
	18	1.000	1.000	1.000	1.000	1.000	1.000	1.000	0.999	0.986	0.865	0.623
	19	1.000	1.000	1.000	1.000	1.000	1.000	1.000	1.000	1.000	1.000	1.000

(누적 이항분포표)

	c	p = 0.05	0.10	0.20	0.30	0.40	0.50	0.60	0.70	0.80	0.90	0.95
n=20	0	0.358	0.122	0.012	0.001	0.000	0.000	0.000	0.000	0.000	0.000	0.000
	1	0.736	0.392	0.069	0.008	0.001	0.000	0.000	0.000	0.000	0.000	0.000
	2	0.925	0.677	0.206	0.035	0.004	0.000	0.000	0.000	0.000	0.000	0.000
	3	0.984	0.867	0.411	0.107	0.016	0.001	0.000	0.000	0.000	0.000	0.000
	4	0.997	0.957	0.630	0.238	0.051	0.006	0.000	0.000	0.000	0.000	0.000
	5	1.000	0.989	0.804	0.416	0.126	0.021	0.002	0.000	0.000	0.000	0.000
	6	1.000	0.998	0.913	0.608	0.250	0.058	0.006	0.000	0.000	0.000	0.000
	7	1.000	1.000	0.968	0.772	0.416	0.132	0.021	0.001	0.000	0.000	0.000
	8	1.000	1.000	0.990	0.887	0.596	0.252	0.057	0.005	0.000	0.000	0.000
	9	1.000	1.000	0.997	0.952	0.755	0.412	0.128	0.017	0.001	0.000	0.000
	10	1.000	1.000	0.999	0.983	0.872	0.588	0.245	0.048	0.003	0.000	0.000
	11	1.000	1.000	1.000	0.995	0.943	0.748	0.404	0.113	0.010	0.000	0.000
	12	1.000	1.000	1.000	0.999	0.979	0.868	0.584	0.228	0.032	0.000	0.000
	13	1.000	1.000	1.000	1.000	0.994	0.942	0.750	0.392	0.087	0.002	0.000
	14	1.000	1.000	1.000	1.000	0.998	0.979	0.874	0.584	0.196	0.011	0.000
	15	1.000	1.000	1.000	1.000	1.000	0.994	0.949	0.762	0.370	0.043	0.003
	16	1.000	1.000	1.000	1.000	1.000	0.999	0.984	0.893	0.589	0.133	0.016
	17	1.000	1.000	1.000	1.000	1.000	1.000	0.996	0.965	0.794	0.323	0.075
	18	1.000	1.000	1.000	1.000	1.000	1.000	0.999	0.992	0.931	0.608	0.264
	19	1.000	1.000	1.000	1.000	1.000	1.000	1.000	0.999	0.988	0.878	0.642
	20	1.000	1.000	1.000	1.000	1.000	1.000	1.000	1.000	1.000	1.000	1.000
n=25	0	0.277	0.072	0.004	0.000	0.000	0.000	0.000	0.000	0.000	0.000	0.000
	1	0.642	0.271	0.027	0.002	0.000	0.000	0.000	0.000	0.000	0.000	0.000
	2	0.873	0.537	0.098	0.009	0.000	0.000	0.000	0.000	0.000	0.000	0.000
	3	0.966	0.764	0.234	0.033	0.002	0.000	0.000	0.000	0.000	0.000	0.000
	4	0.993	0.902	0.421	0.090	0.009	0.000	0.000	0.000	0.000	0.000	0.000
	5	0.999	0.967	0.617	0.193	0.029	0.002	0.000	0.000	0.000	0.000	0.000
	6	1.000	0.991	0.780	0.341	0.074	0.007	0.000	0.000	0.000	0.000	0.000
	7	1.000	0.998	0.891	0.512	0.154	0.022	0.001	0.000	0.000	0.000	0.000
	8	1.000	1.000	0.953	0.677	0.274	0.054	0.004	0.000	0.000	0.000	0.000
	9	1.000	1.000	0.983	0.811	0.425	0.115	0.013	0.000	0.000	0.000	0.000
	10	1.000	1.000	0.994	0.902	0.586	0.212	0.034	0.002	0.000	0.000	0.000
	11	1.000	1.000	0.998	0.956	0.732	0.345	0.078	0.006	0.000	0.000	0.000
	12	1.000	1.000	1.000	0.983	0.846	0.500	0.154	0.017	0.000	0.000	0.000
	13	1.000	1.000	1.000	0.994	0.922	0.655	0.268	0.044	0.002	0.000	0.000
	14	1.000	1.000	1.000	0.998	0.966	0.788	0.414	0.098	0.006	0.000	0.000
	15	1.000	1.000	1.000	1.000	0.987	0.885	0.575	0.189	0.017	0.000	0.000
	16	1.000	1.000	1.000	1.000	0.996	0.946	0.726	0.323	0.047	0.000	0.000
	17	1.000	1.000	1.000	1.000	0.999	0.978	0.846	0.488	0.109	0.002	0.000
	18	1.000	1.000	1.000	1.000	1.000	0.993	0.926	0.659	0.220	0.009	0.000
	19	1.000	1.000	1.000	1.000	1.000	0.998	0.971	0.807	0.383	0.033	0.001
	20	1.000	1.000	1.000	1.000	1.000	1.000	0.991	0.910	0.579	0.098	0.007
	21	1.000	1.000	1.000	1.000	1.000	1.000	0.998	0.967	0.766	0.236	0.034
	22	1.000	1.000	1.000	1.000	1.000	1.000	1.000	0.991	0.902	0.463	0.127
	23	1.000	1.000	1.000	1.000	1.000	1.000	1.000	0.998	0.973	0.729	0.358
	24	1.000	1.000	1.000	1.000	1.000	1.000	1.000	1.000	0.996	0.928	0.723
	25	1.000	1.000	1.000	1.000	1.000	1.000	1.000	1.000	1.000	1.000	1.000

4. 누적 Poisson 분포표

$$P[X \leq c] = \sum_{x=0}^{c} \frac{e^{-m} m^x}{x!}$$

c	0.10	0.20	0.30	0.40	0.50	0.60	0.70	0.80	0.90	1.00
0	0.905	0.819	0.741	0.670	0.607	0.549	0.497	0.449	0.407	0.368
1	0.995	0.982	0.963	0.938	0.910	0.878	0.844	0.809	0.772	0.736
2	1.000	0.999	0.996	0.992	0.986	0.977	0.966	0.953	0.937	0.920
3	1.000	1.000	1.000	0.999	0.998	0.997	0.994	0.991	0.987	0.981
4	1.000	1.000	1.000	1.000	1.000	1.000	0.999	0.999	0.998	0.996
5	1.000	1.000	1.000	1.000	1.000	1.000	1.000	1.000	1.000	0.999
6	1.000	1.000	1.000	1.000	1.000	1.000	1.000	1.000	1.000	1.000
7	1.000	1.000	1.000	1.000	1.000	1.000	1.000	1.000	1.000	1.000

c	1.10	1.20	1.30	1.40	1.50	1.60	1.70	1.80	1.90	2.00
0	0.333	0.301	0.273	0.247	0.223	0.202	0.183	0.165	0.150	0.135
1	0.699	0.663	0.627	0.592	0.558	0.525	0.493	0.463	0.434	0.406
2	0.900	0.879	0.857	0.833	0.809	0.783	0.757	0.731	0.704	0.677
3	0.974	0.966	0.957	0.946	0.934	0.921	0.907	0.891	0.875	0.857
4	0.995	0.992	0.989	0.986	0.981	0.976	0.970	0.964	0.956	0.947
5	0.999	0.998	0.998	0.997	0.996	0.994	0.992	0.990	0.987	0.983
6	1.000	1.000	1.000	0.999	0.999	0.999	0.998	0.997	0.997	0.995
7	1.000	1.000	1.000	1.000	1.000	1.000	1.000	0.999	0.999	0.999
8	1.000	1.000	1.000	1.000	1.000	1.000	1.000	1.000	1.000	1.000
9	1.000	1.000	1.000	1.000	1.000	1.000	1.000	1.000	1.000	1.000

c	2.10	2.20	2.30	2.40	2.50	2.60	2.70	2.80	2.90	3.00
0	0.122	0.111	0.100	0.091	0.082	0.074	0.067	0.061	0.055	0.050
1	0.380	0.355	0.331	0.308	0.287	0.267	0.249	0.231	0.215	0.199
2	0.650	0.623	0.596	0.570	0.544	0.518	0.494	0.469	0.446	0.423
3	0.839	0.819	0.799	0.779	0.758	0.736	0.714	0.692	0.670	0.647
4	0.938	0.928	0.916	0.904	0.891	0.877	0.863	0.848	0.832	0.815
5	0.980	0.975	0.970	0.964	0.958	0.951	0.943	0.935	0.926	0.916
6	0.994	0.993	0.991	0.988	0.986	0.983	0.979	0.976	0.971	0.966
7	0.999	0.998	0.997	0.997	0.996	0.995	0.993	0.992	0.990	0.988
8	1.000	1.000	0.999	0.999	0.999	0.999	0.998	0.998	0.997	0.996
9	1.000	1.000	1.000	1.000	1.000	1.000	0.999	0.999	0.999	0.999
10	1.000	1.000	1.000	1.000	1.000	1.000	1.000	1.000	1.000	1.000
11	1.000	1.000	1.000	1.000	1.000	1.000	1.000	1.000	1.000	1.000
12	1.000	1.000	1.000	1.000	1.000	1.000	1.000	1.000	1.000	1.000

(누적 Poisson 분포표)

c	m: 3.10	3.20	3.30	3.40	3.50	3.60	3.70	3.80	3.90	4.00
0	0.045	0.041	0.037	0.033	0.030	0.027	0.025	0.022	0.020	0.018
1	0.185	0.171	0.159	0.147	0.136	0.126	0.116	0.107	0.099	0.092
2	0.401	0.380	0.359	0.340	0.321	0.303	0.285	0.269	0.253	0.238
3	0.625	0.603	0.580	0.558	0.537	0.515	0.494	0.473	0.453	0.433
4	0.798	0.781	0.763	0.744	0.725	0.706	0.687	0.668	0.648	0.629
5	0.906	0.895	0.883	0.871	0.858	0.844	0.830	0.816	0.801	0.785
6	0.961	0.955	0.949	0.942	0.935	0.927	0.918	0.909	0.899	0.889
7	0.986	0.983	0.980	0.977	0.973	0.969	0.965	0.960	0.955	0.949
8	0.995	0.994	0.993	0.992	0.990	0.988	0.986	0.984	0.981	0.979
9	0.999	0.998	0.998	0.997	0.997	0.996	0.995	0.994	0.993	0.992
10	1.000	1.000	0.999	0.999	0.999	0.999	0.998	0.998	0.998	0.997
11	1.000	1.000	1.000	1.000	1.000	1.000	1.000	0.999	0.999	0.999
12	1.000	1.000	1.000	1.000	1.000	1.000	1.000	1.000	1.000	1.000
13	1.000	1.000	1.000	1.000	1.000	1.000	1.000	1.000	1.000	1.000
14	1.000	1.000	1.000	1.000	1.000	1.000	1.000	1.000	1.000	1.000

c	m: 4.50	5.00	5.50	6.00	6.50	7.00	7.50	8.00	8.50	9.00
0	0.011	0.007	0.004	0.002	0.002	0.001	0.001	0.000	0.000	0.000
1	0.061	0.040	0.027	0.017	0.011	0.007	0.005	0.003	0.002	0.001
2	0.174	0.125	0.088	0.062	0.043	0.030	0.020	0.014	0.009	0.006
3	0.342	0.265	0.202	0.151	0.112	0.082	0.059	0.042	0.030	0.021
4	0.532	0.440	0.358	0.285	0.224	0.173	0.132	0.100	0.074	0.055
5	0.703	0.616	0.529	0.446	0.369	0.301	0.241	0.191	0.150	0.116
6	0.831	0.762	0.686	0.606	0.527	0.450	0.378	0.313	0.256	0.207
7	0.913	0.867	0.809	0.744	0.673	0.599	0.525	0.453	0.386	0.324
8	0.960	0.932	0.894	0.847	0.792	0.729	0.662	0.593	0.523	0.456
9	0.983	0.968	0.946	0.916	0.877	0.830	0.776	0.717	0.653	0.587
10	0.993	0.986	0.975	0.957	0.933	0.901	0.862	0.816	0.763	0.706
11	0.998	0.995	0.989	0.980	0.966	0.947	0.921	0.888	0.849	0.803
12	0.999	0.998	0.996	0.991	0.984	0.973	0.957	0.936	0.909	0.876
13	1.000	0.999	0.998	0.996	0.993	0.987	0.978	0.966	0.949	0.926
14	1.000	1.000	0.999	0.999	0.997	0.994	0.990	0.983	0.973	0.959
15	1.000	1.000	1.000	0.999	0.999	0.998	0.995	0.992	0.986	0.978
16	1.000	1.000	1.000	1.000	1.000	0.999	0.998	0.996	0.993	0.989
17	1.000	1.000	1.000	1.000	1.000	1.000	0.999	0.998	0.997	0.995
18	1.000	1.000	1.000	1.000	1.000	1.000	1.000	0.999	0.999	0.998
19	1.000	1.000	1.000	1.000	1.000	1.000	1.000	1.000	0.999	0.999
20	1.000	1.000	1.000	1.000	1.000	1.000	1.000	1.000	1.000	1.000
21	1.000	1.000	1.000	1.000	1.000	1.000	1.000	1.000	1.000	1.000
22	1.000	1.000	1.000	1.000	1.000	1.000	1.000	1.000	1.000	1.000

5. Percentage Points of the *t* Distribution

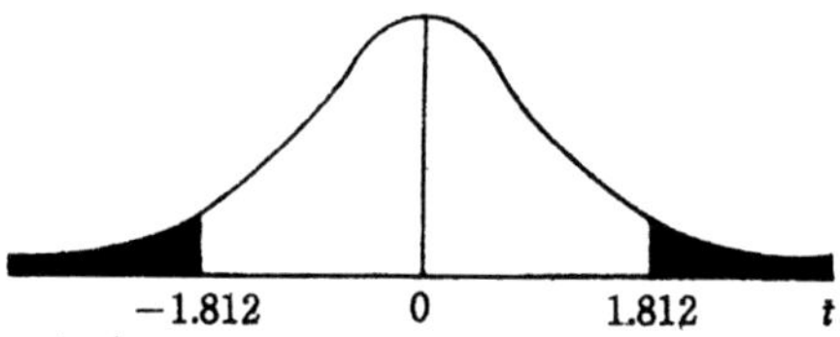

Example

For ϕ=10 degrees of freedom:

$P[t>1.812]=0.05$

$P[t<-1.812]=0.05$

ϕ \ α	.25	.20	.15	.10	.05	.025	.01	.005	.0005
1	1.000	1.376	1.963	3.078	6.314	12.706	31.821	63.657	636.619
2	.816	1.061	1.386	1.886	2.920	4.303	6.965	9.925	31.598
3	.765	.978	1.250	1.638	2.353	3.182	4.541	5.841	12.941
4	.741	.941	1.190	1.533	2.132	2.776	3.747	4.604	8.610
5	.727	.920	1.156	1.476	2.015	2.571	3.365	4.032	6.859
6	.718	.906	1.134	1.440	1.943	2.447	3.143	3.707	5.959
7	.711	.896	1.119	1.415	1.895	2.365	2.998	3.499	5.408
8	.706	.889	1.108	1.397	1.860	2.306	2.896	3.355	5.041
9	.703	.883	1.100	1.383	1.833	2.262	2.821	3.250	4.781
10	.700	.879	1.093	1.372	1.812	2.228	2.764	3.169	4.587
11	.697	.876	1.088	1.363	1.796	2.201	2.718	3.106	4.437
12	.695	.873	1.083	1.356	1.782	2.179	2.681	3.055	4.318
13	.694	.870	1.079	1.350	1.771	2.160	2.650	3.012	4.221
14	.692	.868	1.076	1.345	1.761	2.145	2.624	2.977	4.140
15	.691	.866	1.074	1.341	1.753	2.131	2.602	2.947	4.073
16	.690	.865	1.071	1.337	1.746	2.120	2.583	2.921	4.015
17	.689	.863	1.069	1.333	1.740	2.110	2.567	2.898	3.965
18	.688	.862	1.067	1.330	1.734	2.101	2.552	2.878	3.922
19	.688	.861	1.066	1.328	1.729	2.093	2.539	2.861	3.883
20	.687	.860	1.064	1.325	1.725	2.086	2.528	2.845	3.850
21	.686	.859	1.063	1.323	1.721	2.080	2.518	2.831	3.819
22	.686	.858	1.061	1.321	1.717	2.074	2.508	2.819	3.792
23	.685	.858	1.060	1.319	1.714	2.069	2.500	2.807	3.768
24	.685	.857	1.059	1.318	1.711	2.064	2.492	2.797	3.745
25	.684	.856	1.058	1.316	1.708	2.060	2.485	2.787	3.725
26	.684	.856	1.058	1.315	1.706	2.056	2.479	2.779	3.707
27	.684	.855	1.057	1.314	1.703	2.052	2.473	2.771	3.690
28	.683	.855	1.056	1.313	1.701	2.048	2.467	2.763	3.674
29	.683	.854	1.055	1.311	1.699	2.045	2.462	2.756	3.659
30	.683	.854	1.055	1.310	1.697	2.042	2.457	2.750	3.646
40	.681	.851	1.050	1.303	1.684	2.021	2.423	2.704	3.551
60	.679	.848	1.046	1.296	1.671	2.000	2.390	2.660	3.460
120	.677	.845	1.041	1.289	1.658	1.980	2.358	2.617	3.373
∞	.674	.842	1.036	1.282	1.645	1.960	2.326	2.576	3.291

Source: This table is abridged from Table III of Fisher & Yates: ***Statistical Tables for Biological, Agricultural and Medical Research*** **published by Oliver & Boyd Ltd., Edinburgh, and by permission of the authors and publishers.**

6. Percentage Points of the χ^2 Distribution

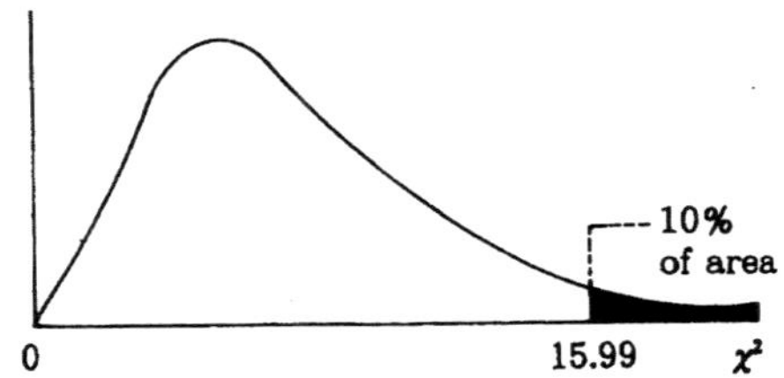

Example

For $\phi=10$ degrees of freedom:

$P[\chi^2>15.99]=.10$

ϕ \ P	.995	.99	.975	.95	.90	.75	.50	.25	.10	.05	.025	.01	.005	P / ϕ
1	0.000039	0.00016	0.00098	0.0039	0.0158	0.102	0.455	1.323	2.71	3.84	5.02	6.63	7.88	1
2	0.0100	0.0201	0.0506	0.103	0.211	0.575	1.386	2.77	4.61	5.99	7.38	9.21	10.60	2
3	0.0717	0.115	0.216	0.352	0.584	1.213	2.37	4.11	6.25	7.81	9.35	11.34	12.84	3
4	0.207	0.297	0.484	0.711	1.064	1.923	3.36	5.39	7.78	9.49	11.14	13.28	14.86	4
5	0.412	0.554	0.831	1.145	1.610	2.67	4.35	6.63	9.24	11.07	12.83	15.09	16.75	5
6	0.676	0.872	1.237	1.635	2.20	3.45	5.35	7.84	10.64	12.59	14.45	16.81	18.55	6
7	0.989	1.239	1.690	2.17	2.83	4.25	6.35	9.04	12.02	14.07	16.01	18.48	20.3	7
8	1.344	1.646	2.18	2.73	3.49	5.07	7.34	10.22	13.36	15.51	17.53	20.1	22.0	8
9	1.735	2.09	2.70	3.33	4.17	5.90	8.34	11.39	14.68	16.92	19.02	21.7	23.6	9
10	2.16	2.56	3.25	3.94	4.87	6.74	9.34	12.55	15.99	18.31	20.5	23.2	25.2	10

(χ^2 분포표)

ϕ \ P	.995	.99	.975	.95	.90	.75	.50	.25	.10	.05	.025	.01	.005	P / ϕ
11	2.60	3.05	3.82	4.57	5.58	7.58	10.34	13.70	17.28	19.68	21.9	24.7	26.8	11
12	3.07	3.57	4.40	5.23	6.30	8.44	11.34	14.85	18.55	21.0	23.3	26.2	28.3	12
13	3.57	4.11	5.01	5.89	7.04	9.30	12.34	15.98	19.81	22.4	24.7	27.7	29.8	13
14	4.07	4.66	5.63	6.57	7.79	10.17	13.34	17.12	21.1	23.7	26.1	29.1	31.3	14
15	4.60	5.23	6.26	7.26	8.55	11.04	14.34	18.25	22.3	25.0	27.5	30.6	32.8	15
16	5.14	5.81	6.91	7.96	9.31	11.91	15.34	19.37	23.5	26.3	28.8	32.0	34.3	16
17	5.70	6.41	7.56	8.67	10.09	12.79	16.34	20.5	24.8	27.6	30.2	33.4	35.7	17
18	6.26	7.01	8.23	9.39	10.86	13.68	17.34	21.6	26.0	28.9	31.5	34.8	37.2	18
19	6.84	7.63	8.91	10.12	11.65	14.56	18.34	22.7	27.2	30.1	32.9	36.2	38.6	19
20	7.43	8.26	9.59	10.85	12.44	15.45	19.34	23.8	28.4	31.4	34.2	37.6	40.0	20
21	8.03	8.90	10.28	11.59	13.24	16.34	20.3	24.9	29.6	32.7	35.5	38.9	41.4	21
22	8.64	9.54	10.98	12.34	14.04	17.24	21.3	26.0	30.8	33.9	36.8	40.3	42.8	22
23	9.26	10.20	11.69	13.09	14.85	18.14	22.3	27.1	32.0	35.2	38.1	41.6	44.2	23
24	9.89	10.86	12.40	13.85	15.66	19.04	23.3	28.2	33.2	36.4	39.4	43.0	45.6	24
25	10.52	11.52	13.12	14.61	16.47	19.94	24.3	29.3	34.4	37.7	40.6	44.3	46.9	25
26	11.16	12.20	13.84	15.38	17.29	20.8	25.3	30.4	35.6	38.9	41.9	45.6	48.3	26

(χ^2 분포표)

P / ϕ	.995	.99	.975	.95	.90	.75	.50	.25	.10	.05	.025	.01	.005	P / ϕ
27	11.81	12.88	14.57	16.15	18.11	21.7	26.3	31.5	36.7	40.1	43.2	47.0	49.6	27
28	12.46	13.56	15.31	16.93	18.94	22.7	27.3	32.6	37.9	41.3	44.5	48.3	51.0	28
29	13.12	14.26	16.05	17.71	19.77	23.6	28.3	33.7	39.1	42.6	45.7	49.6	52.3	29
30	13.79	14.95	16.79	18.49	20.6	24.5	29.3	34.8	40.3	43.8	47.0	50.9	53.7	30
40	20.7	22.2	24.4	26.5	29.1	33.7	39.3	45.6	51.8	55.8	59.3	63.7	66.8	40
50	28.0	29.7	32.4	34.8	37.7	42.9	49.3	56.3	63.2	67.5	71.4	76.2	79.5	50
60	35.5	37.5	40.5	43.2	46.5	52.3	59.3	67.0	74.4	79.1	83.3	88.4	92.0	60
70	43.3	45.4	48.8	51.7	55.3	61.7	69.3	77.6	85.5	90.5	95.0	100.4	104.2	70
80	51.2	53.5	57.2	60.4	64.3	71.1	79.3	88.1	96.6	101.9	106.6	112.3	116.3	80
90	59.2	61.8	65.6	69.1	73.3	80.6	89.3	98.6	107.6	113.1	118.1	124.1	128.3	90
100	67.3	70.1	74.2	77.9	82.4	90.1	99.3	109.1	118.5	124.3	129.6	135.8	140.2	100
Z_α	−2.58	−2.33	−1.96	−1.64	−1.28	−0.674	0.000	0.674	1.282	1.645	1.960	2.33	2.58	Z_α

For $\phi > 100$ take $\chi^2 = 1/2\,(Z_\alpha + \sqrt{2\phi - 1})^2$. Z_α is the standardized normal deviate corresponding to the α level of significance, and is shown in the bottom of the table.

Source: This table is abridged from "Table of percentage points of the χ^2 distribution" by Catherine M. Thompeon, *Biometrike*, Vol. 32 (1941), pp. 187-191, and is published here by permisson of the author and editor of *Biometrika*.

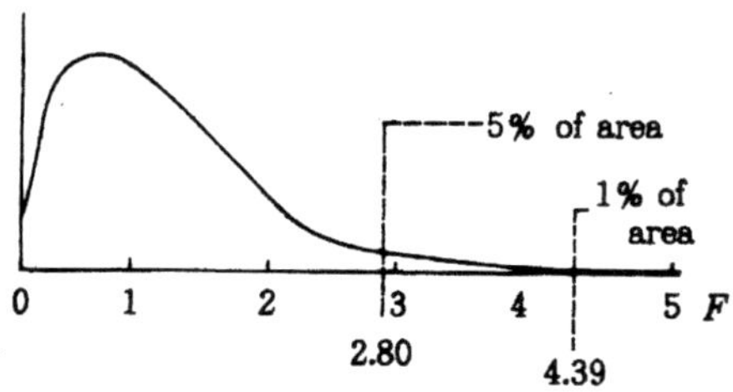

7-1. Percentage Points

5% (Roman Type) and 1% (Bold Face

n_2	n_1 degrees of freedom											
	1	2	3	4	5	6	7	8	9	10	11	12
1	161	200	216	225	230	234	237	239	241	242	243	244
	4,052	**4,999**	**5,403**	**5,625**	**5,764**	**5,859**	**5,928**	**5,982**	**6,022**	**6,056**	**6,082**	**6,106**
2	18.51	19.00	19.16	19.25	19.30	19.33	19.36	19.37	19.38	19.39	19.40	19.41
	98.49	**99.00**	**99.17**	**99.25**	**99.30**	**99.33**	**99.34**	**99.36**	**99.38**	**99.40**	**99.41**	**99.42**
3	10.13	9.55	9.28	9.12	9.01	8.94	8.89	8.85	8.81	8.79	8.76	8.74
	34.12	**30.82**	**29.46**	**28.71**	**28.24**	**27.91**	**27.67**	**27.49**	**27.34**	**27.23**	**27.13**	**27.05**
4	7.71	6.94	6.59	6.39	6.26	6.16	6.09	6.04	6.00	5.96	5.93	5.91
	21.20	**18.00**	**16.69**	**15.98**	**15.52**	**15.21**	**14.98**	**14.80**	**14.66**	**14.54**	**14.45**	**14.37**
5	6.61	5.79	5.41	5.19	5.05	4.95	4.88	4.82	4.77	4.74	4.70	4.68
	16.26	**13.27**	**12.06**	**11.39**	**10.97**	**10.67**	**10.45**	**10.27**	**10.15**	**10.05**	**9.96**	**9.89**
6	5.99	5.14	4.76	4.53	4.39	4.28	4.21	4.15	4.10	4.06	4.03	4.00
	13.74	**10.92**	**9.78**	**9.15**	**8.75**	**8.47**	**8.26**	**8.10**	**7.98**	**7.87**	**7.79**	**7.72**
7	5.59	4.74	4.35	4.12	3.97	3.87	3.79	3.73	3.68	3.64	3.60	3.57
	12.25	**9.55**	**8.45**	**7.85**	**7.46**	**7.19**	**7.00**	**6.84**	**6.72**	**6.62**	**6.54**	**6.47**
8	5.32	4.46	4.07	3.84	3.69	3.58	3.50	3.44	3.39	3.35	3.31	3.28
	11.26	**8.65**	**7.59**	**7.01**	**6.63**	**6.37**	**6.18**	**6.03**	**5.91**	**5.81**	**5.74**	**5.67**
9	5.12	4.26	3.86	3.63	3.48	3.37	3.29	3.23	3.18	3.14	3.10	3.07
	10.56	**8.02**	**6.99**	**6.42**	**6.06**	**5.80**	**5.61**	**5.47**	**5.35**	**5.26**	**5.18**	**5.11**
10	4.96	4.10	3.71	3.48	3.33	3.22	3.14	3.07	3.02	2.98	2.94	2.91
	10.04	**7.56**	**6.55**	**5.99**	**5.64**	**5.39**	**5.20**	**5.06**	**4.94**	**4.85**	**4.78**	**4.71**
11	4.84	3.98	3.59	3.36	3.20	3.09	3.01	2.95	2.90	2.85	2.82	2.79
	9.65	**7.20**	**6.22**	**5.67**	**5.32**	**5.07**	**4.88**	**4.74**	**4.63**	**4.54**	**4.46**	**4.40**
12	4.75	3.89	3.49	3.26	3.11	3.00	2.91	2.85	2.80	2.75	2.72	2.69
	9.33	**6.93**	**5.95**	**5.41**	**5.06**	**4.82**	**4.64**	**4.50**	**4.39**	**4.30**	**4.22**	**4.16**
13	4.67	3.81	3.41	3.18	3.02	2.92	2.83	2.77	2.71	2.67	2.63	2.60
	9.07	**6.70**	**5.74**	**5.21**	**4.86**	**4.62**	**4.44**	**4.30**	**4.19**	**4.10**	**4.02**	**3.96**
14	4.60	3.74	3.34	3.11	2.96	2.85	2.76	2.70	2.65	2.60	2.56	2.53
	8.86	**6.51**	**5.56**	**5.03**	**4.69**	**4.46**	**4.28**	**4.14**	**4.03**	**3.94**	**3.86**	**3.80**
15	4.54	3.68	3.29	3.06	2.90	2.79	2.71	2.64	2.59	2.54	2.51	2.48
	8.68	**6.36**	**5.42**	**4.89**	**4.56**	**4.32**	**4.14**	**4.00**	**3.89**	**3.80**	**3.73**	**3.67**
16	4.49	3.63	3.24	3.01	2.85	2.74	2.66	2.59	2.54	2.49	2.45	2.42
	8.53	**6.23**	**5.29**	**4.77**	**4.44**	**4.20**	**4.03**	**3.89**	**3.78**	**3.69**	**3.61**	**3.55**

of the F Distribution

Example

For $n_1=9$, $n_2=12$ degrees of freedom:

$P[F>2.80]=0.05$

$P[F>4.39]=0.01$

Type) Points for the Distribution of F

(for greater mean square)

14	16	20	24	30	40	50	75	100	200	500	∞	n_2
245	246	248	249	250	251	252	253	253	254	254	254	1
6,142	**6,169**	**6,209**	**6,235**	**6,261**	**6,287**	**6,302**	**6,323**	**6,334**	**6,352**	**6,361**	**6,366**	
19.42	19.43	19.44	19.45	19.46	19.47	19.47	19.48	19.49	19.49	19.50	19.50	2
99.43	**99.44**	**99.45**	**99.46**	**99.47**	**99.48**	**99.48**	**99.49**	**99.49**	**99.49**	**99.50**	**99.50**	
8.71	8.69	8.66	8.64	8.62	8.59	8.58	8.57	8.56	8.54	8.54	8.53	3
26.92	**26.83**	**26.69**	**26.60**	**26.50**	**26.41**	**26.35**	**26.27**	**26.23**	**26.18**	**26.14**	**26.12**	
5.87	5.84	5.80	5.77	5.75	5.72	5.70	5.68	5.66	5.65	5.64	5.63	4
14.24	**14.15**	**14.02**	**13.93**	**13.83**	**13.74**	**13.69**	**13.61**	**13.57**	**13.52**	**13.48**	**13.46**	
4.64	4.60	4.56	4.53	4.50	4.46	4.44	4.42	4.40	4.38	4.37	4.37	5
9.77	**9.68**	**9.55**	**9.47**	**9.38**	**9.29**	**9.24**	**9.17**	**9.13**	**9.07**	**9.04**	**9.02**	
3.96	3.92	3.87	3.84	3.81	3.77	3.75	3.72	3.71	3.69	3.68	3.67	6
7.60	**7.52**	**7.40**	**7.31**	**7.23**	**7.14**	**7.09**	**7.02**	**6.99**	**6.94**	**6.90**	**6.88**	
3.52	3.49	3.44	3.41	3.38	3.34	3.32	3.29	3.28	3.25	3.24	3.23	7
6.35	**6.27**	**6.16**	**6.07**	**5.99**	**5.91**	**5.85**	**5.78**	**5.75**	**5.70**	**5.67**	**5.65**	
3.23	3.20	3.15	3.12	3.08	3.04	3.03	3.00	2.98	2.96	2.94	2.93	8
5.56	**5.48**	**5.36**	**5.28**	**5.20**	**5.12**	**5.06**	**5.00**	**4.96**	**4.91**	**4.88**	**4.86**	
3.02	2.98	2.94	2.90	2.86	2.83	2.80	2.77	2.76	2.73	2.72	2.71	9
5.00	**4.92**	**4.81**	**4.73**	**4.65**	**4.57**	**4.51**	**4.45**	**4.41**	**4.36**	**4.33**	**4.31**	
2.86	2.82	2.77	2.74	2.70	2.66	2.64	2.61	2.59	2.56	2.55	2.54	10
4.60	**4.52**	**4.41**	**4.33**	**4.25**	**4.17**	**4.12**	**4.05**	**4.01**	**3.96**	**3.93**	**3.91**	
2.74	2.70	2.65	2.61	2.57	2.53	2.50	2.47	2.45	2.42	2.41	2.40	11
4.29	**4.21**	**4.10**	**4.02**	**3.94**	**3.86**	**3.80**	**3.74**	**3.70**	**3.66**	**3.62**	**3.60**	
2.64	2.60	2.54	2.51	2.47	2.43	2.40	2.36	2.35	2.32	2.31	2.30	12
4.05	**3.98**	**3.86**	**3.78**	**3.70**	**3.62**	**3.56**	**3.49**	**3.46**	**3.41**	**3.38**	**3.36**	
2.55	2.51	2.46	2.42	2.38	2.34	2.32	2.28	2.26	2.24	2.22	2.21	13
3.85	**3.78**	**3.66**	**3.59**	**3.51**	**3.43**	**3.37**	**3.30**	**3.27**	**3.21**	**3.18**	**3.17**	
2.48	2.44	2.39	2.35	2.31	2.27	2.24	2.21	2.19	2.16	2.14	2.13	14
3.70	**3.62**	**3.51**	**3.43**	**3.34**	**3.27**	**3.21**	**3.14**	**3.11**	**3.06**	**3.02**	**3.00**	
2.43	2.39	2.33	2.29	2.25	2.20	2.18	2.15	2.12	2.10	2.08	2.07	15
3.56	**3.48**	**3.37**	**3.29**	**3.21**	**3.13**	**3.07**	**3.00**	**2.97**	**2.92**	**2.89**	**2.87**	
2.37	2.33	2.28	2.24	2.19	2.15	2.13	2.09	2.07	2.04	2.02	2.01	16
3.45	**3.37**	**3.26**	**3.18**	**3.10**	**3.02**	**2.96**	**2.89**	**2.86**	**2.80**	**2.77**	**2.75**	

(*F* 분포표) 5% (Roman Type) and 1% (Bold Face

n_2	n_1 degrees of freedom											
	1	2	3	4	5	6	7	8	9	10	11	12
17	4.45	3.59	3.20	2.96	2.81	2.70	2.62	2.55	2.49	2.45	2.41	2.38
	8.40	**6.11**	**5.18**	**4.67**	**4.34**	**4.10**	**3.93**	**3.79**	**3.68**	**3.59**	**3.52**	**3.45**
18	4.41	3.55	3.16	2.93	2.77	2.66	2.58	2.51	2.46	2.41	2.37	2.34
	8.28	**6.01**	**5.09**	**4.58**	**4.25**	**4.01**	**3.85**	**3.71**	**3.60**	**3.51**	**3.44**	**3.37**
19	4.38	3.52	3.13	2.90	2.74	2.63	2.54	2.48	2.42	2.38	2.34	2.31
	8.18	**5.93**	**5.01**	**4.50**	**4.17**	**3.94**	**3.77**	**3.63**	**3.52**	**3.43**	**3.36**	**3.30**
20	4.35	3.49	3.10	2.87	2.71	2.60	2.51	2.45	2.39	2.35	2.31	2.28
	8.10	**5.85**	**4.94**	**4.43**	**4.10**	**3.87**	**3.71**	**3.56**	**3.45**	**3.37**	**3.30**	**3.23**
21	4.32	3.47	3.07	2.84	2.68	2.57	2.49	2.42	2.37	2.32	2.28	2.25
	8.02	**5.78**	**4.87**	**4.37**	**4.04**	**3.81**	**3.65**	**3.51**	**3.40**	**3.31**	**3.24**	**3.17**
22	4.30	3.44	3.05	2.82	2.66	2.55	2.46	2.40	2.34	2.30	2.26	2.23
	7.94	**5.72**	**4.82**	**4.31**	**3.99**	**3.76**	**3.59**	**3.45**	**3.35**	**3.26**	**3.18**	**3.12**
23	4.28	3.42	3.03	2.80	2.64	2.53	2.44	2.37	2.32	2.27	2.24	2.20
	7.88	**5.66**	**4.76**	**4.26**	**3.94**	**3.71**	**3.54**	**3.41**	**3.30**	**3.21**	**3.14**	**3.07**
24	4.26	3.40	3.01	2.78	2.62	2.51	2.42	2.36	2.30	2.25	2.22	2.18
	7.82	**5.61**	**4.72**	**4.22**	**3.90**	**3.67**	**3.50**	**3.36**	**3.25**	**3.17**	**3.09**	**3.03**
25	4.24	3.39	2.99	2.76	2.60	2.49	2.40	2.34	2.28	2.24	2.20	2.16
	7.77	**5.57**	**4.68**	**4.18**	**3.86**	**3.63**	**3.46**	**3.32**	**3.21**	**3.13**	**3.05**	**2.99**
26	4.22	3.37	2.98	2.74	2.59	2.47	2.39	2.32	2.27	2.22	2.18	2.15
	7.72	**5.53**	**4.64**	**4.14**	**3.82**	**3.59**	**3.42**	**3.29**	**3.17**	**3.09**	**3.02**	**2.96**
27	4.21	3.35	2.96	2.73	2.57	2.46	2.37	2.30	2.25	2.20	2.16	2.13
	7.68	**5.49**	**4.60**	**4.11**	**3.79**	**3.56**	**3.39**	**3.26**	**3.14**	**3.06**	**2.98**	**2.93**
28	4.20	3.34	2.95	2.71	2.56	2.44	2.36	2.29	2.24	2.19	2.15	2.12
	7.64	**5.45**	**4.57**	**4.07**	**3.76**	**3.53**	**3.36**	**3.23**	**3.11**	**3.03**	**2.95**	**2.90**
29	4.18	3.33	2.93	2.70	2.54	2.43	2.35	2.28	2.22	2.18	2.14	2.10
	7.60	**5.42**	**4.54**	**4.04**	**3.73**	**3.50**	**3.33**	**3.20**	**3.08**	**3.00**	**2.92**	**2.87**
30	4.17	3.32	2.92	2.69	2.53	2.42	2.33	2.27	2.21	2.16	2.12	2.09
	7.56	**5.39**	**4.51**	**4.02**	**3.70**	**3.47**	**3.30**	**3.17**	**3.06**	**2.98**	**2.90**	**2.84**
32	4.15	3.30	2.90	2.67	2.51	2.40	2.32	2.25	2.19	2.14	2.10	2.07
	7.50	**5.34**	**4.46**	**3.97**	**3.66**	**3.42**	**3.25**	**3.12**	**3.01**	**2.94**	**2.86**	**2.80**
34	4.13	3.28	2.88	2.65	2.49	2.38	2.30	2.23	2.17	2.12	2.08	2.05
	7.44	**5.29**	**4.42**	**3.93**	**3.61**	**3.38**	**3.21**	**3.08**	**2.97**	**2.89**	**2.82**	**2.76**
36	4.11	3.26	2.86	2.63	2.48	2.36	2.28	2.21	2.15	2.10	2.06	2.03
	7.39	**5.25**	**4.38**	**3.89**	**3.58**	**3.35**	**3.18**	**3.04**	**2.94**	**2.86**	**2.78**	**2.72**
38	4.10	3.25	2.85	2.62	2.46	2.35	2.26	2.19	2.14	2.09	2.05	2.02
	7.35	**5.21**	**4.34**	**3.86**	**3.54**	**3.32**	**3.15**	**3.02**	**2.91**	**2.82**	**2.75**	**2.69**
40	4.08	3.23	2.84	2.61	2.45	2.34	2.25	2.18	2.12	2.07	2.04	2.00
	7.31	**5.18**	**4.31**	**3.83**	**3.51**	**3.29**	**3.12**	**2.99**	**2.88**	**2.80**	**2.73**	**2.66**
42	4.07	3.22	2.83	2.59	2.44	2.32	2.24	2.17	2.11	2.06	2.02	1.99
	7.27	**5.15**	**4.29**	**3.80**	**3.49**	**3.26**	**3.10**	**2.96**	**2.86**	**2.77**	**2.70**	**2.64**

Type) Points for the Distribution of F

(for greater mean square)												n_2
14	16	20	24	30	40	50	75	100	200	500	∞	
2.33	2.29	2.23	2.19	2.15	2.11	2.08	2.04	2.02	1.99	1.97	1.96	17
3.35	**3.27**	**3.16**	**3.08**	**3.00**	**2.92**	**2.86**	**2.79**	**2.76**	**2.70**	**2.67**	**2.65**	
2.29	2.25	2.19	2.15	2.11	2.07	2.04	2.00	1.98	1.95	1.93	1.92	18
3.27	**3.19**	**3.07**	**3.00**	**2.91**	**2.83**	**2.78**	**2.71**	**2.68**	**2.62**	**2.59**	**2.57**	
2.26	2.21	2.15	2.11	2.07	2.02	2.00	1.96	1.94	1.91	1.90	1.88	19
3.19	**3.12**	**3.00**	**2.92**	**2.84**	**2.76**	**2.70**	**2.63**	**2.60**	**2.54**	**2.51**	**2.49**	
2.23	2.18	2.12	2.08	2.04	1.99	1.96	1.92	1.90	1.87	1.85	1.84	20
3.13	**3.05**	**2.94**	**2.86**	**2.77**	**2.69**	**2.63**	**2.56**	**2.53**	**2.47**	**2.44**	**2.42**	
2.20	2.15	2.09	2.05	2.00	1.96	1.93	1.89	1.87	1.84	1.82	1.81	21
3.07	**2.99**	**2.88**	**2.80**	**2.72**	**2.63**	**2.58**	**2.51**	**2.47**	**2.42**	**2.38**	**2.36**	
2.18	2.13	2.07	2.03	1.98	1.93	1.91	1.87	1.84	1.81	1.80	1.78	22
3.02	**2.94**	**2.83**	**2.75**	**2.67**	**2.58**	**2.53**	**2.46**	**2.42**	**2.37**	**2.33**	**2.31**	
2.14	2.10	2.04	2.00	1.96	1.91	1.88	1.84	1.82	1.79	1.77	1.76	23
2.97	**2.89**	**2.78**	**2.70**	**2.62**	**2.53**	**2.48**	**2.41**	**2.37**	**2.32**	**2.28**	**2.26**	
2.13	2.09	2.02	1.98	1.94	1.89	1.86	1.82	1.80	1.76	1.74	1.73	24
2.93	**2.85**	**2.74**	**2.66**	**2.58**	**2.49**	**2.44**	**2.36**	**2.33**	**2.27**	**2.23**	**2.21**	
2.11	2.06	2.00	1.96	1.92	1.87	1.84	1.80	1.77	1.74	1.72	1.71	25
2.89	**2.81**	**2.70**	**2.62**	**2.54**	**2.45**	**2.40**	**2.32**	**2.29**	**2.23**	**2.19**	**2.17**	
2.10	2.05	1.99	1.95	1.90	1.85	1.82	1.78	1.76	1.72	1.70	1.69	26
2.86	**2.77**	**2.66**	**2.58**	**2.50**	**2.41**	**2.36**	**2.28**	**2.25**	**2.19**	**2.15**	**2.13**	
2.08	2.03	1.97	1.93	1.88	1.84	1.80	1.76	1.74	1.71	1.68	1.67	27
2.83	**2.74**	**2.63**	**2.55**	**2.47**	**2.38**	**2.33**	**2.25**	**2.21**	**2.16**	**2.12**	**2.10**	
2.06	2.02	1.96	1.91	1.87	1.81	1.78	1.75	1.72	1.69	1.67	1.65	28
2.80	**2.71**	**2.60**	**2.52**	**2.44**	**2.35**	**2.30**	**2.22**	**2.18**	**2.13**	**2.09**	**2.06**	
2.05	2.00	1.94	1.90	1.85	1.80	1.77	1.73	1.71	1.68	1.65	1.64	29
2.77	**2.68**	**2.57**	**2.49**	**2.41**	**2.32**	**2.27**	**2.19**	**2.15**	**2.10**	**2.06**	**2.03**	
2.04	1.99	1.93	1.89	1.84	1.79	1.76	1.72	1.69	1.66	1.64	1.62	30
2.74	**2.66**	**2.55**	**2.47**	**2.38**	**2.29**	**2.24**	**2.16**	**2.13**	**2.07**	**2.03**	**2.01**	
2.02	1.97	1.91	1.86	1.82	1.76	1.74	1.69	1.67	1.64	1.61	1.59	32
2.70	**2.62**	**2.51**	**2.42**	**2.34**	**2.25**	**2.20**	**2.12**	**2.08**	**2.02**	**1.98**	**1.96**	
2.00	1.95	1.89	1.84	1.80	1.74	1.71	1.67	1.64	1.61	1.59	1.57	34
2.66	**2.58**	**2.47**	**2.38**	**2.30**	**2.21**	**2.15**	**2.08**	**2.04**	**1.98**	**1.94**	**1.91**	
1.98	1.93	1.87	1.82	1.78	1.72	1.69	1.65	1.62	1.59	1.56	1.55	36
2.62	**2.54**	**2.43**	**2.35**	**2.26**	**2.17**	**2.12**	**2.04**	**2.00**	**1.94**	**1.90**	**1.87**	
1.96	1.92	1.85	1.80	1.76	1.71	1.67	1.63	1.60	1.57	1.54	1.53	38
2.59	**2.51**	**2.40**	**2.32**	**2.22**	**2.14**	**2.08**	**2.00**	**1.97**	**1.90**	**1.86**	**1.84**	
1.95	1.90	1.84	1.79	1.74	1.69	1.66	1.61	1.59	1.55	1.53	1.51	40
2.56	**2.49**	**2.37**	**2.29**	**2.20**	**2.11**	**2.05**	**1.97**	**1.94**	**1.88**	**1.84**	**1.81**	
1.94	1.89	1.82	1.78	1.73	1.68	1.64	1.60	1.57	1.54	1.51	1.49	42
2.54	**2.46**	**2.35**	**2.26**	**2.17**	**2.08**	**2.02**	**1.94**	**1.91**	**1.85**	**1.80**	**1.78**	

(F 분포표) 5% (Roman Type) and 1% (Bold Face

ϕ_2	ϕ_1 degrees of freedom											
	1	2	3	4	5	6	7	8	9	10	11	12
44	4.06	3.21	2.82	2.58	2.43	2.31	2.23	2.16	2.10	2.05	2.01	1.98
	7.24	**5.12**	**4.26**	**3.78**	**3.46**	**3.24**	**3.07**	**2.94**	**2.84**	**2.75**	**2.68**	**2.62**
46	4.05	3.20	2.81	2.57	2.42	2.30	2.22	2.14	2.09	2.04	2.00	1.97
	7.21	**5.10**	**4.24**	**3.76**	**3.44**	**3.22**	**3.05**	**2.92**	**2.82**	**2.73**	**2.66**	**2.60**
48	4.04	3.19	2.80	2.56	2.41	2.30	2.21	2.14	2.08	2.03	1.99	1.96
	7.19	**5.08**	**4.22**	**3.74**	**3.42**	**3.20**	**3.04**	**2.90**	**2.80**	**2.71**	**2.64**	**2.58**
50	4.03	3.18	2.79	2.56	2.40	2.29	2.20	2.13	2.07	2.02	1.98	1.95
	7.17	**5.06**	**4.20**	**3.72**	**3.41**	**3.18**	**3.02**	**2.88**	**2.78**	**2.70**	**2.62**	**2.56**
55	4.02	3.17	2.78	2.54	2.38	2.27	2.18	2.11	2.05	2.00	1.97	1.93
	7.12	**5.01**	**4.16**	**3.68**	**3.37**	**3.15**	**2.98**	**2.85**	**2.75**	**2.66**	**2.59**	**2.53**
60	4.00	3.15	2.76	2.53	2.37	2.25	2.17	2.10	2.04	1.99	1.95	1.92
	7.08	**4.98**	**4.13**	**3.65**	**3.34**	**3.12**	**2.95**	**2.82**	**2.72**	**2.63**	**2.56**	**2.50**
65	3.99	3.14	2.75	2.51	2.36	2.24	2.15	2.08	2.02	1.98	1.94	1.90
	7.04	**4.95**	**4.10**	**3.62**	**3.31**	**3.09**	**2.93**	**2.79**	**2.70**	**2.61**	**2.54**	**2.47**
70	3.98	3.13	2.74	2.50	2.35	2.23	2.14	2.07	2.01	1.97	1.93	1.89
	7.01	**4.92**	**4.08**	**3.60**	**3.29**	**3.07**	**2.91**	**2.77**	**2.67**	**2.59**	**2.51**	**2.45**
80	3.96	3.11	2.72	2.48	2.33	2.21	2.12	2.05	1.99	1.95	1.91	1.88
	6.96	**4.88**	**4.04**	**3.56**	**3.25**	**3.04**	**2.87**	**2.74**	**2.64**	**2.55**	**2.48**	**2.41**
100	3.94	3.09	2.70	2.46	2.30	2.19	2.10	2.03	1.97	1.92	1.88	1.85
	6.90	**4.82**	**3.98**	**3.51**	**3.20**	**2.99**	**2.82**	**2.69**	**2.59**	**2.51**	**2.43**	**2.36**
125	3.92	3.07	2.68	2.44	2.29	2.17	2.08	2.01	1.95	1.90	1.86	1.83
	6.84	**4.78**	**3.94**	**3.47**	**3.17**	**2.95**	**2.79**	**2.65**	**2.56**	**2.47**	**2.40**	**2.33**
150	3.91	3.06	2.67	2.43	2.27	2.16	2.07	2.00	1.94	1.89	1.85	1.82
	6.81	**4.75**	**3.91**	**3.44**	**3.14**	**2.92**	**2.76**	**2.62**	**2.53**	**2.44**	**2.37**	**2.30**
200	3.89	3.04	2.65	2.41	2.26	2.14	2.05	1.98	1.92	1.87	1.83	1.80
	6.76	**4.71**	**3.88**	**3.41**	**3.11**	**2.90**	**2.73**	**2.60**	**2.50**	**2.41**	**2.34**	**2.28**
400	3.86	3.02	2.62	2.39	2.23	2.12	2.03	1.96	1.90	1.85	1.81	1.78
	6.70	**4.66**	**3.83**	**3.36**	**3.06**	**2.85**	**2.69**	**2.55**	**2.46**	**2.37**	**2.29**	**2.23**
1000	3.85	3.00	2.61	2.38	2.22	2.10	2.02	1.95	1.89	1.84	1.80	1.76
	6.66	**4.62**	**3.80**	**3.34**	**3.04**	**2.82**	**2.66**	**2.53**	**2.43**	**2.34**	**2.26**	**2.20**
∞	3.84	2.99	2.60	2.37	2.21	2.09	2.01	1.94	1.88	1.83	1.79	1.75
	6.64	**4.60**	**3.78**	**3.32**	**3.02**	**2.80**	**2.64**	**2.51**	**2.41**	**2.32**	**2.24**	**2.18**

The function, $F=c$ with exponent $2z$, is computed in part from Fisher's
Source: This table is reproduced from *Statistical Methods*, by George W.
246–249. By permission of the author and publishers.

Type) Points for the Distribution of F

(for greater mean square)												n_2
14	16	20	24	30	40	50	75	100	200	500	∞	
1.92	1.88	1.81	1.76	1.72	1.66	1.63	1.58	1.56	1.52	1.50	1.48	44
2.52	**2.44**	**2.32**	**2.24**	**2.15**	**2.06**	**2.00**	**1.92**	**1.88**	**1.82**	**1.78**	**1.75**	
1.91	1.87	1.80	1.75	1.71	1.65	1.62	1.57	1.54	1.51	1.48	1.46	46
2.50	**2.42**	**2.30**	**2.22**	**2.13**	**2.04**	**1.98**	**1.90**	**1.86**	**1.80**	**1.76**	**1.72**	
1.90	1.86	1.79	1.74	1.70	1.64	1.61	1.56	1.53	1.50	1.47	1.45	48
2.48	**2.40**	**2.28**	**2.20**	**2.11**	**2.02**	**1.96**	**1.88**	**1.84**	**1.78**	**1.73**	**1.70**	
1.90	1.85	1.78	1.74	1.69	1.63	1.60	1.55	1.52	1.48	1.46	1.44	50
2.46	**2.39**	**2.26**	**2.18**	**2.10**	**2.00**	**1.94**	**1.86**	**1.82**	**1.76**	**1.71**	**1.68**	
1.88	1.83	1.76	1.72	1.67	1.61	1.58	1.52	1.50	1.46	1.43	1.41	55
2.43	**2.35**	**2.23**	**2.15**	**2.06**	**1.96**	**1.90**	**1.82**	**1.78**	**1.71**	**1.66**	**1.64**	
1.86	1.81	1.75	1.70	1.65	1.59	1.56	1.50	1.48	1.44	1.41	1.39	60
2.40	**2.32**	**2.20**	**2.12**	**2.03**	**1.93**	**1.87**	**1.79**	**1.74**	**1.68**	**1.63**	**1.60**	
1.85	1.80	1.73	1.68	1.63	1.57	1.54	1.49	1.46	1.42	1.39	1.37	65
2.37	**2.30**	**2.18**	**2.09**	**2.00**	**1.90**	**1.84**	**1.76**	**1.71**	**1.64**	**1.60**	**1.56**	
1.84	1.79	1.72	1.67	1.62	1.56	1.53	1.47	1.45	1.40	1.37	1.35	70
2.35	**2.28**	**2.15**	**2.07**	**1.98**	**1.88**	**1.82**	**1.74**	**1.69**	**1.62**	**1.56**	**1.53**	
1.82	1.77	1.70	1.65	1.60	1.54	1.51	1.45	1.42	1.38	1.35	1.32	80
2.32	**2.24**	**2.11**	**2.03**	**1.94**	**1.84**	**1.78**	**1.70**	**1.65**	**1.57**	**1.52**	**1.49**	
1.79	1.75	1.68	1.63	1.57	1.51	1.48	1.42	1.39	1.34	1.30	1.28	100
2.26	**2.19**	**2.06**	**1.98**	**1.89**	**1.79**	**1.73**	**1.64**	**1.59**	**1.51**	**1.46**	**1.43**	
1.77	1.72	1.65	1.60	1.55	1.49	1.45	1.39	1.36	1.31	1.27	1.25	125
2.23	**2.15**	**2.03**	**1.94**	**1.85**	**1.75**	**1.68**	**1.59**	**1.54**	**1.46**	**1.40**	**1.37**	
1.76	1.71	1.64	1.59	1.54	1.47	1.44	1.37	1.34	1.29	1.25	1.22	150
2.20	**2.12**	**2.00**	**1.91**	**1.83**	**1.72**	**1.66**	**1.56**	**1.51**	**1.43**	**1.37**	**1.33**	
1.74	1.69	1.62	1.57	1.52	1.45	1.42	1.35	1.32	1.26	1.22	1.19	200
2.17	**2.09**	**1.97**	**1.88**	**1.79**	**1.69**	**1.62**	**1.53**	**1.48**	**1.39**	**1.33**	**1.28**	
1.72	1.67	1.60	1.54	1.49	1.42	1.38	1.32	1.28	1.22	1.16	1.13	400
2.12	**2.04**	**1.92**	**1.84**	**1.74**	**1.64**	**1.57**	**1.47**	**1.42**	**1.32**	**1.24**	**1.19**	
1.70	1.65	1.58	1.53	1.47	1.41	1.36	1.30	1.26	1.19	1.13	1.08	1000
2.09	**2.01**	**1.89**	**1.81**	**1.71**	**1.61**	**1.54**	**1.44**	**1.38**	**1.28**	**1.19**	**1.11**	
1.69	1.64	1.57	1.52	1.46	1.40	1.35	1.28	1.24	1.17	1.11	1.00	∞
2.07	**1.99**	**1.87**	**1.79**	**1.69**	**1.59**	**1.52**	**1.41**	**1.36**	**1.25**	**1.15**	**1.00**	

tabls VI(7). Additional entries are by interpolation, mostly graphical.
Snedecor (Ames, Iowa: The Iowa State University Press, 5th ed., 1956), pp.

7-2. Percentage Points of the F

ϕ_2 \ ϕ_1	1	2	3	4	5	6	7	8	9	10
1	648.	800.	864.	900.	922.	937.	948.	957.	963.	969.
2	38.5	39.0	39.2	39.2	39.3	39.3	39.4	39.4	39.4	39.4
3	17.4	16.0	15.4	15.1	14.9	14.7	14.6	14.5	14.5	14.4
4	12.2	10.6	9.98	9.60	9.36	9.20	9.07	8.98	8.90	8.84
5	10.0	8.43	7.76	7.39	7.15	6.98	6.85	6.76	6.68	6.62
6	8.81	7.26	6.60	6.23	5.99	5.82	5.70	5.60	5.52	5.46
7	8.07	6.54	5.89	5.52	5.29	5.12	4.99	4.90	4.82	4.76
8	7.57	6.06	5.42	5.05	4.82	4.65	4.53	4.43	4.36	4.30
9	7.21	5.71	5.08	4.72	4.48	4.32	4.20	4.10	4.03	3.96
10	6.94	5.46	4.83	4.47	4.24	4.07	3.95	3.85	3.78	3.72
11	6.72	5.26	4.63	4.28	4.04	3.88	3.76	3.66	3.59	3.53
12	6.55	5.10	4.47	4.12	3.89	3.73	3.61	3.51	3.44	3.37
13	6.41	4.97	4.35	4.00	3.77	3.60	3.48	3.39	3.31	3.25
14	6.30	4.86	4.24	3.89	3.66	3.50	3.38	3.29	3.21	3.15
15	6.20	4.76	4.15	3.80	3.58	3.41	3.29	3.20	3.12	3.06
16	6.12	4.69	4.08	3.73	3.50	3.34	3.22	3.12	3.05	2.99
17	6.04	4.62	4.01	3.66	3.44	3.28	3.16	3.06	2.98	2.92
18	5.98	4.56	3.95	3.61	3.38	3.22	3.10	3.01	2.93	2.87
19	5.92	4.51	3.90	3.56	3.33	3.17	3.05	2.96	2.88	2.82
20	5.87	4.46	3.86	3.51	3.29	3.13	3.01	2.91	2.84	2.77
21	5.83	4.42	3.82	3.48	3.25	3.09	2.97	2.87	2.80	2.73
22	5.79	4.38	3.78	3.44	3.22	3.05	2.93	2.84	2.76	2.70
23	5.75	4.35	3.75	3.41	3.18	3.02	2.90	2.81	2.73	2.67
24	5.72	4.32	3.72	3.38	3.15	2.99	2.87	2.78	2.70	2.64
25	5.69	4.29	3.69	3.35	3.13	2.97	2.85	2.75	2.68	2.61
26	5.66	4.27	3.67	3.33	3.10	2.94	2.82	2.73	2.65	2.59
27	5.63	4.24	3.65	3.31	3.08	2.92	2.80	2.71	2.63	2.57
28	5.61	4.22	3.63	3.29	3.06	2.90	2.78	2.69	2.61	2.55
29	5.59	4.20	3.61	3.27	3.04	2.88	2.76	2.67	2.59	2.53
30	5.57	4.18	3.59	3.25	3.03	2.87	2.75	2.65	2.57	2.51
40	5.42	4.05	3.46	3.13	2.90	2.74	2.62	2.53	2.45	2.39
60	5.29	3.93	3.34	3.01	2.79	2.63	2.51	2.41	2.33	2.27
120	5.15	3.80	3.23	2.89	2.67	2.52	2.39	2.30	2.22	2.16
∞	5.02	3.69	3.12	2.79	2.57	2.41	2.29	2.19	2.11	2.05
ϕ_2 / ϕ_1	1	2	3	4	5	6	7	8	9	10

Source: This table is abriged from M. Merrington and C.M. Thompson, 33, 1943~1946, pp. 73-88; by permission of the authors and editors.

Distribution(2.5%)

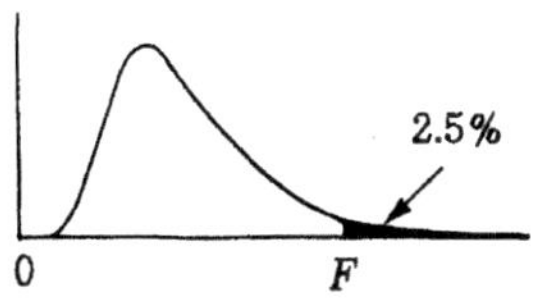

12	15	20	24	30	40	60	120	∞	ϕ_1 / ϕ_2
977.	985.	993.	997.	1001.	1006.	1010.	1014.	1018.	1
39.4	39.4	39.4	39.5	39.5	39.5	39.5	39.5	39.5	2
14.3	14.3	14.2	14.1	14.1	14.0	14.0	13.9	13.9	3
8.75	8.66	8.56	8.51	8.46	8.41	8.36	8.31	8.26	4
6.52	6.43	6.33	6.28	6.23	6.18	6.12	6.07	6.02	5
5.37	5.27	5.17	5.12	5.07	5.01	4.96	4.90	4.85	6
4.67	4.57	4.47	4.42	4.36	4.31	4.25	4.20	4.14	7
4.20	4.10	4.00	3.95	3.89	3.84	3.78	3.73	3.67	8
3.87	3.77	3.67	3.61	3.56	3.51	3.45	3.39	3.33	9
3.62	3.52	3.42	3.37	3.31	3.26	3.20	3.14	3.08	10
3.43	3.33	3.23	3.17	3.12	3.06	3.00	2.94	2.88	11
3.28	3.18	3.07	3.02	2.96	2.91	2.85	2.79	2.72	12
3.15	3.05	2.95	2.89	2.84	2.78	2.72	2.66	2.60	13
3.05	2.95	2.84	2.79	2.73	2.67	2.61	2.55	2.49	14
2.96	2.86	2.76	2.70	2.64	2.58	2.52	2.46	2.40	15
2.89	2.79	2.68	2.63	2.57	2.51	2.45	2.38	2.32	16
2.82	2.72	2.62	2.56	2.50	2.44	2.38	2.32	2.25	17
2.77	2.67	2.56	2.50	2.44	2.38	2.32	2.26	2.19	18
2.72	2.62	2.51	2.45	2.39	2.33	2.27	2.20	2.13	19
2.68	2.57	2.46	2.41	2.35	2.29	2.22	2.16	2.09	20
2.64	2.53	2.42	2.37	2.31	2.25	2.18	2.11	2.04	21
2.60	2.50	2.39	2.33	2.27	2.21	2.14	2.08	2.00	22
2.57	2.47	2.36	2.30	2.24	2.18	2.11	2.04	1.97	23
2.54	2.44	2.33	2.27	2.21	2.15	2.08	2.01	1.94	24
2.51	2.41	2.30	2.24	2.18	2.12	2.05	1.98	1.91	25
2.49	2.39	2.28	2.22	2.16	2.09	2.03	1.95	1.88	26
2.47	2.36	2.25	2.19	2.13	2.07	2.00	1.93	1.85	27
2.45	2.34	2.23	2.17	2.11	2.05	1.98	1.91	1.83	28
2.43	2.32	2.21	2.15	2.09	2.03	1.96	1.89	1.81	29
2.41	2.31	2.20	2.14	2.07	2.01	1.94	1.87	1.79	30
2.29	2.18	2.07	2.01	1.94	1.88	1.80	1.72	1.64	40
2.17	2.06	1.94	1.88	1.82	1.74	1.67	1.58	1.48	60
2.05	1.94	1.82	1.76	1.69	1.61	1.53	1.43	1.31	120
1.94	1.83	1.71	1.64	1.57	1.48	1.39	1.27	1.00	∞
12	15	20	24	30	40	60	120	∞	ϕ_2 / ϕ_1

"Tables of percentage points of the inverted Beta (F) distribution," *Biometrika*.

7-3. Percentage Points of the *F*

ϕ_2 \ ϕ_1	1	2	3	4	5	6	7	8	9	10
1	39.9	49.5	53.6	55.8	57.2	58.2	58.9	59.4	59.9	60.2
2	8.53	9.00	9.16	9.24	9.29	9.33	9.35	9.37	9.38	9.39
3	5.54	5.46	5.39	5.34	5.31	5.28	5.27	5.25	5.24	5.23
4	4.54	4.32	4.19	4.11	4.05	4.01	3.98	3.95	3.94	3.92
5	4.06	3.78	3.62	3.52	3.45	3.40	3.37	3.34	3.32	3.30
6	3.78	3.46	3.29	3.18	3.11	3.05	3.01	2.98	2.96	2.94
7	3.59	3.26	3.07	2.96	2.88	2.83	2.78	2.75	2.72	2.70
8	3.46	3.11	2.92	2.81	2.73	2.67	2.62	2.59	2.56	2.54
9	3.36	3.01	2.81	2.69	2.61	2.55	2.51	2.47	2.44	2.42
10	3.28	2.92	2.73	2.61	2.52	2.46	2.41	2.38	2.35	2.32
11	3.23	2.86	2.66	2.54	2.45	2.39	2.34	2.30	2.27	2.25
12	3.13	2.81	2.61	2.48	2.39	2.33	2.28	2.24	2.21	2.19
13	3.14	2.76	2.56	2.43	2.35	2.28	2.23	2.20	2.16	2.14
14	3.10	2.73	2.52	2.39	2.31	2.24	2.19	2.15	2.12	2.10
15	3.07	2.70	2.49	2.36	2.27	2.21	2.16	2.12	2.09	2.06
16	3.05	2.67	2.46	2.33	2.24	2.18	2.13	2.09	2.06	2.03
17	3.03	2.64	2.44	2.31	2.22	2.15	2.10	2.06	2.03	2.00
18	3.01	2.62	2.42	2.29	2.20	2.13	2.08	2.04	2.00	1.98
19	2.99	2.61	2.40	2.27	2.18	2.11	2.06	2.02	1.98	1.96
20	2.97	2.59	2.38	2.25	2.16	2.09	2.04	2.00	1.96	1.94
21	2.96	2.57	2.36	2.23	2.14	2.08	2.02	1.98	1.95	1.92
22	2.95	2.56	2.35	2.22	2.13	2.06	2.01	1.97	1.93	1.90
23	2.94	2.55	2.34	2.21	2.11	2.05	1.99	1.95	1.92	1.89
24	2.93	2.54	2.33	2.19	2.10	2.04	1.98	1.94	1.91	1.88
25	2.92	2.53	2.32	2.18	2.09	2.02	1.97	1.93	1.89	1.87
26	2.91	2.52	2.31	2.17	2.08	2.01	1.96	1.92	1.88	1.86
27	2.90	2.51	2.30	2.17	2.07	2.00	1.95	1.91	1.87	1.85
28	2.89	2.50	2.29	2.16	2.06	2.00	1.94	1.90	1.87	1.84
29	2.89	2.50	2.28	2.15	2.06	1.99	1.93	1.89	1.86	1.83
30	2.88	2.49	2.28	2.14	2.05	1.98	1.93	1.88	1.85	1.82
40	2.84	2.44	2.23	2.09	2.00	1.93	1.87	1.83	1.79	1.76
60	2.79	2.39	2.18	2.04	1.95	1.87	1.82	1.77	1.74	1.71
120	2.75	2.35	2.13	1.99	1.90	1.82	1.77	1.72	1.68	1.65
∞	2.71	2.30	2.08	1.94	1.85	1.77	1.72	1.67	1.63	1.60
ϕ_2 / ϕ_1	1	2	3	4	5	6	7	8	9	10

Source: This table is abridged from M. Merrington and C.M. Thompson, 33, 1943~1946.

Distribution(10%)

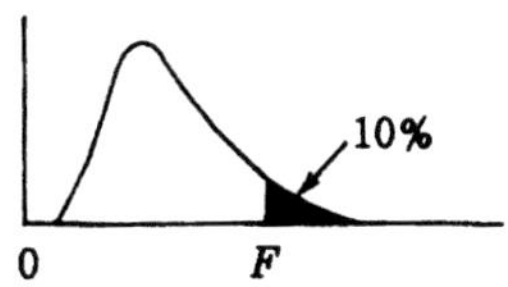

12	15	20	24	30	40	60	120	∞	ϕ_1 / ϕ_2
60.7	61.2	61.7	62.0	62.3	62.5	62.8	63.1	63.3	1
9.41	9.42	9.44	9.45	9.46	9.47	9.47	9.48	9.49	2
5.22	5.20	5.18	5.18	5.17	5.16	5.15	5.14	5.13	3
3.90	3.87	3.84	3.83	3.82	3.80	3.79	3.78	3.76	4
3.27	3.24	3.21	3.19	3.17	3.16	3.14	3.12	3.10	5
2.90	2.87	2.84	2.82	2.80	2.78	2.76	2.74	2.72	6
2.67	2.63	2.59	2.58	2.56	2.54	2.51	2.49	2.47	7
2.50	2.46	2.42	2.40	2.38	2.36	2.34	2.32	2.29	8
2.38	2.34	2.30	2.28	2.25	2.23	2.21	2.18	2.16	9
2.28	2.24	2.20	2.18	2.16	2.13	2.11	2.08	2.06	10
2.21	2.17	2.12	2.10	2.08	2.05	2.03	2.00	1.97	11
2.15	2.10	2.06	2.04	2.01	1.99	1.96	1.93	1.90	12
2.10	2.05	2.01	1.98	1.96	1.93	1.90	1.88	1.85	13
2.05	2.01	1.96	1.94	1.91	1.89	1.86	1.83	1.80	14
2.02	1.97	1.92	1.90	1.87	1.85	1.82	1.79	1.76	15
1.99	1.94	1.89	1.87	1.84	1.81	1.78	1.75	1.72	16
1.96	1.91	1.86	1.84	1.81	1.78	1.75	1.72	1.69	17
1.93	1.89	1.84	1.81	1.78	1.75	1.72	1.69	1.66	18
1.91	1.86	1.81	1.79	1.76	1.73	1.70	1.67	1.63	19
1.89	1.84	1.79	1.77	1.74	1.71	1.68	1.64	1.61	20
1.88	1.83	1.78	1.75	1.72	1.69	1.66	1.62	1.59	21
1.86	1.81	1.76	1.73	1.70	1.67	1.64	1.60	1.57	22
1.84	1.80	1.74	1.72	1.69	1.66	1.62	1.59	1.55	23
1.83	1.78	1.73	1.70	1.67	1.64	1.61	1.57	1.53	24
1.82	1.77	1.72	1.69	1.66	1.63	1.59	1.56	1.52	25
1.81	1.76	1.71	1.68	1.65	1.61	1.58	1.54	1.50	26
1.80	1.75	1.70	1.67	1.64	1.60	1.57	1.53	1.49	27
1.79	1.74	1.69	1.66	1.63	1.59	1.56	1.52	1.48	28
1.78	1.73	1.68	1.65	1.62	1.58	1.55	1.51	1.47	29
1.77	1.72	1.67	1.64	1.61	1.57	1.54	1.50	1.46	30
1.71	1.66	1.61	1.57	1.54	1.51	1.47	1.42	1.38	40
1.66	1.60	1.54	1.51	1.48	1.44	1.40	1.35	1.29	60
1.60	1.54	1.48	1.45	1.41	1.37	1.32	1.26	1.19	120
1.55	1.49	1.42	1.33	1.34	1.30	1.24	1.17	1.00	∞
12	15	20	24	30	40	60	120	∞	ϕ_2 / ϕ_1

"Tables of percentage points of the inverted Beta(F) distribution," *Biometrika.*

8. Percentiles of the Distribution of $q=w/s$

w is the range of *k* observations, and *v* is the number of degrees of freedom in an independent standard deviation *s*.

k	v	$q_{.90}$	$q_{.95}$	$q_{.99}$	k	v	$q_{.90}$	$q_{.95}$	$q_{.99}$
2	1	8.93	18.0	90.0	5	1	18.5	37.1	186.
	2	4.13	6.09	14.0		2	7.54	10.9	24.7
	3	3.33	4.50	8.26		3	5.74	7.50	13.3
	4	3.02	3.93	6.51		4	5.04	6.29	9.96
	6	2.75	63.4	5.24		6	4.44	5.31	7.56
	8	2.63	3.26	4.75		8	4.17	4.89	6.63
	10	2.56	3.15	4.48		10	4.02	4.65	6.14
	12	2.52	3.08	4.32		12	3.92	4.51	5.84
	16	2.47	3.00	4.13		61	3.80	4.33	5.49
	20	2.44	2.95	4.02		20	3.74	4.23	5.29
	24	2.42	2.92	3.96		24	3.69	4.17	5.17
	30	2.40	2.89	3.89		30	3.65	4.10	5.05
	40	2.38	2.86	3.83		40	3.61	4.04	4.93
	60	2.36	2.83	3.76		60	3.56	3.98	4.82
	120	2.34	2.80	3.70		120	3.52	3.92	4.71
	∞	2.33	2.77	3.64		∞	3.48	3.86	4.60
3	1	13.4	27.0	135.	6	1	20.2	40.4	202.
	2	5.73	8.33	19.0		2	8.14	11.7	26.6
	3	4.47	5.91	10.6		3	6.16	8.04	14.2
	4	3.98	5.04	8.12		4	5.39	6.71	10.6
	6	3.56	4.34	6.33		6	4.73	5.63	7.97
	8	3.37	4.04	5.64		8	4.43	5.17	6.96
	10	3.27	3.88	5.27		10	4.26	4.91	6.43
	12	3.20	3.77	5.05		12	4.16	4.75	6.10
	16	3.12	3.65	4.79		16	4.03	4.56	5.72
	20	3.08	3.58	4.64		20	3.95	4.45	5.51
	24	3.05	3.53	4.55		24	3.90	4.37	5.37
	30	3.02	3.49	4.46		30	3.85	4.30	5.24
	40	2.99	3.44	4.37		40	3.80	4.23	5.11
	60	2.96	3.40	4.29		60	3.76	4.16	5.00
	120	2.93	3.36	4.20		120	3.71	4.10	4.87
	∞	2.90	3.31	4.12		∞	3.66	4.03	4.76
4	1	16.4	32.8	164.	7	1	21.5	43.1	216.
	2	6.77	9.80	22.3		2	8.63	12.4	28.2
	3	5.20	6.83	12.2		3	6.51	8.48	15.0
	4	4.59	5.76	9.17		4	5.68	7.05	11.1
	6	4.07	4.90	7.03		6	4.97	5.90	8.32
	8	3.83	4.53	6.20		8	4.65	5.40	7.24
	10	3.70	4.33	5.77		10	4.47	5.12	6.67
	12	3.62	4.20	5.50		12	4.35	4.95	6.32
	16	3.52	4.05	5.19		16	4.21	4.74	5.92
	20	3.46	3.96	5.02		20	4.12	4.62	5.69
	24	3.42	3.90	4.91		24	4.07	4.54	5.54
	30	3.39	3.85	4.80		30	4.02	4.46	5.40
	40	3.35	3.79	4.70		40	3.96	4.39	5.27
	60	3.31	3.74	4.60		60	3.91	4.31	5.13
	120	3.28	3.69	4.50		120	3.86	4.24	5.01
	∞	3.24	3.63	4.40		∞	3.81	4.17	4.88

9-1. Confidence Belts for Proportions(Confidence Coefficient .95)

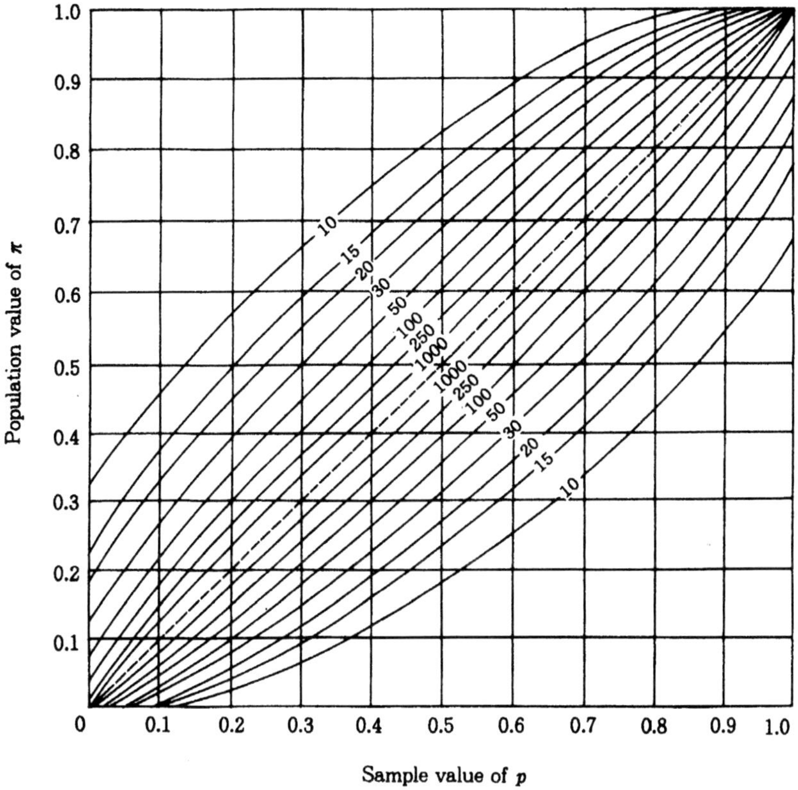

Source: Reproduced by permission of the editor from C.J. Clopper and E.S. Pearson, "The use of confidence or fiducial limits illustrated in the case of the binomial," *Biometrika*, 26, 1934, pp.404-413.

9-2. Confidence Belts for Proportions (Confidence Coefficient .99)

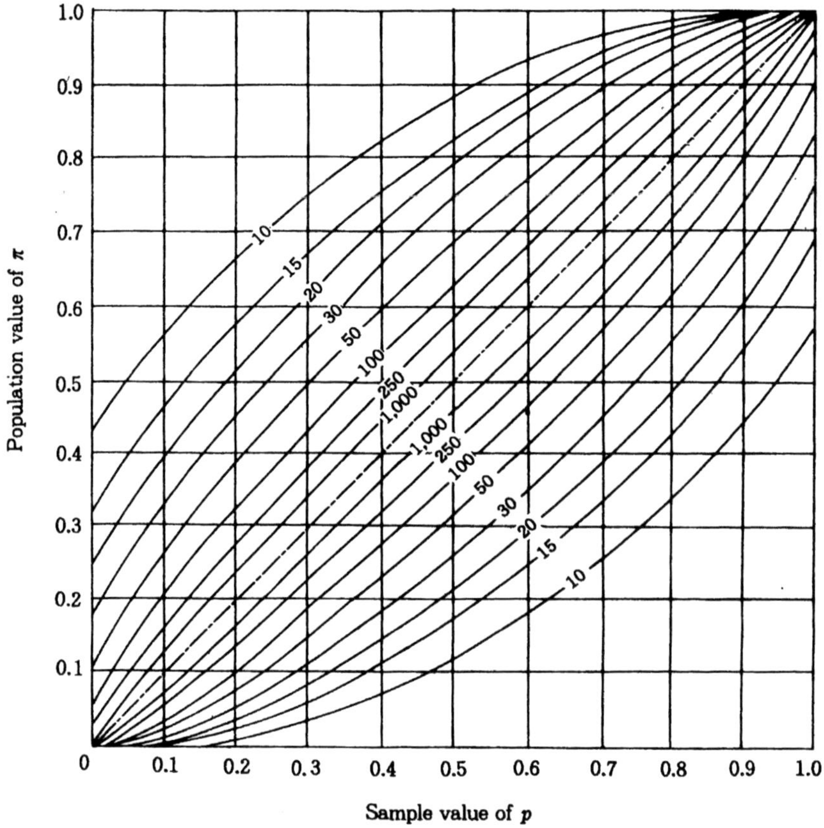

Source: Reproduced by permission of the editor from C.J. Clopper and E.S. Pearson, "The use of confidence or fiducial limits illustrated in the case of the binomial," *Biometrika*, 26, 1934, pp.404-413.

10. **Values of** *r*(Simple Correlation Coefficient) **for Different Levels of Significance**

d.f.	.1	.05	.02	.01	.001
1	.98769	.99692	.999507	.999877	.9999988
2	.90000	.95000	.98000	.990000	.99900
3	.8054	.8783	.93433	.95873	.99116
4	.7293	.8114	.8822	.91720	.97406
5	.6694	.7545	.8329	.8745	.95074
6	.6215	.7067	.7887	.8343	.92493
7	.5822	.6664	.7498	.7977	.8982
8	.5494	.6319	.7155	.7646	.8721
9	.5214	.6021	.6851	.7348	.8471
10	.4973	.5760	.6581	.7079	.8233
11	.4762	.5529	.6339	.6835	.8010
12	.4575	.5324	.6120	.6614	.7800
13	.4409	.5139	.5923	.6411	.7603
14	.4259	.4973	.5742	.6226	.7420
15	.4124	.4821	.5577	.6055	.7246
16	.4000	.4683	.5425	.5897	.7084
17	.3887	.4555	.5285	.5741	.6932
18	.3783	.4438	.5155	.5614	.6787
19	.3687	.4329	.5034	.5487	.6652
20	.3598	.4227	.4921	.5368	.6524
25	.3233	.3809	.4451	.4869	.5974
30	.2960	.3494	.4093	.4487	.5541
35	.2746	.3246	.3810	.4182	.5189
40	.2573	.3044	.3578	.3932	.4896
45	.2428	.2875	.3384	.3721	.4648
50	.2306	.2732	.3218	.3541	.4433
60	.2108	.2500	.2948	.3248	.4078
70	.1954	.2319	.2737	.3017	.3799
80	.1829	.2172	.2565	.2830	.3568
90	.1726	.2050	.2422	.2673	.3375
100	.1638	.1946	.2301	.2540	.3211

Source: This table is abridged from Table VII of Fisher & Yates: ***Statistical Tables for Biological, Agricultural and Medical Research*** **published by Oliver & Boyd Ltd., Edinburgh, and by permission of the authors and publishers.**

11. Corresponding Values of r(Correlation Coefficient) and z

Example

r : upper scale $r=0.7$

z : lower scale $\rightarrow z=0.867$

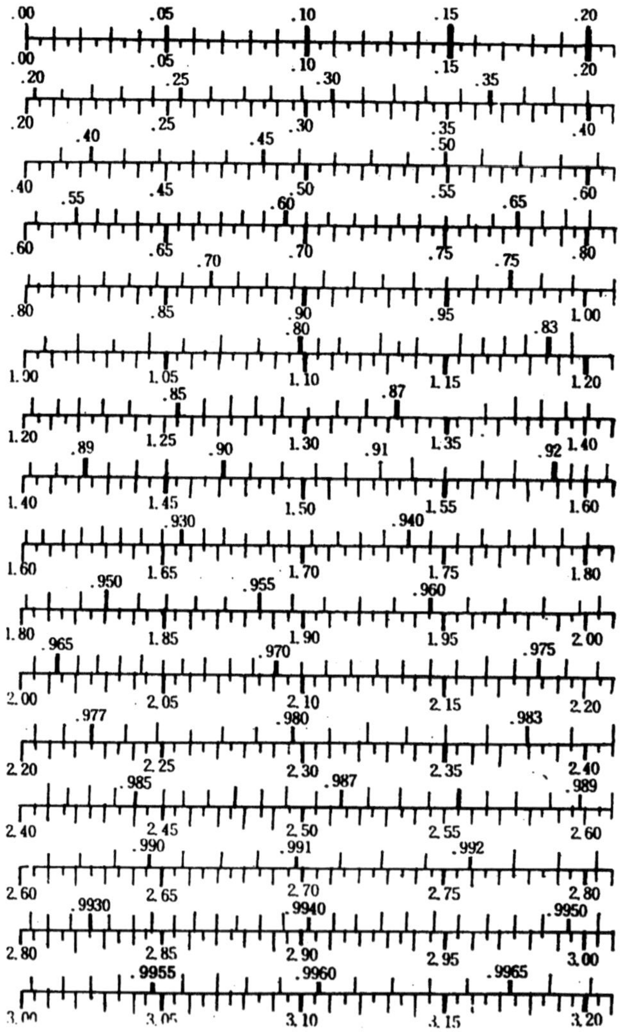

Source: This graph is reproduced from ***Statistical Methods*** by George W. Snedecor(Ames, Iowa. The Iowa State University Press, 5th ed., 1956), pp. 176-177. By permission of the author and publishers.

12. $N \leq 15$에서 Fisher's 직접확률표

N	S_1	S_2	X	Probability Obs.	Probability Other	Probability Total	N	S_1	S_2	X	Probability Obs.	Probability Other	Probability Total	N	S_1	S_2	X	Probability Obs.	Probability Other	Probability Total
2	1	1	0	.500	.500	1.000	6	2	2	2	.067	.000	.067	8	1	2	0	.750	.250	1.000
2	1	1	1	.500	.500	1.000	6	2	3	0	.200	.200	.400	8	1	2	1	.250	.000	.250
3	1	1	0	.667	.333	1.000	6	2	3	1	1.000	.000	1.000	8	1	3	0	.625	.375	1.000
3	1	1	1	.333	.000	.333	6	2	3	2	.200	.200	.400	8	1	3	1	.375	.000	.375
4	1	1	0	.750	.250	1.000	6	3	3	0	.050	.050	.100	8	1	4	0	.500	.500	1.000
4	1	1	1	.250	.000	.250	6	3	3	1	.500	.500	1.000	8	1	4	1	.500	.500	1.000
4	1	2	0	.500	.500	1.000	6	3	3	2	.500	.500	1.000	8	2	2	0	.536	.464	1.000
4	1	2	1	.500	.500	1.000	6	3	3	3	.050	.050	.100	8	2	2	1	.464	.536	1.000
4	2	2	0	.167	.167	.333	7	1	1	0	.857	.143	1.000	8	2	2	2	.035	.000	.035
4	2	2	1	1.000	.000	1.000	7	1	1	1	.143	.000	.143	8	2	3	0	.357	.107	.464
4	2	2	2	.167	.167	.333	7	1	2	0	.714	.286	1.000	8	2	3	1	.643	.357	1.000
5	1	1	0	.800	.200	1.000	7	1	2	1	.286	.000	.286	8	2	3	2	.107	.000	.107
5	1	1	1	.200	.000	.200	7	1	3	0	.571	.429	1.000	8	2	4	0	.214	.214	.428
5	1	2	0	.600	.400	1.000	7	1	3	1	.429	.000	.429	8	2	4	1	1.000	.000	1.000
5	1	2	1	.400	.000	.400	7	2	2	0	.476	.524	1.000	8	2	4	2	.214	.214	.428
5	2	2	0	.300	.100	.400	7	2	2	1	.524	.000	.524	8	3	3	0	.179	.018	.197
5	2	2	1	.700	.300	1.000	7	2	2	2	.048	.000	.048	8	3	3	1	.715	.286	1.000
5	2	2	2	.100	.000	.100	7	2	3	0	.286	.143	.429	8	3	3	2	.286	.179	.465
6	1	1	0	.833	.167	1.000	7	2	3	1	.714	.286	1.000	8	3	3	3	.018	.000	.018
6	1	1	1	.167	.000	.167	7	2	3	2	.143	.000	.143	8	3	4	0	.071	.071	.143
6	1	2	0	.667	.333	1.000	7	3	3	0	.114	.029	.143	8	3	4	1	.500	.500	1.000
6	1	2	1	.333	.000	.333	7	3	3	1	.628	.372	1.000	8	3	4	2	.500	.500	1.000
6	1	3	0	.500	.500	1.000	7	3	3	2	.372	.114	.486	8	3	4	3	.071	.071	.143
6	1	3	1	.500	.500	1.000	7	3	3	3	.029	.000	.029	8	4	4	0	.014	.014	.029
6	2	2	0	.400	.067	.467	8	1	1	0	.875	.125	1.000	8	4	4	1	.243	.243	.486
6	2	2	1	.533	.467	1.000	8	1	1	1	.125	.000	.125	8	4	4	2	1.000	.000	1.000

($N \leq 15$에서 Fisher's 직접확률표)

N	S_1	S_2	X	Probability Obs.	Probability Other	Probability Total	N	S_1	S_2	X	Probability Obs.	Probability Other	Probability Total	N	S_1	S_2	X	Probability Obs.	Probability Other	Probability Total
8	4	4	3	.243	.243	.486	9	3	4	3	.048	.000	.048	10	2	5	1	.778	.778	1.000
8	4	4	4	.014	.014	.029	9	4	4	0	.040	.008	.048	10	2	5	2	.222	.222	.444
9	1	1	0	.889	.111	1.000	9	4	4	1	.357	.167	.524	10	3	3	0	.292	.183	.475
9	1	1	1	.111	.000	.111	9	4	4	2	.643	.357	1.000	10	3	3	1	.708	.292	1.000
9	1	2	0	.778	.222	1.000	9	4	4	3	.167	.040	.206	10	3	3	2	.183	.000	.183
9	1	2	1	.222	.000	.222	9	4	4	4	.008	.000	.008	10	3	3	3	.008	.000	.008
9	1	3	0	.667	.333	1.000	10	1	1	0	.900	.100	1.000	10	3	4	0	.167	.033	.200
9	1	3	1	.333	.000	.333	10	1	1	1	.100	.000	.100	10	3	4	1	.667	.333	1.000
9	1	4	0	.556	.444	1.000	10	1	2	0	.800	.200	1.000	10	3	4	2	.333	.167	.500
9	1	4	1	.444	.000	.444	10	1	2	1	.200	.000	.200	10	3	4	3	.033	0	.033
9	2	2	0	.583	.417	1.000	10	1	3	0	.700	.300	1.000	10	3	5	0	.083	.083	.167
9	2	2	1	.417	.000	.417	10	1	3	1	.300	.000	.300	10	3	5	1	.500	.500	1.000
9	2	2	2	.028	.000	.028	10	1	4	0	.600	.400	1.000	10	3	5	2	.500	.500	1.000
9	2	3	0	.417	.083	.500	10	1	4	1	.400	.000	.400	10	3	5	3	.083	.083	.167
9	2	3	1	.583	.417	1.000	10	1	5	0	.500	.500	1.000	10	4	4	0	.071	.005	.076
9	2	3	2	.083	.000	.083	10	1	5	1	.500	.500	1.000	10	4	4	1	.452	.119	.571
9	2	4	0	.278	.167	.444	10	2	2	0	.622	.378	1.000	10	4	4	2	.548	.452	1.000
9	2	4	1	.722	.278	1.000	10	2	2	1	.378	.000	.378	10	4	4	3	.119	.071	.190
9	2	4	2	.167	.000	.167	10	2	2	2	.022	.000	.022	10	4	4	4	.005	0	.005
9	3	3	0	.238	.226	.464	10	2	3	0	.467	.067	.533	10	4	5	0	.024	.024	.048
9	3	3	1	1.000	.000	1.000	10	2	3	1	.533	.467	1.000	10	4	5	1	.262	.262	.524
9	3	3	2	.226	.238	.464	10	2	3	2	.067	.000	.067	10	4	5	2	.738	.738	1.000
9	3	3	3	.012	.000	.012	10	2	4	0	.333	.133	.467	10	4	5	3	.262	.262	.524
9	3	4	0	.012	.048	.060	10	2	4	1	.667	.333	1.000	10	4	5	4	.024	.024	.048
9	3	4	1	.488	.512	1.000	10	2	4	2	.133	.000	.133	10	5	5	0	.004	.004	.008
9	3	4	2	.405	.012	.417	10	2	5	0	.222	.222	.444	10	5	5	1	.103	.103	.206

(N≤15에서 Fisher's 직접확률표)

N	S_1	S_2	X	Probability Obs.	Other	Total	N	S_1	S_2	X	Probability Obs.	Other	Total	N	S_1	S_2	X	Probability Obs.	Other	Total
10	5	5	2	.500	.500	1.000	11	3	3	0	.339	.152	.491	11	5	5	4	.067	.013	.080
10	5	5	3	.500	.500	1.000	11	3	3	1	.661	.339	1.000	11	5	5	5	.002	0	.002
10	5	5	4	.103	.103	.206	11	3	3	2	.152	0	.152	12	1	1	0	.917	.083	1.000
10	5	5	5	.004	.004	.008	11	3	3	3	.006	0	.006	12	1	1	1	.083	0	.083
11	1	1	0	.909	.091	1.000	11	3	4	0	.212	.024	.236	12	1	2	0	.833	.167	1.000
11	1	1	1	.091	0	.091	11	3	4	1	.721	.274	1.000	12	1	2	1	.167	0	.167
11	1	2	0	.818	.182	1.000	11	3	4	2	.279	.212	.491	12	1	3	0	.750	.250	1.000
11	1	2	1	.182	0	.182	11	3	4	3	.024	0	.024	12	1	3	1	.250	0	.250
11	1	3	0	.727	.273	1.000	11	3	5	0	.121	.061	.182	12	1	4	0	.667	.333	1.000
11	1	3	1	.273	0	.273	11	3	5	1	.576	.424	1.000	12	1	4	1	.333	0	.333
11	1	4	0	.636	.364	1.000	11	3	5	2	.424	.121	.545	12	1	5	0	.583	.417	1.000
11	1	4	1	.364	0	.364	11	3	5	3	.061	0	.061	12	1	5	1	.417	0	.417
11	1	5	0	.545	.455	1.000	11	4	4	0	.106	.088	.194	12	1	6	0	.500	.500	1.000
11	1	5	1	.455	0	.455	11	4	4	1	.530	.470	1.000	12	1	6	1	.500	.500	1.000
11	2	2	0	.655	.345	1.000	11	4	4	2	.470	.106	.576	12	2	2	0	.682	.318	1.000
11	2	2	1	.345	0	.345	11	4	4	3	.088	0	.088	12	2	2	1	.318	0	.318
11	2	2	2	.018	0	.018	11	4	4	4	.003	0	.003	12	2	2	2	.015	0	.015
11	2	3	0	.509	.055	.564	11	4	5	0	.045	.015	.060	12	2	3	0	.545	.455	1.000
11	2	3	1	.491	.509	1.000	11	4	5	1	.348	.197	.545	12	2	3	1	.455	.545	1.000
11	2	3	2	.055	0	.055	11	4	5	2	.652	.348	1.000	12	2	3	2	.045	0	.045
11	2	4	0	.382	.103	.491	11	4	5	3	.197	.045	.242	12	2	4	0	.424	.091	.515
11	2	4	1	.618	.382	1.000	11	4	5	4	.015	0	.015	12	2	4	1	.576	.424	1.000
11	2	4	2	.109	0	.109	11	5	5	0	.013	.002	.015	12	2	4	2	.091	0	.091
11	2	5	0	.273	.182	.455	11	5	5	1	.175	.067	.242	12	2	5	0	.318	.152	.470
11	2	5	1	.727	.273	1.000	11	5	5	2	.608	.392	1.000	12	2	5	1	.682	.318	1.000
11	2	5	2	.182	0	.182	11	5	5	3	.392	.175	.567	12	2	5	2	.152	0	.152

(*N*≤15에서 Fisher's 직접확률표)

N	S_1	S_2	X	Probability Obs.	Other	Total	N	S_1	S_2	X	Probability Obs.	Other	Total	N	S_1	S_2	X	Probability Cbs.	Other	Total
12	2	6	0	.227	.227	.455	12	4	5	2	.576	.424	1.000	12	6	6	6	.001	.001	.002
12	2	6	1	.773	.773	1.000	12	4	5	3	.152	.071	.222	13	1	1	0	.923	.077	1.000
12	2	6	2	.227	.227	.455	12	4	5	4	.010	0	.010	13	1	1	1	.077	0	.077
12	3	3	0	.382	.127	.509	12	4	6	0	.030	.030	.061	13	1	2	0	.846	.154	1.000
12	3	3	1	.618	.382	1.000	12	4	6	1	.273	.273	.545	13	1	2	1	.154	0	.154
12	3	3	2	.127	0	.127	12	4	6	2	.727	.727	1.000	13	1	3	0	.769	.231	1.000
12	3	3	3	.005	0	.005	12	4	6	3	.273	.273	.545	13	1	3	1	.231	0	.231
12	3	4	0	.255	.236	.491	12	4	6	4	.030	.030	.061	13	1	4	0	.692	.308	1.000
12	3	4	1	.764	.745	1.000	12	5	5	0	.027	.001	.028	13	1	4	1	.308	0	.308
12	3	4	2	.236	.255	.491	12	5	5	1	.247	.045	.293	13	1	5	0	.615	.385	1.000
12	3	4	3	.018	0	.018	12	5	5	2	.689	.311	1.000	13	1	5	1	.385	0	.385
12	3	5	0	.159	.045	.205	12	5	5	3	.311	.247	.558	13	1	6	0	.538	.462	1.000
12	3	5	1	.636	.364	1.000	12	5	5	4	.045	.027	.072	13	1	6	1	.462	0	.462
12	3	5	2	.364	.159	.523	12	5	5	5	.001	0	.001	13	2	2	0	.705	.295	1.000
12	3	5	3	.045	0	.045	12	5	6	0	.008	.008	.015	13	2	2	1	.295	0	.295
12	3	6	0	.091	.091	.182	12	5	6	1	.121	.121	.242	13	2	2	2	.013	0	.013
12	3	6	1	.500	.500	1.000	12	5	6	2	.500	.500	1.000	13	2	3	0	.577	.423	1.000
12	3	6	2	.500	.500	1.000	12	5	6	3	.500	.500	1.000	13	2	3	1	.423	0	.423
12	3	6	3	.091	.091	.182	12	5	6	4	.121	.121	.242	13	2	3	2	.038	0	.038
12	4	4	0	.141	.067	.208	12	5	6	5	.008	.008	.015	13	2	4	0	.462	.077	.538
12	4	4	1	.594	.406	1.000	12	6	6	0	.001	.001	.002	13	2	4	1	.538	.462	1.000
12	4	4	2	.406	.141	.547	12	6	6	1	.040	.040	.080	13	2	4	2	.077	0	.077
12	4	4	3	.067	0	.067	12	6	6	2	.284	.284	.567	13	2	5	0	.359	.128	.487
12	4	4	4	.002	0	.002	12	6	6	3	1.000	.000	1.000	13	2	5	1	.641	.359	1.000
12	4	5	0	.071	.010	.081	12	6	6	4	.284	.284	.567	13	2	5	2	.128	0	.128
12	4	5	1	.424	.152	.576	12	6	6	5	.040	.040	.080	13	2	6	0	.299	.192	.462

(N≤15에서 Fisher's 직접확률표)

N	S_1	S_2	X	Probability Obs.	Other	Total	N	S_1	S_2	X	Probability Obs.	Other	Total	N	S_1	S_2	X	Probability Obs.	Other	Total
13	2	6	1	.731	.269	1.000	13	4	5	3	.119	.098	.217	14	1	1	0	.929	.071	1.000
13	2	6	2	.192	0	.192	13	4	5	4	.007	0	.007	14	1	1	1	.071	0	.071
13	3	3	0	.420	.108	.528	13	4	6	0	.049	.021	.070	14	1	2	0	.857	.143	1.000
13	3	3	1	.580	.420	1.000	13	4	6	1	.343	.217	.559	14	1	2	1	.143	0	.143
13	3	3	2	.108	0	.108	13	4	6	2	.657	.343	1.000	14	1	3	0	.786	.214	1.000
13	3	3	3	.003	0	.003	13	4	6	3	.217	.049	.266	14	1	3	1	.214	0	.214
13	3	4	0	.294	.203	.497	13	4	6	4	.021	0	.021	14	1	4	0	.714	.286	1.000
13	3	4	1	.706	.294	1.000	13	5	5	0	.044	.032	.075	14	1	4	1	.286	0	.286
13	3	4	2	.203	0	.203	13	5	5	1	.315	.249	.565	14	1	5	0	.643	.357	1.000
13	3	4	3	.014	0	.014	13	5	5	2	.685	.315	1.000	14	1	5	1	.357	0	.357
13	3	5	0	.196	.035	.231	13	5	5	3	.249	.044	.293	14	1	6	0	.571	.429	1.000
13	3	5	1	.685	.315	1.000	13	5	5	4	.032	0	.032	14	1	6	1	.429	0	.429
13	3	5	2	.315	.196	.510	13	5	5	5	.001	0	.001	14	1	7	0	.500	.500	1.000
13	3	5	3	.035	0	.035	13	5	6	0	.016	.005	.021	14	1	7	1	.500	.500	1.000
13	3	6	0	.122	.070	.192	13	5	6	1	.179	.086	.266	14	2	2	0	.725	.275	1.000
13	3	6	1	.563	.437	1.000	13	5	6	2	.587	.413	1.000	14	2	2	1	.275	0	.275
13	3	6	2	.437	.122	.559	13	5	6	3	.413	.179	.592	14	2	2	2	.011	0	.011
13	3	6	3	.070	0	.070	13	5	6	4	.086	.016	.103	14	2	3	0	.604	.396	1.000
13	4	4	0	.176	.052	.228	13	5	6	5	.005	0	.005	14	2	3	1	.396	0	.396
13	4	4	1	.646	.354	1.000	13	6	6	0	.004	.001	.005	14	2	3	2	.033	0	.033
13	4	4	2	.354	.176	.530	13	6	6	1	.078	.025	.103	14	2	4	0	.495	.066	.560
13	4	4	3	.052	0	.052	13	6	6	2	.383	.209	.592	14	2	4	1	.505	.495	1.000
13	4	4	4	.001	0	.001	13	6	6	3	.617	.383	1.000	14	2	4	2	.066	0	.066
13	4	5	0	.098	.007	.105	13	6	6	4	.209	.078	.286	14	2	5	0	.396	.110	.505
13	4	5	1	.490	.119	.608	13	6	6	5	.025	.004	.029	14	2	5	1	.604	.396	1.000
13	4	5	2	.510	.490	1.000	13	6	6	6	.001	0	.001	14	2	5	2	.110	0	.110

(N≤15에서 Fisher's 직접확률표)

N	S_1	S_2	X	Probability Obs.	Other	Total	N	S_1	S_2	X	Probability Cbs.	Cther	Total	N	S_1	S_2	X	Probability Obs.	Cther	Total
14	2	6	0	.308	.165	.473	14	4	4	0	.210	.041	.251	14	5	6	0	.028	.003	.031
14	2	6	1	.692	.308	1.000	14	4	4	1	.689	.311	1.000	14	5	6	1	.238	.063	.301
14	2	6	2	.165	0	.165	14	4	4	2	.311	.210	.520	14	5	6	2	.657	.343	1.000
14	2	7	0	.231	.231	.462	14	4	4	3	.041	0	.041	14	5	6	3	.343	.238	.580
14	2	7	1	.769	.769	1.000	14	4	4	4	.001	0	.001	14	5	6	4	.063	.028	.091
14	2	7	2	.231	.231	.462	14	4	5	0	.126	.095	.221	14	5	6	5	.003	0	.003
14	3	3	0	.453	.093	.547	14	4	5	1	.545	.455	1.000	14	5	7	0	.010	.010	.021
14	3	3	1	.547	.453	1.000	14	4	5	2	.455	.126	.580	14	5	7	1	.133	.133	.266
14	3	3	2	.093	0	.093	14	4	5	3	.095	0	.095	14	5	7	2	.500	.500	1.000
14	3	3	3	.003	0	.003	14	4	5	4	.005	0	.005	14	5	7	3	.500	.500	1.000
14	3	4	0	.330	.017	.505	14	4	6	0	.070	.015	.085	14	5	7	4	.133	.133	.266
14	3	4	1	.670	.330	1.000	14	4	6	1	.406	.175	.580	14	5	7	5	.010	.010	.021
14	3	4	2	.176	0	.176	14	4	6	2	.594	.406	1.000	14	6	6	0	.009	.000	.010
14	3	4	3	.011	0	.011	14	4	6	3	.175	.070	.245	14	6	6	1	.121	.016	.138
14	3	5	0	.231	.027	.258	14	4	6	4	.015	0	.015	14	6	6	2	.471	.156	.627
14	3	5	1	.725	.275	1.000	14	4	7	0	.035	.035	.070	14	6	6	3	.529	.471	1.000
14	3	5	2	.275	.231	.505	14	4	7	1	.280	.280	.559	14	6	6	4	.156	.121	.277
14	3	5	3	.027	0	.027	14	4	7	2	.720	.720	1.000	14	6	6	5	.016	.009	.026
14	3	6	0	.154	.055	.209	14	4	7	3	.280	.280	.559	14	6	6	6	.000	0	.000
14	3	6	1	.615	.385	1.000	14	4	7	4	.035	.035	.070	14	6	7	0	.002	.002	.005
14	3	6	2	.385	.154	.538	14	5	5	0	.063	.023	.086	14	6	7	1	.051	.051	.103
14	3	6	3	.055	0	.055	14	5	5	1	.378	.203	.580	14	6	7	2	.296	.296	.592
14	3	7	0	.096	.096	.192	14	5	5	2	.622	.378	1.000	14	6	7	3	.704	.704	1.000
14	3	7	1	.500	.500	1.000	14	5	5	3	.203	.063	.266	14	6	7	4	.296	.296	.592
14	3	7	2	.500	.500	1.000	14	5	5	4	.023	0	.023	14	6	7	5	.051	.051	.103
14	3	7	3	.096	.096	.192	14	5	5	5	.000	0	.000	14	6	7	6	.002	.002	.005

(N≤15에서 Fisher's 직접확률표)

N	S_1	S_2	X	Obs.	Other	Total	N	S_1	S_2	X	Obs.	Other	Total	N	S_1	S_2	X	Obs.	Other	Total
14	7	7	0	.000	.000	.001	15	2	3	1	.371	0	.371	15	3	6	0	.185	.044	.229
14	7	7	1	.015	.015	.029	15	2	3	2	.029	0	.029	15	3	6	1	.659	.341	1.000
14	7	7	2	.143	.143	.286	15	2	4	0	.524	.057	.581	15	3	6	2	.341	.185	.525
14	7	7	3	.500	.500	1.000	15	2	4	1	.476	.524	1.000	15	3	6	3	.044	0	.044
14	7	7	4	.500	.500	1.000	15	2	4	2	.057	0	.057	15	3	7	0	.123	.077	.200
14	7	7	5	.143	.143	.286	15	2	5	0	.429	.095	.524	15	3	7	1	.554	.446	1.000
14	7	7	6	.015	.015	.029	15	2	5	1	.571	.429	1.000	15	3	7	2	.446	.123	.569
14	7	7	7	.000	.000	.001	15	2	5	2	.095	0	.095	15	3	7	3	.077	0	.077
15	1	1	0	.933	.067	1.000	15	2	6	0	.343	.143	.486	15	4	4	0	.242	.033	.275
15	1	1	1	.067	0	.067	15	2	6	1	.657	.343	1.000	15	4	4	1	.725	.275	1.000
15	1	2	0	.867	.133	1.000	15	2	6	2	.143	0	.143	15	4	4	2	.275	.242	.516
15	1	2	1	.133	0	.133	15	2	7	0	.267	.200	.467	15	4	4	3	.033	0	.033
15	1	3	0	.800	.200	1.000	15	2	7	1	.733	.267	1.000	15	4	4	4	.001	0	.001
15	1	3	1	.200	0	.200	15	2	7	2	.200	0	.200	15	4	5	0	.154	.077	.231
15	1	4	0	.733	.267	1.000	15	3	3	0	.484	.081	.565	15	4	5	1	.593	.407	1.000
15	1	4	1	.267	0	.267	15	3	3	1	.516	.484	1.000	15	4	5	2	.407	.154	.560
15	1	5	0	.667	.333	1.000	15	3	3	2	.081	0	.081	15	4	5	3	.077	0	.077
15	1	5	1	.333	0	.333	15	3	3	3	.002	0	.002	15	4	5	4	.004	0	.004
15	1	6	0	.600	.400	1.000	15	3	4	0	.363	.154	.516	15	4	6	0	.092	.011	.103
15	1	6	1	.400	0	.400	15	3	4	1	.637	.363	1.000	15	4	6	1	.462	.143	.604
15	1	7	0	.533	.467	1.000	15	3	4	2	.154	0	.154	15	4	6	2	.538	.462	1.000
15	1	7	1	.467	0	.467	15	3	4	3	.009	0	.009	15	4	6	3	.143	.092	.235
15	2	2	0	.743	.257	1.000	15	3	5	0	.264	.242	.505	15	4	6	4	.011	0	.011
15	2	2	1	.257	0	.257	15	3	5	1	.758	.736	1.000	15	4	7	0	.051	.026	.077
15	2	2	2	.010	0	.010	15	3	5	2	.242	.264	.505	15	4	7	1	.338	.231	.569
15	2	3	0	.629	.371	1.000	15	3	5	3	.022	0	.022	15	4	7	2	.662	.338	1.000

($N \leq 15$에서 Fisher's 직접확률표)

N	S_1	S_2	X	Probability Obs.	Probability Other	Probability Total	N	S_1	S_2	X	Probability Obs.	Probability Other	Probability Total	N	S_1	S_2	X	Probability Obs.	Probability Other	Probability Total
15	4	7	3	.231	.051	.282	15	5	7	0	.019	.007	.026	15	6	7	1	.084	.035	.119
15	4	7	4	.026	0	.026	15	5	7	1	.182	.100	.282	15	6	7	2	.378	.231	.608
15	5	5	0	.084	.017	.101	15	5	7	2	.573	.427	1.000	15	6	7	3	.622	.378	1.000
15	5	5	1	.434	.167	.600	15	5	7	3	.427	.182	.608	15	6	7	4	.231	.084	.315
15	5	5	2	.566	.434	1.000	15	5	7	4	.100	.019	.119	15	6	7	5	.035	.006	.041
15	5	5	3	.167	.084	.251	15	5	7	5	.007	0	.007	15	6	7	6	.001	0	.001
15	5	5	4	.017	0	.017	15	6	6	0	.017	.011	.028	15	7	7	0	.001	.000	.001
15	5	5	5	.000	0	.000	15	6	6	1	.168	.119	.287	15	7	7	1	.032	.009	.041
15	5	6	0	.042	.047	.089	15	6	6	2	.545	.455	1.000	15	7	7	2	.214	.100	.315
15	5	6	1	.294	.287	.580	15	6	6	3	.455	.168	.622	15	7	7	3	.595	.405	1.000
15	5	6	2	.713	.706	1.000	15	6	6	4	.119	.017	.136	15	7	7	4	.405	.214	.619
15	5	6	3	.287	.294	.580	15	6	6	5	.011	0	.011	15	7	7	5	.100	.032	.132
15	5	6	4	.047	.042	.089	15	6	6	6	.000	0	.000	15	7	7	6	.009	.001	.010
15	5	6	5	.002	0	.002	15	6	7	0	.006	.001	.007	15	7	7	7	.000	0	.000

X	—	S_1
—	—	—
S_2	—	N

Cumulative probabilities are given for deviations in the observed direction from equality and for deviation of the same size or greater in the opposite direction. The total probabilities can be used for two-tail tests. Tables are extracted from more extensive tables prepared by Donald Goyette and M. Ray Mickey, Health Sciences Computing Facility, UCLA. In the probability columns "Obs." refers to the probability of a deviation as large or larger in the observed direction and "Other" refers to the probability of a deviation as large or larger in the opposite direction.

S_1 is the smallest marginal total and S_2 is the next smallest; X is the frequency in the cell corresponding to the two smallest totals.

13. 두 평균값을 비교하고자 할 때의 각 군당 필요한 연구대상자수

	One-tailed α=	0.005			0.025			0.05		
	Two-tailed α=	0.01			0.05			0.10		
E/S*	β=	0.05	0.10	0.20	0.05	0.10	0.20	0.05	0.10	0.20
.10		3,563	2,977	2,337	2,599	2,102	1,570	2,165	1,713	1,237
.15		1,584	1,323	1,038	1,155	934	698	962	762	550
.20		891	744	584	650	526	393	541	428	309
.25		570	476	374	416	336	251	346	274	198
.30		396	331	260	289	234	174	241	190	137
.40		223	186	146	162	131	98	135	107	77
.50		143	119	93	104	84	63	87	69	49
.60		99	83	65	72	58	44	60	48	34
.70		73	61	48	53	43	32	44	35	25
.80		56	47	36	41	33	25	34	27	19
.90		44	37	29	32	26	19	27	21	15
1.00		36	30	23	26	21	16	22	17	12

* E/S is the standardized effect size, computed as E(expected effect size) divided by S(standard deviation of the outcome variable). To estimate the sample size, read across from the ***standardized effect size***, and down from the specified values of α and β for the required sample size in each group.

14. 상관관계를 평가하고자 할 때 필요한 연구대상자수

	One-tailed α=	0.005			0.025			0.05		
	Two-tailed α=	0.01			0.05			0.10		
r*	β=	0.05	0.10	0.20	0.05	0.10	0.20	0.05	0.10	0.20
0.05		7,118	5,947	4,663	5,193	4,200	3,134	4,325	3,424	2,469
0.10		1,773	1,481	1,162	1,294	1,047	782	1,078	854	616
0.15		783	655	514	572	463	346	477	378	273
0.20		436	365	287	319	259	194	266	211	153
0.25		276	231	182	202	164	123	169	134	98
0.30		189	158	125	139	113	85	116	92	67
0.35		136	114	90	100	82	62	84	67	49
0.40		102	86	68	75	62	47	63	51	37
0.45		79	66	53	58	48	36	49	39	29
0.50		62	52	42	46	38	29	39	31	23
0.60		40	34	27	30	25	19	26	21	16
0.70		27	23	19	20	17	13	17	14	11
0.80		18	15	13	14	12	9	12	10	8

* To estimate the total sample size, read across from r (the expected correlation coefficient) and down from the specified values of α and β.

15. 두 개의 분율을 비교하고자 할 때 각 군당 필요한 연구대상자수

Upper number: α=0.05(one-tailed) or α=0.10(two-tailed); β=0.20
Middle number: α=0.025(one-tailed) or α=0.05(two-tailed); β=0.20
Lower number: α=0.025(one-tailed) or α=0.05(two-tailed); β=0.10

Smaller of P1 and P2*	Expected difference between P1 and P2									
	0.05	0.10	0.15	0.20	0.25	0.30	0.35	0.40	0.45	0.50
.05	342	110	59	38	27	21	17	13	11	9
	434	140	75	49	35	27	21	17	14	12
	581	187	100	65	46	35	28	22	19	15
.10	539	156	78	48	33	25	19	15	12	10
	685	199	99	62	43	31	24	19	16	13
	916	266	133	82	56	42	32	25	21	17
.15	712	197	95	57	38	28	21	16	13	11
	904	250	120	72	49	35	27	21	17	14
	1,210	334	161	96	65	47	35	28	22	18
.20	860	231	108	64	42	30	23	17	14	11
	1,093	293	138	81	54	38	29	22	18	14
	1,462	392	184	108	72	51	38	29	23	19
.25	984	258	119	69	45	32	24	18	14	11
	1,249	328	152	88	58	41	30	23	18	14
	1,672	439	203	117	77	54	40	30	24	19
.30	1,083	280	128	73	47	33	24	18	14	11
	1,375	356	162	93	60	42	31	23	18	14
	1,840	476	217	124	80	56	41	31	24	19
.35	1,157	295	133	75	48	33	24	18	14	11
	1,469	375	169	96	61	42	31	23	18	14
	1,966	502	226	128	82	56	41	30	23	18
.40	1,206	305	136	76	48	33	24	17	13	10
	1,532	387	173	97	61	42	30	22	17	13
	2,050	518	231	129	82	56	40	29	22	17
.45	1,231	308	136	75	47	32	23	16	12	9
	1,563	391	173	96	60	41	29	21	16	12
	2,092	523	231	128	80	54	38	28	21	15
.50	1,231	305	133	73	45	30	21	15	11	—
	1,563	387	169	93	58	38	27	19	14	—
	2,092	518	226	124	77	51	35	25	19	—

.55	1,206	295	128	69	42	28	19	13	—	—
	1,532	375	162	88	54	35	24	17	—	—
	2,050	502	217	117	72	47	32	22	—	—
.60	1,157	280	119	64	38	25	17	—	—	—
	1,469	356	152	81	49	31	21	—	—	—
	1,966	476	203	108	65	42	28	—	—	—
.65	1,083	258	108	57	33	21	—	—	—	—
	1,375	328	138	72	43	27	—	—	—	—
	1,840	439	184	96	56	35	—	—	—	—
.70	984	231	95	48	27	—	—	—	—	—
	1,249	293	120	62	35	—	—	—	—	—
	1,672	392	161	82	46	—	—	—	—	—
.75	860	197	78	38	—	—	—	—	—	—
	1,093	250	99	49	—	—	—	—	—	—
	1,462	334	133	65	—	—	—	—	—	—
.80	712	156	59	—	—	—	—	—	—	—
	904	199	75	—	—	—	—	—	—	—
	1,210	266	100	—	—	—	—	—	—	—
.85	539	110	—	—	—	—	—	—	—	—
	685	140	—	—	—	—	—	—	—	—
	916	187	—	—	—	—	—	—	—	—
.90	342	—	—	—	—	—	—	—	—	—
	434	—	—	—	—	—	—	—	—	—
	581	—	—	—	—	—	—	—	—	—

* P1 represents the proportion of subjects expected to have the outcome in one group; P2 in the other group. (In a case-control study, P1 represents the proportion of cases with the predictor variable; P2 the proportion of controls with the predictor variable). To estimate the sample size, read across from the smaller of P1 and P2, and down the expected difference between P1 and P2. The three numbers represent the sample size required in each group for the specified values of α and β.

16. Kolmogorov-Smirnov 의 검정

(1) 한 표본의 경우

표본의 크기 N	$D=\text{maximum}\ \lvert F_0(X)-S_N(X)\rvert$의 유의수준				
	20%	15%	10%	5%	1%
1	.900	.925	.950	.975	.995
2	.684	.726	.776	.842	.929
3	.565	.597	.642	.708	.828
4	.494	.525	.564	.624	.733
5	.446	.474	.510	.565	.669
6	.410	.436	.470	.521	.618
7	.381	.405	.438	.486	.577
8	.358	.381	.411	.457	.543
9	.339	.360	.388	.432	.514
10	.322	.342	.368	.410	.490
11	.307	.326	.352	.391	.468
12	.295	.313	.338	.375	.450
13	.284	.302	.325	.361	.433
14	.274	.292	.314	.349	.418
15	.266	.283	.304	.338	.404
16	.258	.274	.295	.328	.392
17	.250	.266	.286	.318	.381
18	.244	.259	.278	.309	.371
19	.237	.252	.272	.301	.363
20	.231	.246	.264	.294	.356
25	.21	.22	.24	.27	.32
30	.19	.20	.22	.24	.29
35	.18	.19	.21	.23	.27
35 이상	$\frac{1.07}{\sqrt{N}}$	$\frac{1.14}{\sqrt{N}}$	$\frac{1.22}{\sqrt{N}}$	$\frac{1.36}{\sqrt{N}}$	$\frac{1.63}{\sqrt{N}}$

(2) 두 표본의 경우

표본의 크기 $N(n_1=n_2)$	단측검정		양측검정		표본의 크기 N	단측검정		양측검정	
	5%	1%	5%	1%		5%	1%	5%	1%
3	3	—	—	—	18	8	10	9	10
4	4	—	4	—	19	8	10	9	10
5	4	5	5	5	20	8	10	9	11
6	5	6	5	6	21	8	10	9	11
7	5	6	6	6	22	9	11	9	11
8	5	6	6	7	23	9	11	10	11
9	6	7	6	7	24	9	11	10	12
10	6	7	7	8	25	9	11	10	12
11	6	8	7	8	26	9	11	10	12
12	6	8	7	8	27	9	12	10	12
13	7	8	7	9	28	10	12	11	13
14	7	8	8	9	29	10	12	11	13
15	7	9	8	9	30	10	12	11	13
16	7	9	8	10	35	11	13	12	
17	8	9	8	10	40	11	14	13	

17-1. 「런」 검증에 있어서 r의 임계값

單一標本 「런」 檢證에 있어서는, 〈表 1〉에 있는 값과 같거나 혹은 그보다 더 작은 r의 어떤 값 또는 〈表 2〉에 있는 값과 같거나 혹은 그보다 더 큰 r의 어떤 값은 .05의 수준에서 有意的이다.

〈表 1〉

n_1 \ n_2	2	3	4	5	6	7	8	9	10	11	12	13	14	15	16	17	18	19	20
2											2	2	2	2	2	2	2	2	2
3					2	2	2	2	2	2	2	2	2	3	3	3	3	3	3
4				2	2	2	3	3	3	3	3	3	3	3	4	4	4	4	4
5			2	2	3	3	3	3	3	4	4	4	4	4	4	4	5	5	5
6		2	2	3	3	3	3	4	4	4	4	5	5	5	5	5	5	6	6
7		2	2	3	3	3	4	4	5	5	5	5	5	6	6	6	6	6	6
8		2	3	3	3	4	4	5	5	5	6	6	6	6	6	7	7	7	7
9		2	3	3	4	4	5	5	5	6	6	6	7	7	7	7	8	8	8
10		2	3	3	4	5	5	5	6	6	7	7	7	7	8	8	8	8	9
11		2	3	4	4	5	5	6	6	7	7	7	8	8	8	9	9	9	9
12	2	2	3	4	4	5	6	6	7	7	7	8	8	8	9	9	9	10	10
13	2	2	3	4	5	5	6	6	7	7	8	8	9	9	9	10	10	10	10
14	2	2	3	4	5	5	6	7	7	8	8	9	9	9	10	10	10	11	11
15	2	3	3	4	5	6	6	7	7	8	8	9	9	10	10	11	11	11	12
16	2	3	4	4	5	6	6	7	8	8	9	9	10	10	11	11	11	12	12
17	2	3	4	4	5	6	7	7	8	9	9	10	10	11	11	11	12	12	13
18	2	3	4	5	5	6	7	8	8	9	9	10	10	11	11	12	12	13	13
19	2	3	4	5	6	6	7	8	8	9	10	10	11	11	12	12	13	13	13
20	2	3	4	5	6	6	7	8	9	9	10	10	11	12	12	13	13	13	14

17-2. 「런」 검증에 있어서 r의 임계값

〈表 2〉

n_1 \ n_2	2	3	4	5	6	7	8	9	10	11	12	13	14	15	16	17	18	19	20
2																			
3																			
4				9	9														
5			9	10	10	11	11												
6			9	10	11	12	12	13	13	13	13								
7				11	12	13	13	14	14	14	14	15	15	15					
8				11	12	13	14	14	15	15	16	16	16	16	17	17	17	17	17
9					13	14	14	15	16	16	16	17	17	18	18	18	18	18	18
10					13	14	15	16	16	17	17	18	18	18	19	19	19	20	20
11					13	14	15	16	17	17	18	19	19	19	20	20	20	21	21
12					13	14	16	16	17	18	19	19	20	20	21	21	21	22	22
13						15	16	17	18	19	19	20	20	21	21	22	22	23	23
14						15	16	17	18	19	20	20	21	22	22	23	23	23	24
15						15	16	18	18	19	20	21	22	22	23	23	24	24	25
16							17	18	19	20	21	21	22	23	23	24	25	25	25
17							17	18	19	20	21	22	23	23	24	25	25	26	26
18							17	18	19	20	21	22	23	24	25	25	26	26	27
19							17	18	20	21	22	23	23	24	25	26	26	27	27
20							17	18	20	21	22	23	24	25	25	26	27	27	28

18. Wilcoxon의 순위합통계량의 누적확률분포표

$P = P\{W_s \geq x\} = P\{W_s \leq x^*\}$

Smaller sample size=2

Larger sample size

3			4			5			6		
x	P	x^*	x	P	x^*	x	P	x^*	x	P	x^*
8	.200	4	10	.133	4	11	.190	5	13	.143	5
9	.100	3	11	.067	3	12	.095	4	14	.071	4
10	0	2	12	0	2	13	.048	3	15	.036	3
						14	0	2	16	0	2

7			8			9			10		
x	P	x^*	x	P	x^*	x	P	x^*	x	P	x^*
15	.111	5	16	.133	6	18	.109	6	19	.136	7
16	.056	4	17	.089	5	19	.073	5	20	.091	6
17	.028	3	18	.044	4	20	.036	4	21	.061	5
18	0	2	19	.022	3	21	.018	3	22	.030	4
			20	0	2	22	0	2	23	.015	3

Smaller sample size=3

Larger sample size

3			4			5			6		
x	P	x^*	x	P	x^*	x	P	x^*	x	P	x^*
13	.200	8	16	.114	8	18	.125	9	20	.131	10
14	.100	7	17	.057	7	19	.071	8	21	.083	9
15	.050	6	18	.029	6	20	.036	7	22	.048	8
16	0	5	19	0	5	21	.018	6	23	.024	7
						22	0	5	24	.012	6
									25	0	5

(Wilcoxon 순위합통계표)

7			8			9			10		
x	P	x^*	x	P	x^*	x	P	x^*	x	P	x^*
22	.133	11	24	.139	12	27	.105	12	29	.108	13
23	.092	10	25	.097	11	28	.073	11	30	.080	12
24	.058	9	26	.067	10	29	.050	10	31	.056	11
25	.033	8	27	.042	9	30	.032	9	32	.038	10
26	.017	7	28	.024	8	31	.018	8	33	.024	9
27	.008	6	29	.012	7	32	.009	7	34	.014	8
28	0	5	30	.006	6				35	.007	7
			31	0	5						

Smaller sample size=4

Larger sample size

4			5			6			7		
x	P	x^*	x	P	x^*	x	P	x^*	x	P	x^*
22	.171	14	25	.143	15	28	.129	16	31	.115	17
23	.100	13	26	.095	14	29	.086	15	32	.082	16
24	.057	12	27	.056	13	30	.057	14	33	.055	15
25	.029	11	28	.032	12	31	.033	13	34	.036	14
26	.014	10	29	.016	11	32	.019	12	35	.021	13
27	0	9	30	.008	10	33	.010	11	36	.012	12
			31	0	9				37	.006	11

8			9			10		
x	P	x^*	x	P	x^*	x	P	x^*
34	.107	18	36	.130	20	39	.120	21
35	.077	17	37	.099	19	40	.094	20
36	.055	16	38	.074	18	41	.071	19
37	.036	15	39	.053	17	42	.053	18
38	.024	14	40	.038	16	43	.038	17
39	.014	13	41	.025	15	44	.027	16
40	.008	12	42	.017	14	45	.018	15
			43	.010	13	46	.012	14
						47	.007	13

(Wilcoxon 순위합통계표)

Smaller sample size=5

Larger sample size

5			6			7			8		
x	P	x^*	x	P	x^*	x	P	x^*	x	P	x^*
34	.111	21	37	.123	23	41	.101	24	44	.111	26
35	.075	20	38	.089	22	42	.074	23	45	.085	25
36	.048	19	39	.063	21	43	.053	22	46	.064	24
37	.028	18	40	.041	20	44	.037	21	47	.047	23
38	.016	17	41	.026	19	45	.024	20	48	.033	22
39	.008	16	42	.015	18	46	.015	19	49	.023	21
			43	.009	17	47	.009	18	50	.015	20
									51	.009	19

9			10		
x	P	x^*	x	P	x^*
47	.120	28	51	.103	29
48	.095	27	52	.082	28
49	.073	26	53	.065	27
50	.056	25	54	.050	26
51	.041	24	55	.038	25
52	.030	23	56	.028	24
53	.021	22	57	.020	23
54	.014	21	58	.014	22
55	.009	20	59	.010	21

Smaller sample size=6

Larger sample size

6			7			8			9		
x	P	x^*	x	P	x^*	x	P	x^*	x	P	x^*
47	.120	31	51	.117	33	55	.114	35	59	.112	37
48	.090	30	52	.090	32	56	.091	34	60	.091	36
49	.066	29	53	.069	31	57	.071	33	61	.072	35
50	.047	28	54	.051	30	58	.054	32	62	.057	34
51	.032	27	55	.037	29	59	.041	31	63	.044	33
52	.021	26	56	.026	28	60	.030	30	64	.033	32
53	.013	25	57	.017	27	61	.021	29	65	.025	31
54	.008	24	58	.011	26	62	.015	28	66	.018	30
			59	.007	25	63	.010	27	67	.013	29
									68	.009	28

(Wilcoxon 순위합통계표)

Smaller sample size=6

Larger sample size

10		
x	P	x^*
63	.110	39
64	.090	38
65	.074	37
66	.059	36
67	.047	35
68	.036	34
69	.028	33
70	.021	32
71	.016	31
72	.011	30
73	.008	29

Smaller sample size=7

Larger sample size

7			8			9			10		
x	P	x^*	x	P	x^*	x	P	x^*	x	P	x^*
63	.104	42	67	.116	45	72	.105	47	76	.115	50
64	.082	41	68	.095	44	73	.087	46	77	.097	49
65	.064	40	69	.076	43	74	.071	45	78	.081	48
66	.049	39	70	.060	42	75	.057	44	79	.067	47
67	.036	38	71	.047	41	76	.045	43	80	.054	46
68	.027	37	72	.036	40	77	.036	42	81	.044	45
69	.019	36	73	.027	39	78	.027	41	82	.035	44
70	.013	35	74	.020	38	79	.021	40	83	.028	43
71	.009	34	75	.014	37	80	.016	39	84	.022	42
			76	.010	36	81	.011	38	85	.017	41
						82	.008	37	86	.012	40
									87	.009	39

(Wilcoxon 순위합통계표)

Smaller sample size=8

Larger sample size 8			9			10		
x	P	x^*	x	P	x^*	x	P	x^*
80	.117	56	86	.100	58	91	.102	61
81	.097	55	87	.084	57	92	.086	60
82	.080	54	88	.069	56	93	.073	59
83	.065	53	89	.057	55	94	.061	58
84	.052	52	90	.046	54	95	.051	57
85	.041	51	91	.037	53	96	.042	56
86	.032	50	92	.030	52	97	.034	55
87	.025	49	93	.023	51	98	.027	54
88	.019	48	94	.018	50	99	.022	53
89	.014	47	95	.014	49	100	.017	52
90	.010	46	96	.010	48	101	.013	51
						102	.010	50

Smaller sample size=9

Larger sample size 9			10		
x	P	x^*	x	P	x^*
100	.111	71	106	.106	74
101	.095	70	107	.091	73
102	.081	69	108	.078	72
103	.068	68	109	.067	71
104	.057	67	110	.056	70
105	.047	66	111	.047	69
106	.039	65	112	.039	68
107	.031	64	113	.033	67
108	.025	63	114	.027	66
109	.020	62	115	.022	65
110	.016	61	116	.017	64
111	.012	60	117	.014	63
112	.009	59	118	.011	62
			119	.009	61

Smaller sample size=10

Larger sample size 10		
x	P	x^*
122	.109	88
123	.095	87
124	.083	86
125	.072	85
126	.062	84
127	.053	83
128	.045	82
129	.038	81
130	.032	80
131	.026	79
132	.022	78
133	.018	77
134	.014	76
135	.012	75
136	.009	74

19. U검정을 위한 확률표

소표본(n_2=1~8)의 U의 출현확률표

$n_2=3$

U \ n_1	1	2	3
0	.250	.100	.050
1	.500	.200	.100
2	.750	.400	.200
3		.600	.350
4			.500
5			.650

$n_2=4$

U \ n_1	1	2	3	4
0	.200	.067	.028	.014
1	.400	.133	.057	.029
2	.600	.267	.114	.057
3		.400	.200	.100
4		.600	.314	.171
5			.429	.243
6			.571	.343
7				.443
8				.557

$n_2=5$

U \ n_1	1	2	3	4	5
0	.167	.047	.018	.008	.004
1	.333	.095	.036	.016	.008
2	.500	.190	.071	.032	.016
3	.667	.286	.125	.056	.028
4		.429	.196	.095	.048
5		.571	.286	.143	.075
6			.393	.206	.111
7			.500	.278	.155
8			.607	.365	.210
9				.452	.274
10				.548	.345
11					.421
12					.500
13					.579

$n_2=6$

U \ n_1	1	2	3	4	5	6
0	.143	.036	.012	.005	.002	.001
1	.286	.071	.024	.010	.004	.002
2	.428	.143	.048	.019	.009	.004
3	.571	.214	.083	.033	.015	.003
4		.321	.131	.057	.026	.013
5		.429	.190	.086	.041	.021
6		.571	.274	.129	.063	.032
7			.357	.176	.089	.047
8			.452	.238	.123	.066
9			.548	.305	.165	.090
10				.381	.214	.120
11				.457	.268	.155
12				.545	.331	.197
13					.396	.242
14					.465	.294
15					.535	.350
16						.409
17						.469
18						.531

(*U*검정 통계표)

소표본(n_2=1∼8)의 *U*의 출현확률표

$n_2=7$

U \ n_1	1	2	3	4	5	6	7
0	.125	.028	.008	.003	.001	.001	.000
1	.250	.056	.017	.006	.003	.001	.001
2	.375	.111	.033	.012	.005	.002	.001
3	.500	.167	.058	.021	.009	.004	.002
4	.625	.250	.092	.036	.015	.007	.003
5		.333	.133	.055	.024	.011	.006
6		.444	.192	.082	.037	.017	.009
7		.556	.258	.115	.053	.026	.013
8			.333	.158	.074	.037	.019
9			.417	.206	.101	.051	.027
10			.500	.264	.134	.069	.036
11			.583	.324	.172	.090	.049
12				.394	.216	.117	.064
13				.464	.265	.147	.082
14				.538	.319	.183	.104
15					.378	.223	.130
16					.438	.267	.159
17					.500	.314	.191
18					.562	.365	.228
19						.418	.267
20						.473	.310
21						.527	.355
22							.402
23							.451
24							.500
25							.549

(U검정 통계표)

$n_2=8$

U \ n_1	1	2	3	4	5	6	7	8
0	.111	.022	.006	.002	.001	.000	.000	.000
1	.222	.044	.012	.004	.002	.001	.000	.000
2	.333	.089	.024	.008	.003	.001	.001	.000
3	.444	.133	.042	.014	.005	.002	.001	.001
4	.556	.200	.067	.024	.009	.004	.002	.001
5		.267	.097	.036	.015	.006	.003	.001
6		.356	.139	.055	.023	.010	.005	.002
7		.444	.188	.077	.033	.015	.007	.003
8		.556	.248	.107	.047	.021	.010	.005
9			.315	.141	.064	.030	.014	.007
10			.387	.184	.085	.041	.020	.010
11			.461	.230	.111	.054	.027	.014
12			.539	.285	.142	.071	.036	.019
13				.341	.177	.091	.047	.025
14				.404	.217	.114	.060	.032
15				.467	.262	.141	.076	.041
16				.533	.311	.172	.095	.052
17					.362	.207	.116	.065
18					.416	.245	.140	.080
19					.472	.286	.168	.097
20					.528	.331	.198	.117
21						.377	.232	.139
22						.426	.268	.164
23						.475	.306	.191
24						.525	.347	.221
25							.389	.253
26							.433	.287
27							.478	.323
28							.522	.360
29								.399
30								.439
31								.480
32								.520

(U검정 통계표)

표본의 크기 n_2=9 이상일 때 U의 출현확률표

(1) 단측검정(유의수준 1%)

n_1 \ n_2	9	10	11	12	13	14	15	16	17	18	19	20
1												
2					0	0	0	0	0	0	1	1
3	1	1	1	2	2	2	3	3	4	4	4	5
4	3	3	4	5	5	6	7	7	8	9	9	10
5	5	6	7	8	9	10	11	12	13	14	15	16
6	7	8	9	11	12	13	15	16	18	19	20	22
7	9	11	12	14	16	17	19	21	23	24	26	28
8	11	13	15	17	20	22	24	26	28	30	32	34
9	14	16	18	21	23	26	28	31	33	36	38	40
10	16	19	22	24	27	30	33	36	38	41	44	47
11	18	22	25	28	31	34	37	41	44	47	50	53
12	21	24	28	31	35	38	42	46	49	53	56	60
13	23	27	31	35	39	43	47	51	55	59	63	67
14	26	30	34	38	43	47	51	56	60	65	69	73
15	28	33	37	42	47	51	56	61	66	70	75	80
16	31	36	41	46	51	56	61	66	71	76	82	87
17	33	38	44	49	55	60	66	71	77	82	88	93
18	36	41	47	53	59	65	70	76	82	88	94	100
19	38	44	50	56	63	69	75	82	88	94	101	107
20	40	47	53	60	67	73	80	87	93	100	107	114

(2) 단측검정(유의수준 0.1%)

n_2 \ n_1	9	10	11	12	13	14	15	16	17	18	19	20
1												
2												
3									0	0	0	0
4		0	0	0	1	1	1	2	2	3	3	3
5	1	1	2	2	3	3	4	5	5	6	7	7
6	2	3	4	4	5	6	7	8	9	10	11	12
7	3	5	6	7	8	9	10	11	13	14	15	16
8	5	6	8	9	11	12	14	15	17	18	20	21
9	7	8	10	12	14	15	17	19	21	23	25	26
10	8	10	12	14	17	19	21	23	25	27	29	32
11	10	12	15	17	20	22	24	27	29	32	34	37
12	12	14	17	20	23	25	28	31	34	37	40	42
13	14	17	20	23	26	29	32	35	38	42	45	48
14	15	19	22	25	29	32	36	39	43	46	50	54
15	17	21	24	28	32	36	40	43	47	51	55	59
16	19	23	27	31	35	39	43	48	52	56	60	65
17	21	25	29	34	38	43	47	52	57	61	66	70
18	23	27	32	37	42	46	51	56	61	66	71	76
19	25	29	34	40	45	50	55	60	66	71	77	82
20	26	32	37	42	48	54	59	65	70	76	82	88

(*U*검정 통계표)

표본의 크기 n_2=9 이상일 때 *U*의 출현확률표

(3) 단측검정(유의수준 2.5%)

n_1 \ n_2	9	10	11	12	13	14	15	16	17	18	19	20
1												
2	0	0	0	1	1	1	1	1	2	2	2	2
3	2	3	3	4	4	5	5	6	6	7	7	8
4	4	5	6	7	8	9	10	11	11	12	13	13
5	7	8	9	11	12	13	14	15	17	18	19	20
6	10	11	13	14	16	17	19	21	22	24	25	27
7	12	14	16	18	20	22	24	26	28	30	32	34
8	15	17	19	22	24	26	29	31	34	36	38	41
9	17	20	23	26	28	31	34	37	39	42	45	48
10	20	23	26	29	33	36	39	42	45	48	52	55
11	23	26	30	33	37	40	44	47	51	55	58	62
12	26	29	33	37	41	45	49	53	57	61	65	69
13	28	33	37	41	45	50	54	59	63	67	72	76
14	31	36	40	45	50	55	59	64	67	74	78	83
15	34	39	44	49	54	59	64	70	75	80	85	90
16	37	42	47	53	59	64	70	75	81	86	92	98
17	39	45	51	57	63	67	75	81	87	93	99	105
18	42	48	55	61	67	74	80	86	93	99	106	112
19	45	52	58	65	72	78	85	92	99	106	113	119
20	48	55	62	69	76	83	90	98	105	112	119	127

(4) 단측검정(5%)

n_1 \ n_2	9	10	11	12	13	14	15	16	17	18	19	20
1											0	0
2	1	1	1	2	2	2	3	3	3	4	4	4
3	3	4	5	5	6	7	7	8	9	9	10	11
4	6	7	8	9	10	11	12	14	15	16	17	18
5	9	11	12	13	15	16	18	19	20	22	23	25
6	12	14	16	17	19	21	23	25	26	28	30	32
7	15	17	19	21	24	26	28	30	33	35	37	39
8	18	20	23	26	28	31	33	36	39	41	44	47
9	21	24	27	30	33	36	39	42	45	48	51	54
10	24	27	31	34	37	41	44	48	51	55	58	62
11	27	31	34	38	42	46	50	54	57	61	65	69
12	30	34	38	42	47	51	55	60	64	68	72	77
13	33	37	42	47	51	56	61	65	70	75	80	84
14	36	41	46	51	56	61	66	71	77	82	87	92
15	39	44	50	55	61	66	72	77	83	88	94	100
16	42	48	54	60	65	71	77	83	89	95	101	107
17	45	51	57	64	70	77	83	89	96	102	109	115
18	48	55	61	68	75	82	88	95	102	109	116	123
19	51	58	65	72	80	87	94	101	109	116	123	130
20	54	62	69	77	84	92	100	107	115	123	130	138

20-1. Sign test 에서의 확률표

(1) 편측검정

P_r / n(표본수)	.05	.025	.01	.005
	$x(P_r)$	$x(P_r)$	$x(P_r)$	$x(P_r)$
5	0(.031)	—	—	—
6	0(.016)	0(.016)	—	—
7	0(.008)	0(.008)	0(.008)	—
8	1(.035)	0(.004)	0(.001)	0(.004)
9	1(.020)	1(.020)	0(.002)	0(.002)
10	1(.011)	1(.011)	0(.001)	0(.001)
11	2(.033)	1(.006)	1(.006)	0(.005)
12	2(.019)	2(.019)	1(.003)	1(.003)
13	3(.046)	2(.011)	1(.002)	1(.002)
14	3(.029)	2(.006)	2(.006)	1(.001)
15	3(.018)	3(.018)	2(.004)	2(.004)
16	4(.038)	3(.011)	2(.002)	2(.002)
17	4(.025)	4(.025)	3(.006)	2(.001)
18	5(.048)	4(.015)	3(.004)	3(.004)
19	5(.032)	4(.015)	4(.010)	3(.002)
20	5(.021)	5(.021)	4(.006)	3(.001)
21	6(.039)	5(.013)	4(.004)	4(.004)
22	6(.026)	5(.008)	5(.008)	4(.002)
23	7(.017)	6(.017)	5(.005)	4(.001)
24	7(.032)	6(.011)	5(.003)	5(.003)
25	7(.022)	7(.022)	6(.007)	5(.002)

20-2. Sign test 에서의 확률표

(2) 양측검정

n \ P_r	.01 x	.05 x	.10 x	.25 x	n \ P_r	.01 x	.05 x	.10 x	.25 x
1					46	13	15	16	18
2					47	14	16	17	19
3				0	48	14	16	17	19
4				0	49	15	17	18	19
5			0	0	50	15	17	18	20
6		0	0	1	51	15	18	19	20
7		0	0	1	52	16	18	19	21
8	0	0	1	1	53	16	18	20	21
9	0	1	1	2	54	17	19	20	22
10	0	1	1	2	55	17	19	20	22
11	0	1	2	3	56	17	20	21	23
12	1	2	2	3	57	18	20	21	23
13	1	2	3	3	58	18	21	22	24
14	1	2	3	4	59	19	21	22	24
15	2	3	3	4	60	19	21	23	25
16	2	3	4	5	61	20	22	24	25
17	2	4	4	5	62	20	22	24	25
18	3	4	5	6	63	20	23	24	26
19	3	4	5	6	64	21	23	24	26
20	3	5	5	6	65	21	24	25	27
21	4	5	6	7	66	22	24	25	27
22	4	5	6	7	67	22	25	26	28
23	4	6	7	8	68	22	25	26	28
24	5	6	7	8	69	23	25	27	29
25	5	7	7	9	70	23	26	27	29
26	6	7	8	9	71	24	26	28	30
27	6	7	8	10	72	24	27	28	30
28	6	8	9	10	73	25	27	28	31
29	7	8	9	10	74	25	28	29	31
30	7	9	10	11	75	25	28	29	32
31	7	9	10	11	76	26	28	30	32
32	8	9	10	12	77	26	29	30	32
33	8	10	11	12	78	27	29	31	33
34	9	10	11	13	79	27	30	31	33
35	9	11	12	13	80	28	30	32	34
36	9	11	12	14	81	28	31	32	34
37	10	12	13	14	82	28	31	33	35
38	10	12	13	14	83	29	32	33	35
39	11	12	13	15	84	29	32	33	36
40	11	13	14	15	85	30	32	34	36
41	11	13	14	16	86	30	33	34	37
42	12	14	15	16	87	31	33	35	37
43	12	14	15	17	88	31	34	35	38
44	13	15	16	17	89	31	34	36	38
45	13	15	16	18	90	32	35	36	39

21. Wilcoxon 부호화 순위 검정확률표

	확률수준			
n	α≦0.10	α≦0.05	α≦0.02	α≦0.01
1				
2				
3				
4				
5	0, 15			
6	2, 19	0, 21		
7	3, 25	2, 26	0, 28	
8	5, 31	3, 33	1, 35	0, 36
9	8, 37	5, 40	3, 42	1, 44
10	10, 45	8, 47	5, 50	3, 52
11	13, 53	10, 56	7, 59	5, 61
12	17, 61	13, 65	9, 69	7, 71
13	21, 70	17, 74	12, 79	9, 82
14	25, 80	21, 84	15, 90	12, 93
15	30, 90	25, 95	19, 101	15, 105
16	35, 101	29, 107	23, 113	19, 117
17	41, 112	34, 119	28, 125	23, 130
18	47, 124	40, 131	32, 139	27, 144
19	53, 137	46, 144	37, 153	33, 158
20	60, 150	52, 158	43, 167	37, 173
21	67, 164	58, 173	49, 182	42, 189
22	75, 178	66, 187	55, 198	48, 205
23	83, 193	73, 203	62, 214	54, 222
24	91, 209	81, 210	69, 231	61, 239
25	100, 225	89, 236	76, 249	68, 257

22. 「윌쉬」 검증에 대한 임계값

N	검증들의 유의 수준		檢證들	
			양측 : 만일 다음의 둘 중 하나라면 $\mu_1 \neq 0$을 채택	
	단측	양측	단측 : 만일 다음과 같으면 $\mu_a < 0$을 채택	단측 : 만일 다음과 같으면 $\mu_i > 0$을 채택
4	.062	.125	$d_4 < 0$	$d_1 > 0$
5	.062	.125	$\frac{1}{2}(d_4+d_5) < 0$	$\frac{1}{2}(d_1+d_2) > 0$
	.031	.062	$d_5 < 0$	$d_1 > 0$
6	.047	.094	$\max[d_5, \frac{1}{2}(d_4+d_6)] < 0$	$\min[d_2, \frac{1}{2}(d_1+d_2)] > 0$
	.031	.092	$\frac{1}{2}(d_5+d_6) < 0$	$\frac{1}{2}(d_1+d_2) > 0$
	.016	.031	$d_6 < 0$	$d_1 > 0$
7	.055	.109	$\max[d_5, \frac{1}{2}(d_4+d_7)] < 0$	$\min[d_2, \frac{1}{2}(d_1+d_4)] > 0$
	.023	.047	$\max[d_6, \frac{1}{2}(d_5+d_7)] < 0$	$\min[d_2, \frac{1}{2}(d_1+d_2)] > 0$
	.016	.031	$\frac{1}{2}(d_6+d_7) < 0$	$\frac{1}{2}(d_1+d_2) > 0$
	.008	.016	$d_7 < 0$	$d_1 > 0$
8	.043	.086	$\max[d_6, \frac{1}{2}(d_4+d_8)] > 0$	$\min[d_3, \frac{1}{2}(d_1+d_5)] > 0$
	.027	.055	$\max[d_6, \frac{1}{2}(d_5+d_8)] < 0$	$\min[d_3, \frac{1}{2}(d_1+d_4)] > 0$
	.012	.023	$\max[d_7, \frac{1}{2}(d_6+d_8)] < 0$	$\min[d_2, \frac{1}{2}(d_1+d_3)] > 0$
	.008	.016	$\frac{1}{2}(d_7+d_8) < 0$	$\frac{1}{2}(d_1+d_3) > 0$
	.004	.008	$d_8 < 0$	$d_1 > 0$
9	.051	.102	$\max[d_6, \frac{1}{2}(d_4+d_9)] < 0$	$\min[d_4, \frac{1}{2}(d_1+d_6)] > 0$
	.022	.043	$\max[d_7, \frac{1}{2}(d_5+d_9)] < 0$	$\min[d_3, \frac{1}{2}(d_1+d_5)] > 0$
	.010	.020	$\max[d_8, \frac{1}{2}(d_5+d_9)] < 0$	$\min[d_2. \frac{1}{2}(d_1+d_5)] > 0$
	.006	.012	$\max[d_5, \frac{1}{2}(d_7+d_9)] < 0$	$\min[d_2, \frac{1}{2}(d_1+d_3)] > 0$
	.004	.008	$\frac{1}{2}(d_8+d_9) < 0$	$\frac{1}{2}(d_1+d_2) > 0$
10	.056	.111	$\max[d_6, \frac{1}{2}(d_4+d_{10})] < 0$	$\min[d_5, \frac{1}{2}(d_1+d_7)] > 0$
	.025	.051	$\max[d_7, \frac{1}{2}(d_5+d_{10})] < 0$	$\min[d_4, \frac{1}{2}(d_1+d_6)] > 0$
	.011	.021	$\max[d_5, \frac{1}{2}(d_6+d_{10})] < 0$	$\min[d_3, \frac{1}{2}(d_1+d_5)] > 0$
	.005	.010	$\max[d_9, \frac{1}{2}(d_6+d_{10})] < 0$	$\min[d_2, \frac{1}{2}(d_1+d_5)] > 0$
11	.048	.097	$\max[d_7, \frac{1}{2}(d_4+d_{11})] < 0$	$\min[d_5, \frac{1}{2}(d_1+d_5)] > 0$
	.028	.056	$\max[d_7, \frac{1}{2}(d_5+d_{11})] < 0$	$\min[d_5, \frac{1}{2}(d_1+d_7)] > 0$
	.011	.021	$\max[\frac{1}{2}(d_6+d_{11}), \frac{1}{2}(d_8+d_9)] < 0$	$\min[\frac{1}{2}(d_1+d_6), \frac{1}{2}(d_3+d_4)] > 0$
	.005	.011	$\max[d_9, \frac{1}{2}(d_7+d_{11})] < 0$	$\min[d_2, \frac{1}{2}(d_1+d_5)] > 0$
12	.047	.094	$\max[\frac{1}{2}(d_4+d_{12}), \frac{1}{2}(d_5+d_{11})] < 0$	$\min[\frac{1}{2}(d_1+d_9), \frac{1}{2}(d_2+d_8)] > 0$
	.024	.048	$\max[d_8, \frac{1}{2}(d_5+d_{12})] < 0$	$\min[d_5, \frac{1}{2}(d_1+d_9)] > 0$
	.010	.020	$\max[d_9, \frac{1}{2}(d_6+d_{12})] < 0$	$\min[d_4, \frac{1}{2}(d_1+d_7)] > 0$
	.005	.011	$\max[\frac{1}{2}(d_7+d_{12}), \frac{1}{2}(d_9+d_{10})] < 0$	$\min[\frac{1}{2}(d_1+d_6), \frac{1}{2}(d_3+d_4)] > 0$
13	.047	.094	$\max[\frac{1}{2}(d_4+d_{13}), \frac{1}{2}(d_5+d_{12})] < 0$	$\min[\frac{1}{2}(d_1+d_{10}), \frac{1}{2}(d_2+d_9)] > 0$
	.023	.047	$\max[\frac{1}{2}(d_5+d_{13}), \frac{1}{2}(d_6+d_{12})] < 0$	$\min[\frac{1}{2}(d_1+d_9), \frac{1}{2}(d_2+d_8)] > 0$
	.010	.020	$\max[\frac{1}{2}(d_6+d_{12}), \frac{1}{2}(d_9+d_{10})] < 0$	$\min[\frac{1}{2}(d_1+d_5), \frac{1}{2}(d_4+d_5)] > 0$
	.005	.010	$\max[d_{10}, \frac{1}{2}(d_7+d_{12})] < 0$	$\min[d_4, \frac{1}{2}(d_1+d_7)] > 0$
14	.047	.094	$\max[\frac{1}{2}(d_4+d_{14}), \frac{1}{2}(d_6+d_{12})] < 0$	$\min[\frac{1}{2}(d_1+d_{11}), \frac{1}{2}(d_2+d_{10})] > 0$
	.023	.047	$\max[\frac{1}{2}(d_5+d_{14}), \frac{1}{2}(d_6+d_{12})] < 0$	$\min[\frac{1}{2}(d_1+d_{10}), \frac{1}{2}(d_2+d_9)] > 0$
	.010	.020	$\max[d_{10}, \frac{1}{2}(d_6+d_{14})] < 0$	$\min[d_5, \frac{1}{2}(d_1+d_9)] > 0$
	.005	.010	$\max[\frac{1}{2}(d_7+d_{14}), \frac{1}{2}(d_{10}+d_{11})] < 0$	$\min[\frac{1}{2}(d_1+d_8), \frac{1}{2}(d_4+d_5)] > 0$
15	.047	.094	$\max[\frac{1}{2}(d_4+d_{15}), \frac{1}{2}(d_5+d_{14})] < 0$	$\min[\frac{1}{2}(d_1+d_{12}), \frac{1}{2}(d_2+d_{11})] > 0$
	.023	.047	$\max[\frac{1}{2}(d_5+d_{15}), \frac{1}{2}(d_{16}+d_{14})] < 0$	$\min[\frac{1}{2}(d_1+d_{11}), \frac{1}{2}(d_2+d_{10})] > 0$
	.010	.020	$\max[\frac{1}{2}(d_6+d_{15}), \frac{1}{2}(d_{10}+d_{11})] < 0$	$\min[\frac{1}{2}(d_1+d_{10}), \frac{1}{2}(d_5+d_6)] > 0$
	.005	.010	$\max[d_{11}, \frac{1}{2}(d_7+d_{15})] < 0$	$\min[d_5, \frac{1}{2}(d_1+d_9)] > 0$

23. Kruskal-Wallis의 검정 통계표

표본의 크기			H	P_r
N_1	N_2	N_3		
2	1	1	2.7000	.500
2	2	1	3.6000	.200
2	2	2	4.5714	.067
			3.7143	.200
3	1	1	3.2000	.300
3	2	1	4.2857	.100
			3.8571	.133
3	2	2	5.3572	.029
			4.7143	.048
			4.5000	.067
			4.4643	.105
3	3	1	5.1429	.043
			4.5714	.100
			4.0000	.129
3	3	2	6.2500	.011
			5.3611	.032
			5.1389	.061
			4.5556	.100
			4.2500	.121
3	3	3	7.2000	.004
			6.4889	.011
			5.6889	.029
			5.6000	.050
			5.0667	.086
			4.6222	.100
4	1	1	3.5714	.200
4	2	1	4.8214	.057
			4.5000	.076
			4.0179	.114
4	2	2	6.0000	.014
			5.3333	.033
			5.1250	.052
			4.4583	.100
			4.1667	.105
4	3	1	5.8333	.021
			5.2083	.050
			5.0000	.057
			4.0556	.093
			3.8889	.129
4	3	2	6.4444	.008
			6.3000	.011
			5.4444	.046
			5.4000	.051
			4.5111	.098
			4.4444	.102
4	3	3	6.7455	.010
			6.7091	.013
			5.7909	.046
			5.7273	.050
			4.7091	.092
			4.7000	.101
4	4	1	6.6667	.010
			6.1667	.022
			4.9667	.048
			4.8667	.054
			4.1667	.082
			4.0667	.102
4	4	2	7.0364	.006
			6.8727	.011
			5.4545	.046
			5.2364	.052
			4.5545	.098
			4.4455	.103
4	4	3	7.1439	.010
			7.1364	.011
			5.5985	.049
			5.5758	.051
			4.5455	.099
			4.4773	.102
4	4	4	7.6538	.008
			7.5385	.011
			5.6923	.049
			5.6538	.054
			4.6539	.097
			4.5001	.104
5	1	1	3.8571	.143
5	2	1	5.2500	.036
			5.0000	.048
			4.4500	.071
			4.2000	.095
			4.0500	.119

(Kruskal-Wallis 의 검정통계표)

표본의 크기			H	P_r
N_1	N_2	N_3		
5	2	2	6.5333	.008
			6.1333	.013
			5.1600	.034
			5.0400	.056
			4.3733	.090
			4.2933	.122
5	3	1	6.4000	.012
			4.9600	.048
			4.8711	.052
			4.0178	.095
			3.8400	.123
5	3	2	6.9091	.009
			6.8218	.010
			5.2509	.049
			5.1055	.052
			4.6509	.091
			4.4945	.101
5	3	3	7.0788	.009
			6.9818	.011
			5.6485	.049
			5.5152	.051
			4.5333	.097
			4.4121	.109
5	4	1	6.9545	.008
			6.8400	.011
			4.9855	.044
			4.8600	.056
			3.9873	.098
			3.9600	.102
5	4	2	7.2045	.009
			7.1182	.010
			5.2727	.049
			5.2682	.050
			4.5409	.098
			4.5182	.101
5	4	3	7.4449	.010
			7.3949	.011
			5.6564	.049
			5.6308	.050
			4.5487	.099
			4.5231	.103
5	4	4	7.7604	.009
			7.7440	.011
			5.6571	.049
			5.6176	.050
			4.6187	.100
			4.5527	.102
5	5	1	7.3091	.009
			6.8364	.011
			5.1273	.046
			4.9091	.053
			4.1091	.086
			4.0364	.105
5	5	2	7.3385	.010
			7.2692	.010
			5.3385	.047
			5.2462	.051
			4.6231	.097
			4.5077	.100
5	5	3	7.5780	.010
			7.8429	.010
			6.7055	.046
			5.6264	.051
			4.5451	.100
			4.5363	.102
5	5	4	7.8229	.010
			7.7914	.010
			5.6657	.049
			5.6429	.050
			4.5229	.099
			4.5200	.101
5	5	5	8.0000	.009
			7.9800	.010
			5.7800	.049
			5.6600	.051
			4.5600	.100
			4.5000	.102

24. Friedman의 검정 통계표

(1) k=3의 경우

N=2		N=3		N=4		N=5	
χ_r^2	P_r	χ_r^2	P_r	χ_r^2	P_r	χ_r^2	P_r
0	1.000	.000	1.000	.0	1.000	.0	1.000
1	.833	.667	.944	.5	.931	.4	.954
3	.500	2.000	.528	1.5	.653	1.2	.691
4	.167	2.667	.361	2.0	.431	1.6	.522
		4.667	.194	3.5	.273	2.8	.367
		6.000	.028	4.5	.125	3.6	.182
				6.0	.069	4.8	.124
				6.5	.042	5.2	.093
				8.0	.0046	6.4	.039
						7.6	.024
						8.4	.0085
						10.0	.00077

N=6		N=7		N=8		N=9	
χ_r^2	P_r	χ_r^2	P_r	χ_r^2	P_r	χ_r^2	P_r
.00	1.000	.000	1.000	.00	1.000	.000	1.000
.33	.956	.286	.964	.25	.967	.222	.971
1.00	.740	.857	.768	.75	.794	.667	.814
1.33	.570	1.143	.620	1.00	.654	.889	.865
2.33	.430	2.000	.486	1.75	.531	1.556	.569
3.00	.252	2.571	.305	2.25	.355	2.000	.398
4.00	.184	3.429	.237	3.00	.285	2.667	.328
4.33	.142	3.714	.192	3.25	.236	2.889	.278
5.33	.072	4.571	.112	4.00	.149	3.556	.187
6.33	.052	5.429	.085	4.75	.120	4.222	.154
7.00	.029	6.000	.052	5.25	.079	4.667	.107
8.33	.012	7.143	.027	6.25	.047	5.556	.069
9.00	.0081	7.714	.021	6.75	.038	6.000	.057
9.33	.0055	8.000	.016	7.00	.030	6.222	.048
10.33	.0017	8.857	.0084	7.75	.018	6.889	.031
12.00	.00013	10.286	.0036	9.00	.0099	8.000	.019
		10.571	.0027	9.25	.0080	8.222	.016
		11.143	.0012	9.75	.0048	8.667	.010
		12.286	.00032	10.75	.0024	9.556	.0060
		14.000	.000021	12.00	.0011	10.667	.0035
				12.25	.00086	10.889	.0029
				13.00	.00026	11.556	.0013
				14.25	.000061	12.667	.00066
				16.00	.0000036	13.556	.00035
						14.000	.00020
						14.222	.000097
						14.889	.000054
						16.222	.000011
						18.000	.0000006

(Friedman의 검정통계표)

(2) $k=4$의 경우

$N=2$		$N=3$		$N=4$			
χ_r^2	P_r	χ_r^2	P_r	χ_r^2	P_r	χ_r^2	P_r
.0	1.000	.2	1.000	.0	1.000	5.7	.141
.6	.958	.6	.958	.3	.992	6.0	.105
1.2	.834	1.0	.910	.6	.928	6.3	.094
1.8	.792	1.8	.727	.9	.900	6.6	.077
2.4	.625	2.2	.608	1.2	.800	6.9	.068
3.0	.542	2.6	.524	1.5	.754	7.2	.054
3.6	.458	3.4	.446	1.8	.677	7.5	.052
4.2	.375	3.8	.342	2.1	.649	7.8	.036
4.8	.208	4.2	.300	2.4	.524	8.1	.033
5.4	.167	5.0	.207	2.7	.508	8.4	.019
6.0	.042	5.4	.175	3.0	.432	8.7	.014
		5.8	.148	3.3	.389	9.3	.012
		6.6	.075	3.6	.355	9.6	.0069
		7.0	.054	3.9	.324	9.9	.0062
		7.4	.033	4.5	.242	10.2	.0027
		8.2	.017	4.8	.200	10.8	.0016
		9.0	.0017	5.1	.190	11.1	.00094
				5.4	.158	12.0	.000072

25. 「스피어맨」서열상관계수 r_s의 임계값들의 표

N	유의수준(단측검증)		N	유의수준(단측검증)	
	.05	.01		.05	.01
4	1.000		16	.425	.601
5	.900	1.000	18	.399	.564
6	.829	.943	20	.377	.534
7	.714	.893	22	.359	.508
8	.643	.833	24	.343	.485
9	.600	.783	26	.329	.465
10	.564	.746	28	.317	.448
12	.506	.712	30	.306	.432
14	.456	.645			

26. 「켄달」 순위 상관계수에 있어서 S의 관찰된 값만큼 혹은 그보다 더 큰 값들에 관련되어 있는 확률들

S	N의 값				S	N의 값		
	4	5	8	9		6	7	10
0	.625	.592	.548	.540	1	.500	.500	.500
2	.375	.408	.452	.460	3	.360	.386	.431
4	.167	.242	.360	.381	5	.235	.281	.364
6	.042	.117	.274	.306	7	.136	.191	.300
8		.042	.199	.238	9	.068	.119	.242
10		.0083	.138	.179	11	.028	.068	.190
12			.089	.130	13	.0083	.035	.146
14			.054	.090	15	.0014	.015	.108
16			.031	.060	17		.0054	.078
18			.016	.038	19		.0014	.054
20			.0071	.022	21		.00020	.036
22			.0028	.012	23			.023
24			.00087	.0063	25			.014
26			.00019	.0029	27			.00838
28			.000025	.0012	29			.0046
30				.00043	31			.0023
32				.00012	33			.0011
34				.000025	35			.00047
36				.0000028	37			.00018
					39			.000058
					41			.000015
					43			.0000028
					45			.00000028

27. 「켄달」일치도계수에 있어서 s의 임계값들의 표

k	N 3†	4	5	6	7	Additional values for $N=3$ k	s
	.05 유의수준에 있는 값들						
3			64.4	103.9	157.3	9	54.0
4		49.5	88.4	143.3	217.0	12	71.9
5		62.6	112.3	182.4	276.2	14	83.8
6		75.7	136.1	221.4	335.2	16	95.8
8	48.1	101.7	183.7	299.0	453.1	18	107.7
10	60.0	127.8	231.2	376.7	571.0		
15	89.8	192.9	349.8	570.5	864.9		
20	119.7	258.0	468.5	764.4	1,158.7		
	.01 유의수준에 있는 값들						
3			75.6	122.8	185.6	9	75.9
4		61.4	109.3	176.2	265.0	12	103.5
5		80.5	142.8	229.4	343.8	14	121.9
6		99.5	176.1	282.4	422.6	16	140.2
8	66.8	137.4	242.7	388.3	579.9	18	158.6
10	85.1	175.3	309.1	494.0	737.0		
15	131.0	269.8	475.2	758.2	1,129.5		
20	177.0	364.2	641.2	1,022.2	1,521.9		

†$N=3$에 대한 s의 추가적인 임계값들은 이 표의 오른쪽 행에 주어져 있음을 주의하라.

찾아보기

ㄱ

ㄴ

ㅇ

ㅈ

ㅊ

ㅋ

ㅌ

ㅍ

ㅎ

■저자약력■

안윤옥

서울대학교 의과대학 졸업(의학사)
서울대학교 보건대학원 졸업(보건학석사)
서울대학교 대학원 졸업(의학박사)
서울대학교 의과대학 명예교수(현재)

유근영

서울대학교 의과대학 졸업(의학사)
서울대학교 보건대학원 졸업(보건학석사)
서울대학교 대학원 졸업(의학박사)
서울대학교 의과대학 예방의학교실 교수(현재)

박병주

서울대학교 의과대학 졸업(의학사)
서울대학교 보건대학원 졸업(보건학석사)
서울대학교 대학원 졸업(의학박사)
서울대학교 의과대학 예방의학교실 교수(현재)

전정판
實用 의학 통계론

초판 1쇄 발행 1990년 3월 10일
초판 4쇄 발행 1994년 1월 20일
전정판 1쇄 발행 1996년 5월 20일
전정판 9쇄 발행 2018년 11월 10일

지은이 안윤옥 · 유근영 · 박병주
펴낸이 성낙인
펴낸곳 서울대학교출판문화원

출판등록 제15-3호

주소 08826 서울 관악구 관악로 1
대표전화 02-880-5252 | 팩스 02-888-4148
홍보마케팅팀(주문 상담) 02-889-4424, 02-880-7995
이메일 snubook@snu.ac.kr
홈페이지 www.snupress.com

ISBN 978-89-521-1381-8 93510